COURS LIBRES DE LA SORBONNE

Autorisés par S. Exc. M. le Ministre de l'Instruction publique

CONFÉRENCES

SUR

L'HOMŒOPATHIE

PAR

M. LÉON SIMON

DOCTEUR EN MÉDECINE DE LA FACULTÉ DE PARIS
CHEVALIER DE L'ORDRE DE CHARLES III,
MEMBRE CORRESPONDANT DE LA SOCIÉTÉ DES LETTRES, SCIENCES ET ARTS DE LA VILLE DE BLOIS
DE LA SOCIÉTÉ HAHNEMANNIENNE DE MADRID, DE L'ACADÉMIE HOMŒOPATHIQUE DE PALERME,
DE L'ACADÉMIE HOMŒOPATHIQUE DU BRÉSIL
DE LA SOCIÉTÉ NÉERLANDAISE DE MÉDECINE HOMŒOPATHIQUE
DE LA SOCIÉTÉ DE PHARMACODYNAMIE HOMŒOPATHIQUE DE BRUXELLES

> La médecine est une science d'expérience. Elle s'occupe de détruire les maladies par des moyens qu'elle leur oppose.
> La connaissance des maladies, celle des moyens propres à les combattre, celle de la manière dont on doit employer ces moyens, voilà ce qui la constitue.
> HAHNEMANN, *la Médecine de l'expérience,* opuscule, p. 291.

> Dans les travaux de Hahnemann, il n'y a rien à refaire, il suffit de tout continuer.
> *Archives de la médecine homœopathique.* Paris, 1836
> LÉON SIMON (père).

PARIS

J.-B. BAILLIÈRE ET FILS

LIBRAIRES DE L'ACADÉMIE IMPÉRIALE DE MÉDECINE

Rue Hautefeuille, 19, près le boulevard Saint-Germain

1869

CONFÉRENCES

SUR

L'HOMOEOPATHIE

OUVRAGES DU DOCTEUR LÉON SIMON (père

Lettre a M. le ministre de l'instruction publique, en réponse au jugement de l'Académie royale de médecine sur la doctrine homœopathique, au nom de l'Institut homœopathique de Paris. Paris, 1835. In-8, 64 pages. . . . . 1 fr. 50

Leçons de médecine homœopathique. Paris, 1836. In-8, 556 pages. . . . . 8 fr.

Mémoire sur les maladies scrofuleuses. Paris, 1836. In-8.

Lettre a MM. les membres de la Faculté de médecine de Paris, en réponse aux attaques dirigées contre la doctrine homœopathique, dans la séance solennelle de la Faculté, du 3 novembre 1842. Paris, 1843. In-8, 126 pages. . . . . 1 fr. 50

Du choléra-morbus épidémique. De son traitement préventif et curatif, selon la méthode homœopathique. Rapport publié par la Société hahnemannienne de Paris. Paris, 1848. In 8 de 94 pages. . . . . 1 fr.

Exposition de la doctrine médicale homœopathique, ou Organon de l'art de guérir, par S. Hahnemann, traduit de l'allemand sur la dernière édition, par le docteur A.-J.-C. Jourdan. Quatrième édition, augmentée de commentaires par le docteur Léon Simon père, précédée d'une Notice sur la vie et les travaux de S. Hahnemann, accompagnée d'un portrait gravé sur acier. Paris, 1856. In-8 (xlviii), 568 pages. . . . . . . 8 fr.

OUVRAGES DU DOCTEUR LÉON SIMON

Du rapport de la théorie des crises et des jours critiques avec les principes et la thérapeutique de l'homœopathie. Mémoire couronné par le Congrès homœopathique de Bordeaux. Paris, 1856. In-8, 46 pages. . . . . 1 fr.

L'homœopathie sans l'allopathie. Lettre à M. le docteur Félix Andry. Paris, 1856. In-8 de 58 pages. . . . . 1 fr.

Thérapeutique homœopathique des maladies des enfants, par le docteur F. Hartmann, traduit de l'allemand. Paris, 1853. 1 vol. in-8 de 600 pages. . . . . 8 fr.

Guide du médecin homœopathe au lit du malade, et répertoire de thérapeutique homœopathique, par le docteur B. Hirschel. Traduit de l'allemand. Paris, 1858. In-12 (xi), 351 pages. . . . . 3 fr. 50

De l'origine des espèces, en particulier du système Darwin. Paris, 1867. . . . 2 fr.

Traité de médecine homœopathique domestique, par le docteur Hering. Traduit sur la douzième édition allemande. Paris, 1867. 1 vol. in-18 jésus, avec 167 figures. . 7 fr.

Des maladies vénériennes et de leur traitement homœopathique. Paris, 1860. 744 pages. . . . . 6 fr.

Lettre au docteur Imbert-Gourbeyre. Paris, 1866. . . . . 6 fr.

De l'unité de la doctrine homœopathique (Cours de 1868). 1 vol. in-8 153 pages. . 3 fr.

PARIS. — IMP. SIMON RAÇON ET COMP., RUE D'ERFURTH, 1.

CONFÉRENCES

SUR

L'HOMOEOPATHIE

PAR

M. LÉON SIMON

DOCTEUR EN MÉDECINE DE LA FACULTÉ DE PARIS
CHEVALIER DE L'ORDRE DE CHARLES III
MEMBRE CORRESPONDANT DE LA SOCIÉTÉ DES LETTRES, SCIENCES ET ARTS DE LA VILLE DE BLOIS
DE LA SOCIÉTÉ HAHNEMANNIENNE DE MADRID, DE L'ACADÉMIE HOMŒOPATHIQUE DE PALERME
DE L'ACADÉMIE HOMŒOPATHIQUE DU BRÉSIL
DE LA SOCIÉTÉ NÉERLANDAISE DE MÉDECINE HOMŒOPATHIQUE
DE LA SOCIÉTÉ DE PHARMACODYNAMIE HOMŒOPATHIQUE DE BRUXELLES

> La médecine est une science d'expérience. Elle s'occupe de détruire les maladies par les moyens qu'elle leur oppose.
> La connaissance des maladies, celle des moyens propres à les combattre, celle de la manière dont on doit employer ces moyens, voilà ce qui la constitue.
> HAHNEMANN, *la Médecine de l'expérience,* opuscule, p. 291.

> Dans les travaux de Hahnemann, il n'y a rien à refaire, il suffit de tout continuer.
> LÉON SIMON (père)
> *Archives de la médecine homœopathique.* Paris, 1856.

PARIS

J.-B. BAILLIÈRE et FILS

LIBRAIRIES DE L'ACADÉMIE IMPÉRIALE DE MÉDECINE

Rue Hautefeuille, 19, près le boulevard Saint-Germain

1869

A LA MÉMOIRE DE MON PÈRE

LE DR LÉON SIMON

FONDATEUR DE L'ENSEIGNEMENT DE L'HOMŒOPATHIE EN FRANCE

DOCTEUR EN MÉDECINE DE LA FACULTÉ DE PARIS
ET DE L'UNIVERSITÉ DE CLEVELAND (OHIO)
MEMBRE DE LA SOCIÉTÉ DES LETTRES, SCIENCES ET ARTS DE LA VILLE DE BLOIS
ANCIEN SECRÉTAIRE GÉNÉRAL DE L'INSTITUT HOMŒPATHIQUE DE PARIS
DE LA SOCIÉTÉ HAHNEMANNIENNE
DE LA SOCIÉTÉ GALLICANE DE MÉDECINE HOMŒOPATHIQUE
ANCIEN PRÉSIDENT DE LA SOCIÉTÉ HAHNEMANNIENNE ET DE LA SOCIÉTÉ MÉDICALE
HOMŒOPATHIQUE DE FRANCE
MEMBRE CORRESPONDANT DE LA SOCIÉTÉ HOMŒOPATHIQUE BRITANNIQUE
DE LA SOCIÉTÉ HAHNEMANNIENNE DE MADRID
DE LA SOCIÉTÉ DE PHARMACODYNAMIE DE BRUXELLES
DE L'ACADÉMIE HOMŒOPATHIQUE DE PALERME ET DE CELLE DU BRÉSIL

PRÉFACE

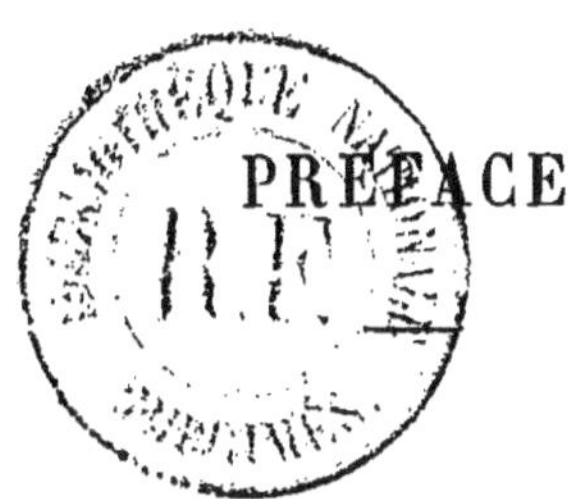

L'introduction de l'homœopathie au sein de l'ENSEIGNEMENT SUPÉRIEUR DE L'UNIVERSITÉ DE FRANCE est un fait assez important pour qu'il soit utile d'en chercher la raison, d'en fixer la portée.

Les progrès accomplis par l'école hahnemannienne, la position que lui ont acquise soixante ans de luttes et de travaux, sont le véritable motif de cette mesure, dont la portée est de soumettre l'homœopathie au droit commun, de lui permettre de s'abriter enfin sous ce principe de libre discussion qui, aujour-d'hui, domine et gouverne la science.

S'il est vrai de dire que le moment ne soit pas encore venu de rendre obligatoire l'étude d'une doctrine médicale, à laquelle se confient chaque jour des milliers de malades, qui a sa littérature, ses sociétés, ses hôpitaux, même ses facultés, on conviendra tout au moins qu'il était digne de la haute sollicitude du ministre de l'instruction publique d'en faciliter l'examen. Le meilleur moyen d'arriver à ce résultat était de lui donner une place au milieu des Cours LIBRES DE LA SORBONNE ; l'autorisation que j'ai reçue n'a pas eu d'autre objet.

Cette autorisation, toutefois, montre quel chemin immense l'homœopathie a fait dans l'opinion, depuis le jour où Hahnemann, novateur hardi, frappa le premier coup contre l'édifice de la science traditionnelle. A cette époque, les proscriptions légales, les persécutions personnelles semblaient des armes courtoises dont les médecins avaient le droit de se servir; maintenant il faut compter avec notre école et discuter avec elle.

Je puis le dire, cette conquête nous la devons à la persévérance du maître et au dévouement de ses premiers disciples, à l'ardeur de leurs convictions, à leur honorabilité. Un coup d'œil rapide jeté sur notre histoire en donnera la preuve.

§ I

En 1790, Hahnemann entrevit pour la première fois le principe qui devait illustrer son nom ; il lui parut que les médicaments engendraient chez l'homme sain les symptômes dont ils triomphaient chez le malade. En était-il bien ainsi? Des recherches nombreuses, des essais multipliés pouvaient seuls répondre à cette question : il commença donc par s'entourer d'amis fidèles, réclamant leur dévouement le plus complet, l'abnégation la plus absolue, pour arriver à un résultat décisif. Des recherches assidues, poursuivies dans la retraite pendant six années, convainquirent notre maître qu'il n'avait pas été dupe d'un mirage trompeur, et, en 1796, il confia au *Journal de Hufeland*, son premier *Essai sur un nouveau principe pour découvrir les vertus curatives des substances médicinales* [1]. Ce nouveau principe, ce procédé, jusqu'alors inconnu ou inappliqué, consistait à expérimenter sur l'homme sain les agents thérapeutiques.

Après l'apparition de ce travail, Hahnemann et ses premiers disciples reprirent leurs recherches, les continuèrent pendant neuf autres années, et 1805 vit paraître deux petits volumes consacrés à la publication des études pharmacodynamiques, volumes que leur auteur n'avait pas mis moins de quinze ans à préparer.

Jusque-là, l'homœopathie se présentait comme un fait dont il fallait chercher la raison. La loi était trouvée, la doctrine devenait nécessaire pour l'expliquer, la méthode pour en faire l'application. Hahnemann consacra d'abord trois mémoires à l'examen

---

[1] In *Études de médecine homœopathique*, t. II, p. 10.

de ces deux questions[1] ; puis, en 1810, vingt ans après les premières recherches, sa pensée lui parut assez précise pour la faire connaître dans tout son développement, et il publia l'ORGANON.

Il ne s'agissait plus désormais que d'appliquer les nouveaux principes, de développer la partie dogmatique de cette œuvre, en un mot de prendre place dans la science, au nom de l'observation et de la raison.

Un pareil travail de propagation exigeait un plus vaste théâtre que la petite ville où Hahnemann s'était d'abord réfugié. Il quitta Dresde, vint à Leipsick et ouvrit un cours où les élèves furent attirés par l'éloquence du professeur, aussi bien que par la rigueur de son enseignement. Franz, Hartung, Hartmann, Stapf, Gross, Jahr, frappés de l'exactitude de la méthode, se joignirent au maître, pour reprendre avec lui la recherche des propriétés physiologiques des médicaments. On s'occupa d'abord des substances déjà étudiées, puis de celles qui étaient encore inconnues. Dès qu'une de ces pathogénésies était complète, on la rédigeait, mais elle était publiée seulement après avoir été soumise à un contrôle sévère. Onze ans furent ainsi consacrés à ce labeur ; commencée en 1811, la

---

[1] 1° Esprit de la doctrine homœopathique ; 2° la médecine de l'expérience ; 3° trois méthodes accréditées de guérir les malades.

(In Études de méd. homœop., t. I et II.)

publication de la *Matière médicale pure* ne fut pas terminée avant 1822.

On est mal autorisé vraiment, en présence de ce fait, à reprocher au fondateur de l'homœopathie sa précipitation. De 1790 à 1822, trente-deux ans s'étaient écoulés. Qui donc parmi les adversaires de Hahnemann, parmi ses critiques, a jamais consacré un temps égal à des expériences comparatives ou contradictoires?

Le maître cependant n'avait pas complété son œuvre. S'il avait été nécessaire de déterminer en première ligne comment un médicament doit être choisi, il fallait en fixer également le mode d'administration. A cet égard, Hahnemann abandonne encore les voies battues, indique un nouveau mode de préparation des substances médicinales, affirme qu'il faut guérir avec les plus petites quantités possibles, et proclame l'action des agents homœopathiques à doses infinitésimales.

Une autre difficulté survint : plusieurs fois les maladies chroniques, modifiées et dominées par le traitement qu'il leur opposait, avaient reparu. Formaient-elles donc une vaste exception à la loi de similitude, ou bien existait-il dans leur nature quelque inconnue encore mal appréciée ?

Hahnemann penchait pour cette dernière hypothèse

et il cherchait avec patience. Il reconnut enfin que les maladies chronique relèvent de causes tout à fait différentes de celles des maladies aiguës, et réclament des médicaments spéciaux. Ce fait acquis, la *doctrine des maladies chroniques* prit naissance, et deux volumes, publiés de 1828 à 1830, lui furent consacrés.

Le cercle dans lequel se trouvent renfermés les différents problèmes dont se compose la science médicale était dès lors parcouru ; mais il avait fallu à Hahnemann presque un demi-siècle pour parfaire l'édifice que son génie avait conçu. Un demi-siècle! Long espace si on le compare à la vie si courte de l'homme ; temps bien limité, au contraire, pour le développement et la propagation d'une vérité.

Cet intervalle ne s'était point toujours écoulé au milieu d'études paisibles ; mille persécutions, au contraire, s'étaient élevées autour de Hahnemann. La médecine de cette époque, obéissant à un sentiment plus instinctif que réfléchi, se refusait à reconnaître l'importance de la nouvelle doctrine. Malgré les succès pratiques du réformateur, médecins et pharmaciens se liguaient contre lui, chose d'autant plus facile que Hahnemann, ne voulant rien abandonner au hasard, s'était fait un devoir de préparer et de dispenser lui-même ses médicaments.

A ce titre, la législation allemande le condamnait, et ses ennemis ne manquèrent pas d'en profiter, et poursuivirent l'audace de celui qui bravait ainsi la loi. Hahnemann fut forcé d'émigrer de Georgenthal, où il avait fait ses premiers essais cliniques, à Brunswick; de Brunswick à Keingslutter, à Hombourg, à Eclemburg, à Torgau, à Leipsick, enfin à Anhalt-Kœthen, où le duc Ferdinand lui offrit asile et protection.

« Pour ceux qui savent juger d'une découverte par
« la conduite de celui qui la proclame, l'homœopa-
« thie est certainement une grande pensée digne de
« toute leur attention. Pour supporter avec calme,
« patience et résignation, les mille tracasseries que
« l'envie suscite à un homme de cœur et de talent,
« il faut à cet homme plus que des motifs ordinaires.
« Une demi-conviction aurait fléchi dans un moment
« ou dans un autre; tandis que le propre de la foi,
« quand elle est ardente et sincère, est de ne se dé-
« mentir jamais. Socrate avait foi dans sa doctrine; il
« lui resta fidèle, il la confirma jusqu'à la mort.
« Dans un ordre moins général, et par conséquent
« moins élevé, Guillaume Harvey eut foi dans ses dé-
« couvertes, et il sut braver les persécutions de ses
« adversaires, voire même les dénonciations qu'ils
« adressèrent à Charles Ier, son protecteur et son

« unique appui. Hahnemann ne fut pas au-dessous de
« ces exemples[1]. »

N'y avait-il pas, au surplus, dans ces persécutions
elles-mêmes, une protection providentielle? Acceptée
et défendue par une université, l'homœopathie aurait
appartenu à cette dernière; y trouvant son temple,
ses prêtres et ses autels, peut-être n'en eût-elle jamais
franchi les limites? Repoussée par la médecine officielle, elle est devenue l'un des apanages de la science,
et, avec elle, elle a conquis le monde.

L'Allemagne tout entière devait d'abord lui payer
un juste tribut.

Les premiers disciples du maître, instruits par ses
conseils, se répandirent peu à peu dans les nombreuses provinces de la Germanie. Dès 1811, Gross
fixait sa résidence à Juterborg; quelques années plus
tard, Franz, secrétaire de Hahnemann, s'établissait
à Vienne, où Necker arrivait en 1824, Attomyr en
1825. Vers le même temps, Wrecha, élève d'Hilden-
brand, acceptait aussi la nouvelle doctrine; Œgidi la
proclamait à Tilsit, puis à Kœnigsberg, Reubel à Munich (1822), Rummel, à Magdebourg (1823), Wolf et
Trinks, à Dresde (1825); Bœnninghausen, à Munster.
Enfin, vers 1827, Stüler, protégé par l'illustre méde-

---

[1] *Notice sur la vie et les travaux de Hahnemann,* par le docteur
Léon Simon père, p. xiv.

cin du roi de Prusse, Hufeland, s'établissait à Berlin, où il obtenait l'adhésion de Melicher, de Kallenbach, de Reissig et de Caspary.

A Leipsick, où il résida de 1811 à 1820, Hahnemann laissa Caspary, qui eut lui-même pour soutiens et pour successeurs Hornburg, Hartmann et Haubold. En Bavière, l'homœopathie fut représentée par Joseph Roth, Reubel, Ringseiss, professeur de clinique à l'université de Munich, Windmann et Bucher.

Un jour vint où tous ces disciples d'un même maître se réunirent autour de lui; il s'agissait de l'honorer en célébrant le cinquantième anniversaire de sa réception au doctorat C'était le 10 août 1829[1]; date mémorable où l'union des médecins homœopathes fut établie, l'école homœopathique fondée.

Désormais la tâche de Hahnemann se trouvait accomplie; il était possible de juger le résultat de ses immenses travaux. Dans le cours de sa carrière, il avait élevé à la médecine un édifice complet. L'observation lui avait démontré un fait dont l'importance avait échappé à ses prédécesseurs et à ses contemporains ; de ce fait il avait induit une loi, cette loi il l'avait appuyée sur une doctrine, et cette doctrine, il confiait à une école le soin de la perfectionner, de la propager et de la défendre.

---

[1] Hahnemann avait reçu le titre de docteur, à Meissen, le 10 août 1779.

Gardienne attentive et vigilante des vérités qu'elle a reçues, l'école homœopathique n'a point failli à sa mission. En butte, comme son fondateur, à toutes les oppositions, elle ne s'est arrêtée devant aucun obstacle ; mais, repliée sur elle-même, elle a demandé à l'ardeur de ses convictions la force et la persévérance.

Lorsque l'homœopathie franchit les frontières allemandes, l'Italie méridionale fut la première contrée où elle parut. En 1825, une armée autrichienne était entrée à Naples, et les médecins qui l'accompagnaient parlèrent d'homœopathie. Le docteur Necker, attaché à l'état-major du général en chef et qu'Hahnemann avait converti en le guérissant, prouva, par de nombreux succès, la puissance d'une méthode jusqu'alors ignorée.

Necker soigna avec autant de bonheur le docteur Romani et en fit un disciple fervent ; celui-ci confia ses convictions nouvelles au docteur de Horatiis. Les docteurs Mauro et Severini furent également entraînés par les guérisons dont ils étaient devenus les témoins.

Nous retrouvons ensuite l'homœopathie à Rome, où le prince Esterhazy était venu passer l'hiver de 1827, accompagné par le docteur Kinzel. Celui-ci était homœopathe ; il traita quelques touristes et les guérit. D'heureux résultats attirèrent l'attention du docteur

Centamori, auquel se joignirent bientôt Luizi et Sim-
baldi. Quelques années plus tard, deux praticiens
célèbres quittaient l'Allemagne pour prendre place
dans la ville éternelle ; Wahle y arrivait de Leipsick,
et Braün s'y installait comme médecin de l'ambassa-
deur de Prusse.

De Rome, l'homœopathie vint à Milan, où l'atten-
dait un éclatant succès.

Le feld-maréchal Radestky s'y trouvait, atteint
d'une tumeur fongueuse de l'œil, contre laquelle la
médecine avait échoué, et il s'agissait de pratiquer
une opération cruelle. Avant de se livrer aux mains
de la chirurgie, le vieux militaire fit appel au docteur Hartung, élève de Hahnemann, qui le guérit en
quelques mois. Ici encore, l'école homœopathique
dut à un bienfait la protection qui lui fut accordée.

Le nombre des homœopathes italiens s'accrut dès
lors avec une extrême rapidité ; Chio, Maurizio Poeti,
de Michelis et Granetti se déclarèrent à Turin, où
ces deux derniers furent chargés du service de l'hôpital Cottolengo. Gatti fut à Gênes, Franco à Rome. A
Nice, l'homœopathie trouva un défenseur dans le
chanoine de Cessoles, qui fonda un petit hospice
et le confia au docteur Flores.

Tandis que la doctrine de Hahnemann s'implan-
tait ainsi dans le sud de l'Europe, elle pénétrait égale-

ment dans les régions du nord. Le docteur Hermann la proclamait, dès 1828, à Saint-Pétersbourg, et se rendait bientôt à Tultchin pour y diriger un hôpital militaire.

Il était réservé à la France de concourir plus tard à ce mouvement de propagation, dont le docteur Jal assuma pour quelque temps la responsabilité. Il eut pour successeurs les docteurs Beck, Hering et Devilliers.

Mais déjà notre doctrine avait franchi les limites continentales. En 1825, le docteur Gram, de Copenhague, s'était transporté à New-York, où il avait commencé la publication des ouvrages de Hahnemann. En 1827, le docteur Gray, alors président de la Société médicale de cette ville, se prononçait en faveur de la nouvelle méthode ; Gerard-Hull, Wilson, Channing, Vanderburg, suivaient son exemple. En 1829, le Dr Hering embrassait les mêmes convictions à Philadelphie.

Lorsque 1830 parut, l'œuvre du médecin de Cœthen était donc proclamée dans toute l'Allemagne, en Italie, en Russie, en Pologne, où le docteur Bigel avait publié le premier travail écrit en français (1827)[1], enfin en Amérique.

---

[1] *Examen de l'homœopathie,* par le docteur Bigel.

L'Italie fut un nouveau centre duquel l'homœopathie devait rayonner vers l'Angleterre, l'Espagne et la France. Le prince Doria Pamphili ayant épousé une noble Anglaise, lady Shrewsbury, fixa sa résidence à Londres, où il attira le docteur Romani (février 1830).

En même temps, un riche commerçant espagnol, M. Iriarte, atteint d'une maladie rebelle, vint passer l'hiver à Rome. Il y rencontra le docteur Necker, se confia à lui, et obtint un soulagement rapide. Necker profita de ce premier résultat pour envoyer son client consulter Hahnemann. Une fois guéri, M. Iriarte n'eut plus qu'une pensée, celle d'introduire la nouvelle doctrine dans la peninsule ibérique.

Enfin, un inspecteur de l'Université de France, homme remarquable à tous égards, le comte des Guidi, noua des relations avec Neker et Romani pendant un voyage qu'il fit à Naples.

Convaincu de la valeur de la découverte de Hahnemann, le comte des Guidi revint à Lyon, sa résidence habituelle, et ne recula ni devant le sacrifice de sa position académique, ni devant la nécessité de nouvelles études médicales. Il donna ainsi un grand exemple,que devait suivre] plus tard le comte Henri de Bonneval, en s'astreignant à prendre le titre de

docteur pour avoir le droit de défendre et de pratiquer l'homœopathie[1].

II

Le développement de l'école homœopathique française présente deux périodes : l'une d'organisation,
l'autre de discussion et d'application.

Tandis que le docteur des Guidi[2] intronisait à Lyon
la nouvelle doctrine, deux hommes dont le nom est
justement honoré, Pétroz et Curie père, l'impor-
taient l'un à Paris, l'autre à Mulhouse. Paris, comme
il arrive d'ordinaire, devint bientôt le véritable
centre de propagation : un journal périodique, un
enseignement théorique et pratique, une Société y
furent bientôt établis.

Le journal fut créé le premier : le docteur Léon
Simon, mon père, et le docteur Curie, qui avait

[1] Voy. pour tous les détails qui précèdent l'intéressant ouvrage du
docteur Rapou fils, *Histoire de l'homœopathie*, 2 vol. in-8°.

[2] Le comte des Guidi appartenait à une très-noble et très-ancienne
famille originaire de Florence. Expatrié par suite de l'émeute qui
éclata à Naples sous l'influence de la révolution française, il fut natu-
ralisé Français par Napoléon Ier, en 1802. Reçu docteur ès sciences en
1810, nommé inspecteur de l'Université en 1813, docteur en médecine
en 1820, il pratiqua l'homœopathie à partir de 1830.

abandonné sa première résidence, en furent les fon-dateurs[1].

La Société vint ensuite. A peine notre capitale put-elle compter plusieurs homœopathes, que ceux-ci comprirent la nécessité de réunir leurs efforts et l'*Institut homœopathique* prit naissance : les docteurs Pétroz, Gueyrard l'aîné, Luther, Croserio, Widenhorn, Franz, Léon Simon, Blanc, Curie, Davet, Dezauche, Arnaud et Leboucher en firent partie.

Avant tout, l'Institut crut prudent d'assurer son existence et de se mettre en règle vis-à-vis de la loi sur les associations. Il adressa donc à M. Guizot, alors ministre de l'instruction publique, une pétition pour obtenir le droit de se réunir, et joignit à sa demande une copie de son règlement.

Or, ce règlement renfermait deux articles qui atti-rèrent particulièrement l'attention du ministre. Il était dit, dans l'un, que la Société fonderait un dis-pensaire ; dans l'autre, qu'elle s'occuperait de créer un hôpital. Mettre ce projet à exécution était entrer sur le terrain de l'application publique ; l'admi-nistration en conclut qu'il s'agissait d'une question de police médicale, et elle en référa à l'Académie.

Dès que les médecins homœopathes furent pré-

---

[1] *Journal de la médecine homœopathique,* publié par les docteurs Curie et Léon Simon. Paris, 1855.

venus de cette décision, ils adressèrent aux com-
missaires nommés par l'illustre compagnie la lettre
suivante :

MESSIEURS,

Nous avons su par la voie des journaux, que l'Académie
de médecine vous avait nommés pour examiner la question
que M. le ministre de l'instruction publique lui a adressée relativement à la doctrine médicale homœopathique. Il ne s'agit
pas, dans la pensée du ministre, d'examiner le point de science
que soulève cette doctrine, mais seulement de savoir s'il est
convenable ou non de donner une autorisation légale au Dispensaire que nous avons créé.

Dans l'ignorance où nous sommes sur la direction que vous
vous proposez de donner à votre travail, nous avons l'honneur de
vous informer que nous tenons à votre disposition tous les documents ministériels et authentiques qui établissent comment
l'exercice et la pratique de la médecine homœopathique sont
autorisés et compris dans les différents États d'Allemagne et
de Russie, où cette médecine est exercée.

Mais si la Commission pensait qu'elle ne pût donner un
avis sur la question de police médicale sans entrer dans le fond
de la discussion, et qu'à ce titre elle voulût se livrer à des travaux méthodiques et réguliers d'expérimentation, la Société de
médecine homœopathique a également l'honneur de vous informer qu'elle est à votre entière disposition.

La Société profite de cette occasion pour vous exprimer
combien elle regrette de voir la doctrine homœopathique portée devant l'Académie par une voie indirecte. Son intention
était de l'en saisir directement et de lui proposer l'examen du
problème dans toute son étendue. A cet effet, elle réunissait
les matériaux susceptibles de l'éclairer, et en s'adressant au
ministre pour obtenir l'autorisation d'établir un Dispensaire,
elle n'avait d'autre intention que de se mettre en règle vis-à-

vis des lois existantes, et entre autres avec la nouvelle loi contre les associations.

Aussi le plus vif désir de l'Institut homœopathique serait-il que l'Académie consentit à embrasser la question dans toute son étendue, à l'examiner sous toutes ses faces.

Nous avons l'honneur d'être, Messieurs, vos très-humbles et très-obéissants serviteurs et confrères.

CROSERIO, président.

LÉON SIMON, secrétaire général.

A cette proposition M. le secrétaire perpétuel répondit :

« MESSIEURS,

L'Académie a reçu la lettre que vous lui avez fait l'honneur de lui adresser, et l'a transmise sur-le-champ à la Commission qu'elle a chargée de préparer une réponse aux questions ministérielles. Votre lettre renferme des offres de service dont la Commission n'hésitera pas à profiter si elle les croit nécessaires.

C'est en son nom et au nom de l'Académie que j'ai l'honneur de vous transmettre des remerciments.

Je suis, avec une parfaite considération, messieurs, votre très-humble et très-obéissant serviteur.

L. secrétaire perpétuel,

E. PARISET.

La commission ne crut jamais nécessaire de faire appel aux médecins homœopathes ; elle présenta un rapport, et après une discussion où les railleries passèrent pour des arguments, la réponse suivante,

votée à l'unanimité moins DEUX voix, fut envoyée au
ministre par la docte assemblée :

Monsieur le ministre ,

L'homœopathie qui se présente à vous en ce moment
comme une nouveauté, et qui voudrait en revêtir les prestiges,
n'est point du tout chose nouvelle, ni pour la science, ni pour
l'art. Depuis plus de vingt-cinq ans, elle erre çà et là, d'abord
en Allemagne, ensuite en Prusse, plus tard en Italie, aujour-
d'hui en France, cherchant partout, et partout en vain, à s'introduire dans la médecine. L'Académie en a été plusieurs fois,
et même assez longuement, entretenue. De plus, il est à peine
quelques-uns de ses membres qui n'aient pris à devoir plus ou
moins sérieux d'en approfondir les bases, la marche, les procédés, les effets.

Chez nous, comme ailleurs, l'homœopathie a été soumise
en premier lieu aux rigoureuses méthodes de la logique, et tout
d'abord la logique a signalé dans le système une foule de ces
oppositions formelles avec les vérités les mieux établies, un
grand nombre de ces contradictions choquantes, beaucoup de
ces absurdités palpables qui ruinent inévitablement tous les
faux systèmes aux yeux des hommes éclairés, mais qui ne sont
pas toujours un obstacle suffisant à la crédulité de la multitude.

Chez nous, comme ailleurs, l'homœopathie a subi aussi
l'épreuve de l'investigation des faits ; elle a passé au creuset de
l'expérience ; et chez nous, comme ailleurs, l'observation, fidè-
lement interrogée, a fourni les réponses les plus catégoriques,
les plus sévères ; car si l'on préconise quelques exemples de
guérison pendant les traitements homœopathiques, on sait du
reste que les préoccupations d'une imagination facile, d'une
part, et d'autre part les forces médicatrices de l'organisme, en
revendiquent à juste titre le succès. Par contre, l'observation
a constaté les dangers mortels de pareils procédés dans les cas

fréquents et graves de notre art où le médecin peut faire autant de mal et causer non moins de dommage en n'agissant point du tout qu'en agissant à contre-sens.

La raison et l'expérience sont donc réunies pour repousser de toutes les forces de l'intelligence un pareil système, et pour donner le conseil de le livrer à lui-même, de le laisser à ses propres moyens.

C'est dans l'intérêt de la vérité, c'est aussi pour leur propre avantage, que les systèmes, en fait de médecine surtout, ne veulent être ni attaqués, ni défendus, ni persécutés, ni protégés par le pouvoir. Une saine logique en est la plus sûre expertise ; leurs juges naturels, ce sont les faits ; leur infaillible pierre de touche, c'est l'expérience. Force est donc de les abandonner à la libre action du temps. Arbitre souverain de ces matières, seul il fait justice des vaines théories, seul il assoit avec stabilité, dans la science, les vérités qui doivent en constituer le domaine.

Ajoutons que la prévoyance, qui est aussi la sagesse de toute administration publique, commande impérieusement une semblable détermination.

Chacun connaît assez, de nos jours, l'empire des précédents ; essayons d'en prévoir et d'en calculer les suites dans l'espèce.

Après les dispensaires pour l'homœopathie, on en demandera pour le magnétisme animal, pour le brownisme, et ainsi pour toutes les conceptions de l'esprit humain. L'administration appréciera, comme nous, les conséquences d'une pareille conduite.

Par ces considérations et par ces motifs, l'Académie estime que le gouvernement doit refuser de faire droit à la demande qui lui est adressée en faveur de l'homœopathie.

La condamnation était formelle ; j'ai tenu à la rappeler parce qu'elle a été l'origine de toutes nos luttes, parce qu'il nous faut encore aujourd'hui en combattre les conséquences.

Le ministre, de son côté, adressa au président de l'Institut[1] une lettre qui mérite d'être conservée :

Paris, le 8 septembre 1835.

MONSIEUR LE PRÉSIDENT,

J'ai reçu la lettre que vous m'avez fait l'honneur de m'écrire pour me rappeler la demande formée par l'Institut homœopathique de Paris. Je n'avais point perdu cette affaire de vue; mais, avant de prendre une décision définitive sur la demande de cette Société, j'ai dû examiner avec soin et discuter les avantages et les inconvénients que pourrait offrir son établissement. Parmi les conditions énoncées au projet de règlement que vous m'avez soumis, il en est que je ne puis approuver, du moins jusqu'à nouvel ordre. J'autorise donc l'Institut homœopathique à se réunir et à poursuivre les travaux dont il désire s'occuper, à la condition qu'il retranchera de son règlement les dispositions contenues dans les articles 25 et 26, et qui sont relatives à l'établissement d'un dispensaire et d'un hôpital homœopathique. Je ne doute pas que la Société n'apprécie les motifs d'une pareille restriction. Il est juste, sans doute, de n'apporter aucun obstacle aux recherches purement scientifiques, quelle que puisse être leur nouveauté ; mais il est du devoir d'une sage administration d'attendre que le temps et l'expérience aient prononcé sur la valeur des nouvelles méthodes thérapeutiques, avant d'en autoriser l'application dans des établissements publics et gratuits.

Veuillez, en conséquence, monsieur le Président, communiquer cette lettre à l'Institut homœopathique, et lorsque vous m'aurez transmis son nouveau règlement modifié, je m'empresserai de l'approuver et de lui transmettre l'autorisation qu'il sollicite.

Agréez, etc,

Le ministre de l'instruction publique,
GUIZOT.

[1] Le docteur Pétroz, qui avait remplacé le docteur Croserio.

La réponse des médecins homœopathes ne se fit pas attendre. Pétroz avait reçu la lettre du ministre le 11 septembre, le 15 s'ouvrait à Paris la quatrième session de la Société gallicane, réunion d'autant plus solennelle que Hahnemann devait la présider. On ne pouvait négliger cette occasion; aussi mon père lut-il, dans cette séance, une réfutation complète des assertions de l'Académie, réfutation qui fut adoptée par l'assemblée et devint, sous le titre de *Lettre à Monsieur le ministre de l'instruction publique*, une protestation de l'École homœopathique tout entière[1].

Quelques passages de ce travail permettront d'en juger la valeur et le but :

Monsieur le ministre,

L'Institut homœopathique de Paris a l'honneur de vous accuser réception de votre lettre en date du 8 septembre et de vous adresser une nouvelle copie de ses règlements modifiés, en ce qui touche les articles 25 et 26, comme vous lui en avez exprimé le désir. Au moment où votre lettre lui est parvenue, il se disposait à solliciter de nouveau votre autorisation et à vous dire quels motifs l'engageaient à poursuivre sa demande.

« L'Institut homœopathique de Paris connaît trop bien les lois du pays, il sait trop apprécier la sagesse des raisons alléguées par Votre Excellence, lorsqu'elle diffère d'autoriser la fondation

---

[1] La Société gallicane avait été fondée à Genève, en 1832, par les docteurs Peschier et Dufresne, elle se réunissait chaque année, toujours dans une ville où la langue française était parlée. La première et la seconde session eurent lieu à Genève, la troisième à Lyon, la quatrième à Paris.

d'un dispensaire, pour ne pas y acquiescer. Comme vous, il croit qu'il est d'une sage administration *d'attendre que le temps et l'expérience ait prononcé sur la valeur des nouvelles méthodes thérapeutiques, avant d'en autoriser l'application dans des établissements publics et gratuits*. Il ne peut donc qu'applaudir à cette sollicitude que vous inspire l'intérêt des classes pauvres, de ces classes sur lesquelles se réunissent toutes les douleurs, et pour qui la médecine ne saurait être trop prompte, trop active et trop bienfaisante.

Mais au nom de ces classes pauvres dont l'intérêt vous touche si puissamment, l'Institut homœopathique vous demande à sortir de la position équivoque où l'a placé la décision de l'Académie, qui, sans doute, a été la base de votre détermination. Il désire mettre en évidence la supériorité de ses méthodes thérapeutiques sur celles des autres doctrines médicales. Autrement, l'*expérience* se multiplierait sans résultat, et le *temps* s'écoulerait sans aucun fruit.

Les discussions scientifiques et les travaux spéculatifs sont stériles, à moins qu'ils ne conduisent à une application pratique. Notre époque est devenue, à bon droit, trop rigoureuse et trop exigeante pour se laisser séduire par l'éclat des théories et la rigueur de l'enchaînement logique. Elle ne donne son consentement qu'aux théories ou aux systèmes qui conduisent à faire plus et mieux qu'on ne faisait avant eux, et lorsqu'il s'agit d'une doctrine médicale, la question qui se présente dès l'origine, et qui embrasse toutes les autres, est celle-ci : *Guérissez-vous plus, guérissez-vous mieux qu'on ne guérissait avant vous ?* C'est ce qu'affirme la doctrine homœopathique ; et nous voudrions que cette vérité, considérée comme une simple prétention, fût démontrée pour tous, qu'elle acquît ainsi force de chose jugée. Nous le voudrions dans l'intérêt de toutes les classes de la société, qui ont besoin d'être éclairées sur la valeur des méthodes thérapeutiques qu'on leur propose, dans l'intérêt de la science, appelée, selon nous, à une série indéfinie de progrès, sous l'influence des principes émis par notre vénérable maître SAMUEL HAHNEMANN.

Mais comment l'opinion pourrait-elle se fixer, lorsqu'elle se trouve balancée entre la décision un peu étourdie de l'Académie, et les succès positifs, tout individuels qu'ils soient, obtenus chaque jour par l'homœopathie? De toute nécessité, l'opinion publique flotte indécise entre les deux camps qui de plus en plus divisent les médecins, et nous croyons que Votre Excellence irait au-devant de ses désirs, comme elle satisferait aux nôtres, si elle ordonnait une vérification pleine et entière de la thérapeutique homœopathique. Sans cela, il faudrait convenir que la décision de l'Académie nous enferme dans un cercle vicieux impossible à franchir.

Dans la lettre qu'elle vous a adressée, l'Académie vous dit : « C'est dans l'intérêt de la vérité, c'est aussi pour leur propre « avantage, que les systèmes, en fait de médecine surtout, ne « veulent être ni attaqués, ni défendus, ni persécutés, ni proté- « gés par le pouvoir. Une saine logique en est la plus sûre ex- « pertise ; leurs juges naturels, ce sont les faits ; leur infaillible « pierre de touche, c'est l'expérience. Force est donc de les « abandonner à la libre action du temps. Arbitre souverain de « ces matières, seul il fait justice des vaines théories, seul il « assoit avec stabilité dans la science les vérités qui doivent « en constituer le domaine. »

Ainsi, l'Académie condamne l'administration à une impassibilité qui ne peut être ni dans son caractère, ni dans sa mission. Les systèmes de médecine ne sont point, nous le répétons, de ces spéculations qui planent au-dessus du monde réel sans l'intéresser directement. Du jour où ils ont été conçus, obéissant à leur tendance, ils se résolvent en faits utiles ou nuisibles, selon que les principes qui les constituent sont vrais ou faux. L'administration ne peut donc rester indifférente au bien ou au mal qu'ils portent avec eux. Ce serait vouloir qu'elle considérât d'un œil sec les douleurs humaines. De pareils arguments échappent à toute discussion.

Le temps est sans doute un grand maître. A lui seul appartient de faire la part de la vérité et des exagérations possibles qui prennent leur source dans un généreux enthousiasme, et de ces obstinations calculées que la vanité blessée ou l'intérêt compromis font naître trop souvent. Mais le temps n'a point de valeur absolue. Il appartient aux efforts des hommes d'abréger ou d'accroître sa durée : et puisque l'expérience peut abréger le temps, et que nous la reconnaissons tous pour notre juge naturel, nous vous demandons nos juges, et nous vous les demandons avec instance.

Quelles lumières pourriez-vous attendre de la succession régulière des jours, des mois et des années? ne reproduiraient-ils pas toujours les mêmes faits et les mêmes inconvénients? Réduits comme nous le sommes aux seuls avantages de la pratique individuelle, nos succès ou nos revers s'accomplissent dans le mystère du foyer domestique, ils échappent à tout contrôle comme à toute justification. Propres à convaincre celui dont nous avons fait cesser les douleurs, ils nous laissent sans défense devant les prétentions excusables du malheureux dont les infirmités dépassent la puissance de toute médecine connue. Ainsi, le doute se perpétue, l'hostilité trouve des prétextes pour combattre, en l'absence de motifs fondés, le bien ne se produit pas, et le temps n'est plus cet arbitre souverain, qui, tout en faisant justice des vaines théories, assure avec stabilité dans la science les vérités qui doivent en constituer le domaine.

En vous demandant, monsieur le ministre, d'ordonner la vérification de la thérapeutique homœopathique, nous entendons faire à l'expérience cet appel qui vous permettra d'autoriser plus tard la fondation d'un dispensaire, et plus tard encore un hôpital. Suivre cette marche, c'est obéir au sentiment de justice et à la saine raison[1].

. . . .

On peut déjà conclure des documents qui précèdent, qu'il n'a pas dépendu des médecins homœopathes de voir une discussion sérieuse s'établir avec

---

[1] Lettre à M. le ministre de l'instruction publique, pages 13 et suiv. Paris, 1835.

l'Académie, qu'ils n'ont jamais reculé devant une épreuve clinique décisive.

Quoi qu'il en soit, au milieu des démarches tentées auprès du ministre, un fait assez curieux se produisit.

L'Académie, qui croyait avoir à tout jamais découragé nos premiers maîtres, trouva dans son sein, et le traducteur des ouvrages de Hahnemann, et le fondateur de la seconde pharmacie homœopathique [1],

L'académicien Jourdan se chargea de faire passer dans notre langue les livres de Hahnemann, et Henri Pétroz, frère du médecin et membre de la section de pharmacie, ouvrit une officine continuée plus tard par MM. Catellan.

Permettre à tous les médecins français de lire les livres de Samuel Hahnemann, leur fournir les médicaments indispensables à tout essai pratique, n'était-ce pas donner à notre doctrine les plus puissants moyens de propagande ? Sous ce double rapport, l'Académie était trahie par les siens.

En second lieu, Hahnemann, désireux de quitter

---

[1] La première pharmacie homœopathique établie à Paris l'avait été en 1835, par M. Georges Weber.

Aujourd'hui, il existe des pharmacies homœopathiques dans la plupart des grandes villes ; Lyon, Marseille, Bordeaux, etc., en possèdent ; Paris en compte sept : quatre fondées par MM. Catellan, celle de M. Weber, celle de M. Lesueur et celle créée par M. Derode, élève de M. Catellan.

sa retraite d'Anhalt-Cœthen et de se placer au centre de son école, était venu fixer à Paris sa résidence, consacrant par ce choix même les efforts que ses disciples avaient déployés, et l'interprétation élevée qu'ils avaient donnée à sa doctrine. Aucun encouragement ne valait la présence du maître ; on se mit donc en devoir de marcher malgré les obstacles qui se dressaient de toutes parts.

La décision du ministre, si elle interdisait toute action collective, ne pouvait rien contre les actes individuels. Docteurs en médecine, les homœopathes avaient le droit de donner leurs soins aux classes pauvres, et chacun d'eux tint à honneur d'ouvrir des consultations gratuites destinées à suppléer au dispensaire de l'Institut.

Les publications périodiques se succédèrent : le *Journal de la médecine homœopathique* fut d'abord remplacé par les *Archives*, rédigées par Jourdan, Curie père, Libert et Léon Simon père. Le *Journal de la doctrine hahnemannienne*, fondé par le docteur Molin, la *Revue rétrospective*, créée par les docteurs Roth, Chargé et Pétroz, les *Annales de la médecine homœopathique*, publiées par Croserio, Jahr et Léon Simon père vinrent ensuite.

Notre littérature ne restait pas stationnaire. A côté des opuscules qu'une polémique constante faisait naître chaque jour, se plaçaient des ouvrages importants ; ceux de Haas et d'Attomyr étaient entre toutes les mains ; le docteur Jahr donnait la première édition de son *Répertoire* et de son *Manuel*, ouvrages sept fois réimprimés, toujours avec des additions nombreuses, dues au travail infatigable de leur auteur. Peschier avait traduit le répertoire du docteur Weber, et Laffitte avait publié la première partie du sien : enfin l'enseignement oral allait être fondé.

Là encore une autorisation était nécessaire ; mon père la demanda. Après plusieurs mois d'attente, il reçut avis que le conseil royal de l'instruction publique venait de l'accorder, et il fit la première leçon le 26 janvier 1835.

Déjà le docteur Dezauche, venu de Lyon avec Gueyrard l'aîné, avait fait, dans ses salons, quelques conférences sur l'homœopathie ; un cours public et autorisé devait avoir plus de retentissement, il fut donc accueilli comme un immense progrès [1].

[1] Voici les deux pièces relatives à cette autorisation :

UNIVERSITÉ DE FRANCE. — ACADÉMIE DE PARIS.

Paris, le 9 décembre 1834.

Monsieur,

J'ai l'honneur de vous informer que le conseil royal, dans sa séance du 28 novembre dernier, vous a autorisé, conformément à votre de-

La principale préoccupation du professeur fut
de préciser le sens de la réforme accomplie par

mande, à ouvrir un cours public sur la doctrine médicale homœopathique, avec dispense de la rétribution exigée pour ces sortes de
cours.

Vous trouverez ci-joint copie de l'arrêté pris à votre sujet par le conseil royal.

Recevez, monsieur, l'assurance de ma considération distinguée.

> L'inspecteur général chargé de l'administration
> de l'Académie de Paris.
>
> ROUSSELLE.

UNIVERSITÉ DE FRANCE. — ACADÉMIE DE PARIS.

*Extrait du registre des délibérations du conseil royal de l'instruction
publique. — Procès-verbal de la séance du 18 novembre 1834.*

Le conseil royal de l'instruction publique, vu la demande formée
par M. Léon Simon, docteur en médecine, à l'effet d'être autorisé à
faire un cours public sur la doctrine médicale homœopathique, dé-
cide que l'autorisation demandée par M. Léon Simon est accordée avec
dispense des droits d'ouverture des cours publics.

> Le conseiller vice-président,
>
> *Signé :* RENDU.

> Le conseiller exerçant les fonctions de secrétaire,
>
> *Signé :* V. COUSIN.

Approuvé conformément à l'article 21 de l'ordonnance royale du
26 mars 1829.

> Le ministre de l'instruction publique par intérim,
>
> *Signé :* J.-B. TESTE.

Pour extrait conforme :

> *Signé :* ORFILA.

Pour copie conforme :

> L'inspecteur général chargé de l'administration
> de l'Académie de Paris,
>
> ROUSSELLE.

Hahnemann, de lui donner son véritable caractère. Alors, comme aujourd'hui, l'opinion générale, la critique elle-même ne voyaient que deux choses dans l'homœopathie : l'emploi des médicaments d'après la loi des semblables et leur administration à très-petites doses. Il importait donc de prouver qu'il s'agissait d'une réforme intégrale de l'art de guérir, de montrer quelle influence la méthode homœopathique devait avoir sur la science et sur l'art.

Ce même programme, toujours agrandi et rendu plus pratique, fut adopté pour les années suivantes. Le cours se continua, en effet, sans interruption, de 1836 à 1841, à l'Athénée royal[1]; de 1841 à 1848, dans un amphithéâtre de la rue de Sorbonne. La révolution qui éclata alors vint l'interrompre.

Le résultat de tant d'efforts fut d'appeler sur l'homœopathie l'examen des hommes au caractère indépendant. Risueño d'Amador, professeur de pathologie générale à la faculté de Montpellier, l'adopta dans sa pratique et la défendit dans sa chaire, donnant ainsi un exemple que le professeur Zlatarowitch, à l'université Joséphine de Vienne; J. Roth, à l'université Maximilienne de Munich; Kallenbach,

---

[1] L'Athénée royal, fondé par La Harpe, avait compté G. Cuvier parmi ses professeurs.

à Berlin ; Hysern et Abrador, à l'université de Madrid ; Félix Janer, à la faculté de Barcelone ; Henderson, à l'université d'Édimbourg, suivirent successivement.

La province ne resta pas étrangère à ce mouvement de propagation : Bordeaux comptait déjà les docteurs Mabit et Léon Marchant, médecins de l'hôpital Saint-André, et le docteur comte Henri de Bonneval, auxquels vint se joindre pendant quelques années un médecin espagnol, le docteur Nuñez, lequel préludait à l'immense réputation qu'il devait bientôt acquérir dans sa patrie. Andrieu pratiquait l'homœopathie à Agen ; les docteurs Chargé, Rampal, Sollier à Marseille ; Béchet à Avignon, Arréat à Toulouse, Turrel à Toulon, Delavallade à Aubusson, Perrussel à Nantes, Ginestet à Niort, Gastier à Thoissey. A Lyon, les docteurs Desaix, Rapou père, Noack secondaient le comte des Guidi : noble phalange que la mort a décimée, mais qui a laissé des successeurs dignes de continuer sa tâche [1].

[1] J'en citerai quelques-uns, regrettant de ne pouvoir réunir ici tous les noms de nos confrères de la province : les docteurs de Boissy-Dubois; de Perseval, à Marseille ; Rigaud, à Pons ; Fisher, à Thiron-Gardet, Commandré, à Cautrets ; Houat et Henri Cornu, à Pau ; Le Blaye, à Bordeaux; Castaing, à Toulouse ; de Comeau, à Limoges ; Roux, à Cette; Parlier, professeur agrégé de la Faculté de Montpellier; Liagre, le savant médecin de l'hôpital de Roubaix; Imbert-Gourbeyre, professeur à l'école secondaire de Clermont-Ferrand; Chauvet, à Tours ; Hème, à Vendôme ; Prost-Lacuzon, à Dôle; Richard, à Nantes ; de Clinchamps,à

En même temps, l'homœopathie multipliait ses guérisons : on n'en était plus aux tentatives de l'Hôtel-Dieu, non plus qu'aux prétendues expériences de MM. Andral et Trousseau. Gastier avait eu de nombreux succès à l'hôpital de Thoissey ; Mabit, et plus tard, Léon Marchant, en avaient enregistré à l'hôpital Saint-André de Bordeaux ; l'Allemagne en recueillait chaque jour dans les hôpitaux de Linz, de Léopoldstadt, de Gumpendorf, de Nechanitz ; la Pologne à Nijni-Novgorod, l'Angleterre à l'hôpital homœopathique de Londres [1].

Ce mouvement de propagation attira de nouveau l'attention des adversaires de Hahnemann ; l'enseignement du professeur d'Amador surtout parut exiger un contre-poids, d'où l'attaque virulente qui eut lieu à la séance de rentrée de la faculté de Paris, en 1842.

Orléans ; Labesque, à Agen ; Perrussel fils, à Mâcon ; Emery, Gallavardin et Servan, à Lyon ; Malapert du Peu, à Lille ; Bourgeois, à Tourcoing ; Quintard et Varry, à Montereau ; Lecoupeur, à Rouen ; Dours, à Amiens ; Xavier Roussel, à Metz ; Demeure, à Albi ; Turrel, à Toulon ; Mercenier, à Poitiers ; Lambert, médecin-adjoint de l'Hôtel-Dieu de Sens ; Feuillet, à Alger, Roussel, à Metz, etc. — L'almanach de M. Catellan contient trois cent dix-huit noms. La province a eu aussi ses recueils périodiques : *la Revue du Midi*, rédigée par le docteur Béchet ; *la Gazette homœopathique de Bordeaux*, fondée par le docteur Léon Marchant. Elle a maintenant *le Journal homœopathique de Metz*, publié par le Dr Xavier Roussel.

[1] Voy. pour les détails relatifs à ces expériences et à l'établissement des premiers hôpitaux homœopathiques, la quatrième conférence.

Trousseau, chargé de prononcer le discours officiel, choisit un double sujet : l'éloge de la médecine expectante et la critique de l'homœopathie,
et dans ce discours même, il mit en cause son col-
lègue de Montpellier.

D'Amador fit, en son nom personnel, une courte
réponse vive et spirituelle, et le docteur Léon Simon
fut chargé par les médecins de Paris de rédiger un
mémoire plus complet. Telle a été l'origine de la
*Lettre à Messieurs les membres de la faculté de méde-
cine de Paris*, réfutation qui montrait le peu de
fondement des systèmes qui se disputaient la pré-
éminence au sein de cette école et mettait dans tout
son jour le rigoureux enchaînement de la doctrine
hahnemannienne[1].

L'année suivante, une cruelle épreuve atteignit
l'homœopathie. Le 2 juillet 1843, Hahnemann
mourut. On l'a dit depuis longtemps : pour une
doctrine médicale, il n'y a pas d'écueil plus redoutable que la mort de son fondateur; notre École en fit
l'expérience.

Une nouvelle Société, la *Société de médecine homœopathique*, parla immédiatement de réforme. Dans

___

[1] Le bureau de cette Société était ainsi composé : Pétroz, président;
les docteurs Davet et Molin père, vice-présidents; le docteur Arnaud,
secrétaire général.

l'introduction du *Bulletin* qu'elle publia alors, se trouvent les lignes suivantes :

« La mort de Hahnemann, en laissant dans l'ho-
« mœopathie un vide immense, que rien ne com-
« blera jamais, a rendu la position des homœopathes
« plus facile ; chacun de nous a acquis une liberté
« que ne nous laissait pas toujours la vénération que
« tous nous éprouvions pour le vieillard auquel
« l'humanité devait le plus grand bienfait que la
« Providence lui ait jamais accordé.

« De cette liberté doivent nécessairement jaillir
« bien des discussions de principes ; des questions
« qui ne sont pas envisagées de la même manière
« par tous les praticiens, seront soulevées et longue-
« ment agitées.

« C'est la nécessité, sentie par tous, de cette révi-
« sion des principaux points de la doctrine, qui a
« fait adopter à la Société homœopathique la forme
« d'un bulletin préférablement à celle d'un journal,
« comme plus propre au but qu'elle se propose,
« c'est-à-dire discuter et coordonner [1]. »

La nécessité d'une révision ne fut pas admise par tous, la création de la *Société hahnemannienne* [2] en

---

[1] *Bulletin de la Société de médecine homœopathique*, t. I, Introduction.

[2] Le premier bureau de la *Société hahnemannienne* fut ainsi com-
osé : Croserio, président ; Giraud et Jahr, vice-présidents ; Léon

est la preuve. Celle-ci publia non pas un bulletin, mais un journal, en tête duquel se trouvait une exposition de principes terminée par ces mots : « Nos amis, nous l'espérons, comprendront la tâche « que nous nous imposons. Éviter à l'homœopathie « ces déchirements intérieurs qui, dans le passé, « ont entravé la marche et le développement de la « science en la jetant hors de ses véritables voies ; « défendre l'homœopathie contre les attaques iné- « vitables qu'avec le temps elle aura à subir; sou- « tenir, et par là même développer, les germes im- « périssables que Hahnemann a légués à la postérité; « en un mot, continuer son œuvre, voilà notre am- « bition [1]. »

Au surplus, les velléités réformatrices de la *Société de médecine homœopathique* ne s'étendirent pas loin. Des hommes tels que Pétroz, Molin père, les docteurs Davet, Cabarrus etc., ne pouvaient renier leur passé et détruire ce qu'ils avaient si vaillamment défendu. Ils comprirent bien vite qu'on ne *revise* pas une vérité, mais qu'on la *développe*, et la discussion n'alla pas au delà de quelques points secondaires.

La *Société hahnemannienne*, cependant, crut utile

Simon père, secrétaire général ; Perry, secrétaire des procès-verbaux ; Moroche, trésorier.

[1] Voy. *Journal de la médecine homœopathique*, publié par la *Société hahnemannienne* de Paris, t. I, p. 8. Paris, 1845.

de réunir en un congrès tous les médecins homœopathes de France et de l'étranger pour fixer les principes et en déterminer le sens ; et en 1845, dix ans après la session de la *Société gallicane*, les disciples de Hahnemann se retrouvèrent dans cette même ville où les premières assises avaient été tenues. Que de chemin parcouru depuis 1835 !

Plus tard, les deux Sociétés se réunirent en une seule, qui prit le titre de *Société gallicane*, mais qui ne devait plus être cette société voyageuse qu'on avait vue successivement à Genève, à Lyon et à Paris ; mais une société ayant son siége dans notre capitale, et devant comprendre tous les représentants de l'homœopathie française.

On s'étonnera peut-être de voir les sociétés, les congrès, les recueils périodiques se succéder aussi rapidement. Mais il ne faut pas oublier qu'une école ne s'organise pas sans tâtonnements. Non-seulement il lui faut trouver sa voie, il lui faut aussi modifier sa tactique suivant le caractère de l'opposition qui lui est faite. Or autre chose est de lutter pour faire reconnaître son existence, ou de lutter pour repousser des attaques spécieuses, fondées sur des expériences dérisoires ; autre chose est de répliquer à des hommes de la valeur de MM. Andral, Bouillaud et Trousseau, ou d'avoir à subir les pamphlets de certains journaux de médecine. On examine les arguments des premiers, il a fallu plaider avec les seconds, dernière ressource qu'acceptent toujours avec répugnance des savants outragés[1].

Avec la création de la *Société gallicane* se termine la première phase du développement de l'homœopathie, en France, et il est possible, par l'esquisse qui précède, d'apprécier le dévouement et la persévérance de nos devanciers. A partir de ce moment, ils ne devaient plus être seuls à supporter le poids de la lutte ; une seconde génération était prête à partager leurs travaux. Parmi les nouveaux venus se trouvait plus d'un nom éprouvé : C. Gueyrard avait remplacé son frère, le docteur Davet était secondé par son neveu ; les docteurs F. Hahnemann, L. Molin, A. Curie, V. Chancerel, Rapou fils, Solier, Bernard (de Mons), Bœnninghausen entraient dans la carrière, ayant recueilli les traditions paternelles et décidés à défendre des vérités qui devenaient ainsi un apanage de famille. Généreux exemple suivi dernièrement encore par trois jeunes confrères : les docteurs Henri Perrussel, Chauvet et Hysern fils.

[1] Le procès dont il est ici question appartient à la seconde période du développement homœopathique en France. Il dut être intenté à MM. Amédée Latour, Richelot et Gallard, à propos d'un feuilleton inséré par ce dernier dans le journal *l'Union médicale*.

M⁰ Emile Ollivier défendit les homœopathes ; M⁰ˢ Paul Andral et Bethmont le journal incriminé.

Déjà les docteurs Chancerel, Serrand, Perry, Dulac, Magnan, Giraud, Hureau, Defert, Moroche, Escallier, Godier, Le Thière, Love, Pitet, Teste, Cretin, Bordet, Raymon, Dervillez, Cramoisy, Brasier, Chanet, Blot, Desterne, Désermeaux, Du Planty, Houat, Huvet, Pénoyé, Picard, Vautier, Ledure, Landry, etc., étaient venus grossir nos rangs.

Je n'ai point l'intention, on le comprendra sans peine, d'insister sur la part que chacun de nous a prise dans cette seconde période ; on n'est point autorisé à juger ses contemporains. S'il nous est permis d'apprécier l'œuvre de nos maîtres, nous devons laisser à nos successeurs le soin de prononcer sur nous-mêmes.

III

L'organisation de notre école était complète, la première période terminée; la seconde, celle de l'application et de la discussion devait commencer aussitôt.

On sera surpris peut-être de m'entendre dire que la période de discussion n'existait pas encore; quel nom donner, en effet, à la polémique aussi active des temps passés ?

Qu'on veuille bien le remarquer cependant : toute discussion suppose la participation de deux adversaires ; or, dans le passé, tout se résume en des attaques violentes de la part de l'allopathie, suivies d'une loyale défense

Il en advint autrement avec l'école éclectique ; plus juste envers les homœopathes , elle provoqua cet échange d'idées qui se continuera longtemps encore, et dont le résultat sera le triomphe de la vérité.

L'intervention de l'éclectisme avait été depuis longtemps prévue. Dès 1833, mon père, indiquant l'accueil que les différents systèmes philosophiques pourraient faire à la doctrine de Hahnemann, avait écrit :

. . . .

. . . .

« *L'éclectisme y portera l'attention nécessaire pour*
« *tirer d'un tout bien harmonique quelques données*
« *théoriques et quelques moyens thérapeutiques, qu'il*
« *essayera de concilier avec les données confuses dont*
« *il est en possession, et de combiner avec les moyens*
« *thérapeutiques dont il use au hasard.* »

Cette prophétie s'est réalisée.

Représenté par un homme de talent, à l'esprit ingénieux, à la critique acerbe, l'éclectisme a voulu amoindrir l'homœopathie au nom de la tradition.

---

[1] Voy. *Journal de la médecine homœopathique,* publié par MM. Léon Simon et Curie. Paris, décembre 1833; Introduction, p. 8.

J.-P. Tessier, chacun le sait, fut le fondateur de la nouvelle phalange. Devenu chef de service à l'hopital Sainte-Marguerite, après avoir longtemps suppléé Récamier à l'Hôtel-Dieu, il essaya la thérapeutique hahnemannienne dans le traitement de la pneumonie d'abord, ensuite dans le traitement du choléra. Ce fut en 1849.

Plus consciencieux et mieux avisé que ses prédécesseurs de l'école traditionnelle, Tessier avait étudié les ouvrages des homœopathes avant de se mettre à l'œuvre, et lorsqu'il aborda l'application au lit du malade, il réussit, entraînant par ses résultats la conviction des élèves qui l'entouraient.

Cependant, Tessier, lorsqu'il adopta la thérapeutique de Hahnemann, entendit emprunter à l'homœopathie les moyens dont elle dispose, sans en accepter les principes. On vit alors surgir une conception nouvelle composée de trois parties : en physiologie l'animisme ; en pathologie, l'essentialité morbide ; en thérapeutique, le rapport des indications aux médications.

Il manquait évidemment à ce système une idée-principe dominant toutes les autres et capable de les relier en un seul tout. Tessier ne l'ayant pas formulée, son œuvre est restée incomplète. Pour lui, ainsi que pour ses prédécesseurs, l'éclectisme a été,

comme doctrine, une espérance; comme pratique,
une transition.

Au moment où ce système intervint dans l'école
homœopathique, quelques-uns y virent un secours,
le plus grand nombre, un obstacle. Il semblait aux
premiers que l'éclectisme serait un trait d'union
entre la médecine officielle et nous ; les seconds
soutenaient, au contraire, que le moyen de compléter
un édifice n'est pas de le détruire, que le dernier
terme dans la science doit être le dogmatisme et non
pas l'éclectisme. Ne trouvant ni dans le passé, ni
dans le présent, une conception plus complète que
le dogmatisme hahnemannien, ils y restèrent attachés.

De là les discussions qui se sont élevées au sein de
la *Société gallicane*, et que continue la *Société médicale homœopathique de France*, discussions inévitables
qui ont conduit à mieux préciser la valeur et la puis·
sance de l'homœopathie, à en définir les principes
d'une manière plus exacte qu'on ne l'avait fait tout
d'abord. Considérées en elles-mêmes, de pareilles
études devenaient un bienfait : *Oportet hæreses
esse.*

Ces controverses nécessaires ont inspiré les travaux des vingt dernières années, travaux qu'il faut
diviser en deux parties : les uns ayant eu pour but de

défendre l'intégrité de la réforme hahnemannienne, les autres d'en continuer l'application.

La quatrième édition de l'*Organon* était épuisée, mon père se chargea de surveiller la réimpression de la cinquième, et il y ajouta de larges COMMENTAIRES destinés à fixer le sens véritable de la pensée de Hahnemann.

Le docteur Jahr, peu de temps après, revint sur cette étude. Envisageant l'homœopathie plus encore au point de vue de la méthode que sous le rapport de la doctrine, il fixa LES RÈGLES ET LES PRINCIPES qu'il convient d'observer dans l'application[1]. Les *Conférences* du docteur Granier, de Nîmes ; l'*Essai de philosophie médicale* du docteur Arréat, les *Études philosophiques* du docteur Chancerel père concoururent aussi à la défense de la doctrine homœopathique; dont l'application fut suivie à toutes les branches de l'art de guérir.

Continuer l'œuvre de Hahnemann ! n'est-ce pas ce qu'ont voulu les Hartmann, les Rückert, les Attomyr, les Hirschel, les Kafka, etc., dans leurs recherches thérapeutiques? N'est-ce pas aussi l'objet des monographies importantes auxquelles a conduit l'étude de maladies prises en particulier? celles si nom-

---

[1] *Principes et règles* qui doivent guider dans la pratique de l'homœopathie, par M. le docteur G.-H.-G. Jahr. Paris, 1857.

breuses sur le choléra[1] ; le mémoire sur les maladies scrofuleuses[2], celui du docteur Chancerel fils sur les angines, les essais du docteur Boyer sur l'oph- thalmologie, etc. ?

Je le répéterai au sujet des magnifiques travaux de matière médicale dont notre école doit se faire gloire : ceux du docteur Jahr, le *Manuel* de Noack et Trinks, celui de Stapf, les *pathogénésies* de la Société de Vienne, les *Études* du docteur Roth, la *Systéma- tisation pratique* du docteur Teste, le *Traité de ma- tière médicale* du docteur Espanet, et tant d'autres ouvrages importants, que font-ils, sinon augmenter le nombre des médicaments connus, mettre dans un ordre plus parfait et dans un jour suffisant les décou- vertes accomplies par le maître et ses disciples, en un mot continuer l'œuvre commencée en 1790 et qui depuis lors n'a point été interrompue ?

Enfin, lorsque le docteur Desterne unit, dans des monographies inimitables, les données de l'expéri- mentation physiologique et celles de la thérapeutique elle-même, notre confrère indique comment on continue une œuvre en rapprochant les éléments qui la composent.

---

[1] Voy. à ce sujet le rapport sur le traitement du choléra, rapport rédigé par le docteur Léon Simon père et publié par la *Société hah- nemannienne* de Paris.

[2] Par le docteur Léon Simon père.

Le premier résultat de ces études fut de faire sentir plus nettement la distance qui sépare la tentative de Tessier de l'œuvre accomplie par les premiers homœopathes et continuée par leurs successeurs, d'amener ainsi les partisans de l'éclectisme à dresser une tente séparée sur le vaste champ du domaine scientifique[1].

Les congrès qui se succédèrent en 1851, 1855, 1856, 1858 et 1867, et que l'on vit s'ouvrir trois fois à Paris, une fois à Bruxelles et une fois à Bordeaux, ont tous retenti de ces discussions. Toutes ont conduit à diviser en deux parts le problème que Tessier avait posé. Dire qu'il faille réunir en un seul faisceau le passé et le présent, la tradition et l'homœopathie est, en effet, une formule trop vague pour conduire à une solution utile. Envisagée dans ses principes, la médecine a son histoire, elle n'a pas de tradition[2]; car aucun système n'a traversé les siècles sans être combattu par un système opposé.

[1] Le journal *l'Art médical*, fondé par J.-P. Tessier, est l'organe de cette opinion. Il a pour principaux rédacteurs les docteurs Milcent, Davasse, Jousset, Ozanam, Frédault, Hermel, Champeaux, Gonnard, Patin, Dufresnes, de Genève. En même temps, l'intégrité de l'homœopathie est défendue, à Paris, par deux organes : la *Bibliothèque homœopathique*, fondée et rédigée par le docteur Chargé, et *l'Hahnemannisme*, publié par les docteurs Boyer, Chancerel père et fils, Desternes, Jahr et Léon Simon. Le *Bulletin de la Société homœopathique de France* s'est imposé la tâche ingrate de la conciliation.

[2] L'histoire est le récit des faits, la tradition est la transmission des

Mais à côté des théories, il y a les faits. Recueillis avec patience par les génies illustres qui ont honoré la médecine, multipliés par l'application des procédés d'exploration que la science moderne a mis entre nos mains, ils constituent une mine que, tous, nous sommes appelés à exploiter. Considéré de ce point de vue, le rôle que Tessier et ses élèves ont assigné à l'éclectisme peut être justifié.

La nécessité de défendre dans son unité la réforme hahnemannienne domina encore l'enseignement oral quand il put être repris.

Ainsi que je l'ai dit, le cours de médecine homœopathique avait été suspendu au moment où éclata la révolution de février. Lorsque le docteur Léon Simon voulut remonter dans sa chaire, des lois nouvelles avaient surgi, une seconde autorisation était devenue nécessaire, mais les ministres qui se succédèrent pendant dix-sept ans, ministres de la république, de la présidence et de l'empire, la refusèrent. Sous l'administration de M. Duruy seulement, une demande put être soumise au conseil impérial de l'instruction publique, qui l'accepta, comme, trente ans plus tôt, le conseil royal l'avait accordée.

vérités. En religion, le paganisme a son histoire, le catholicisme, par le judaïsme, a sa tradition ; dans les sciences, la philosophie et la médecine ont leur histoire ; les sciences exactes ont seules leur tradition.

Mon père reprit donc publiquement la défense de la réforme hahnemannienne. Il y revint mûri par trente années d'incessants travaux, qui l'avaient confirmé dans ses premières opinions. Aussi, malgré les dissidences qui s'étaient produites, il maintint dans ce second enseignement, comme il l'avait fait dans le premier, que l'homœopathie est une réforme intégrale de l'art de guérir, une doctrine médicale. Cette fois encore, il put formuler sa pensée par ces mots : « DANS LES TRAVAUX DE « HAHNEMANN, IL N'Y A RIEN A REFAIRE, IL SUFFIT DE TOUT « CONTINUER [1]. »

Il ne devait pas, hélas ! poursuivre longtemps ce dernier labeur. Le cours de 1865 avait épuisé ses forces et il lui fallut restreindre celui de 1866. L'année suivante, la mort en m'enlevant celui qui avait été mon maître et mon guide, et dont je partageais les travaux depuis vingt années, me livra l'obligation de continuer une tâche bien lourde assurément.

Lorsque je songeai, l'an dernier, à reprendre l'enseignement de l'homœopathie, le ministre, toujours jaloux de développer les moyens d'instruction, venait de fonder les COURS LIBRES DE LA SORBONNE. Savants, légistes, littérateurs étaient conviés à descen-

[1] *Archives de la médecine homœopathique*, t. V, 1856, p. 83.

dre dans cette arène; l'homœopathie, au nom de la médecine, ne pouvait la déserter.

Si une place m'y fut accordée, je le dois au glorieux passé de notre école, à sa situation présente; car l'homœopathie a partout assuré et étendu ses premières positions.

L'Italie a ses dispensaires, son institut et ses académies [1]; Naples, Rome et Turin possèdent des journaux [2]. Des savants illustres y représentent notre école : les docteurs Ladelci et Pompili, à Rome; Rubini et Guanciali, à Naples; Granetti et Nonnis, à Turin; de Blasi, à Messine, etc.

L'Allemagne continue ses publications périodiques. Si les *Archives*, fondées par Gross et Stapf, en 1822, ont cessé de paraître, l'*Allgemeine Zeitung*, créée par Rummel, en 1828, et continuée par le docteur V. Meyer, poursuit ses succès. Dresde a son *Journal de clinique*, rédigé par le docteur Hirschel; Leipsig son recueil trimestriel dû au zèle du docteur Cl. Müller, Prague sa publication mensuelle dirigée par le docteur Altschul.

La *Société d'expérimentation pure*, établie à Vienne

---

[1] L'Institut homœopathique de Gênes, l'Académie homœopathique de Palerme et celle de Turin.

[2] *L'Anemanno*, à Naples; *la Rivista omiopatica*, publiée à Rome par le docteur Pompili, et le *Jornale di medicina omiopatica*, rédigé à Turin par les docteurs Aymini, Dadia et Fioretta.

pour poursuivre l'étude des médicaments sur l'homme sain, a pour organe l'*Oesterreiche Zeitschrift*; à Leipsig, Munich, Reichnau, Darmstadt, il existe des sociétés. Enfin deux congrès annuels, celui des médecins homœopathes du Rhin et de la Westphalie, et le congrès central réunissent à des époques fixes les disciples de Hahnemann répandus dans les différentes villes de la Germanie.

L'Allemagne possède dix hôpitaux où l'homœopathie est pratiquée : un de quatre-vingts lits à Gumpendof, aux portes de Vienne ; l'hôpital de Léopoldstadt, à Vienne même (40 lits) ; celui de Sechshaus, (160 lits) ; de Linz, avec un service d'adultes (40 lits), et un service d'enfants (12 lits) ; l'hôpital de Steyer (50 lits) ; de Güns et de Gyongyös, en Hongrie (24 lits) ; de Kremsier, en Moravie (50 lits) ; de Nechanitz, en Bohême ; enfin de Lauban, dans la Silésie prussienne (200 lits). Il y encore deux polycliniques officielles, une à Leipsig, l'autre à Prague.

Le mouvement de propagation imprimé en Russie par le docteur Jal a retenti jusqu'au centre de la malheureuse Pologne, où le docteur Ebers l'a longtemps dirigé. Saint-Pétersbourg compte vingt médecins homœopathes, et Moscou en a seize. Les docteurs Gastfreund, Beck, de Villiers, Hering, Jouvenel comptent parmi les premiers, Schweickert ,

Stern, Goldenberg parmi les seconds. A Nijni-Novgorod, le docteur Bojanus, chirurgien habile, dirige un petit hôpital dont il a publié les relevés cliniques [1]. Moscou a un hôpital de vingt lits dirigé par le docteur Goldenberg, et aussi un journal.

La Belgique ne reste pas en arrière; à Bruxelles, quinze médecins représentent l'homœopathie, et parmi eux, trois membres de l'Académie de médecine : les docteurs Carlier, Varlez et Dugnioles. Le docteur de Moor pratique à Alost, Stockmann à Gand, Rayé à Vilvorde, Bernard à Mons, etc. Un dispensaire existe à Bruxelles, sous la direction du docteur Mouremans ; un autre à Bruges. Deux sociétés : la *Société belge* et la *Société de pharmacodynamie*, et deux journaux existent à Bruxelles.

L'Angleterre, sous la vigoureuse impulsion du docteur Quin, a pris un rang prépondérant en homœopathie : plus de deux cents médecins homœopathes sont répandus sur le sol de la Grande-Bretagne. Cinq hôpitaux ont été fondés : l'Hôpital homœopathique de Londres, administré par un comité composé du comte de Wilton, président, Mgr l'archevêque de Dublin, le comte d'Albemarle, le comte d'Essex, lord Grey, lord Rob. Grosvenor, Ralph

[1] Voy. *l'Art médico-chirurgical en Russie*, application de l'homœopathie aux traitements chirurgicaux. 1 vol. in-8, 1864.

Buchan, etc. Le docteur Quin, son fondateur, en est
le médecin consultant ; les docteurs Hamilton, Hill,
Russel, Wielobycki, Wylde, Beckie, en sont les médecins ordinaires. La chirurgie y est représentée par
les docteurs Cameron, Edwards, Smith, Yeldham,
Morgan ; l'art des accouchements par les docteurs
Patridge et Leadam [1].

Un autre établissement, l'HÔPITAL HOMŒOPATHIQUE
MÉTROPOLITAIN, est consacré aux enfants : les docteurs
Luther, Wilson, Drary, Ayerst le desservent.

A Doncaster, existe l'HÔPITAL SAINT-JAMES, dont est
chargé le docteur Dunn. Un autre établissement a
été ouvert, en 1850, à Manchester ; il a son médecin, le docteur C. Philips ; son chirurgien, le docteur E. Philips, et son chirurgien résidant, le docteur Molloy.

Enfin l'INSTITUTION HOMŒOPATHIQUE DE NORWICH comprend six salles desservies par les docteurs Bell et
Hartmann.

En Angleterre, il n'y a pas moins de soixante-
douze dispensaires ouverts pour le traitement des
maladies chroniques : quatorze à Londres, quatre
en Ecosse, deux en Irlande, deux dans les îles de la
Manche et cinquante dans les provinces.

---

[1] Un second grand hôpital, l'*Hôpital Hahnemann*, a existé à Londres,
le docteur Curie père en était le médecin ; des difficultés d'administration ont empêché que cette fondation survécût à notre confrère.

Comme sociétés, on trouve la *Société homœopathique britannique*, dont le docteur Quin est le président, le docteur Mackensie le secrétaire, et le docteur Hamilton le trésorier ; la *Société médicale Hahnemann*, administrée par les docteurs Wyld et Engall ; l'*Institut homœopathique britannique*, avec le docteur Luther comme président, Drury pour secrétaire et Wilson pour trésorier ; l'*Association homœopathique du Nord*, dont le docteur Ramsbotham est le président, et le docteur Atkin, secrétaire ; enfin, la *Société homœopathique irlandaise*.

Plusieurs journaux existent. Les plus importants sont : *the British Journal of Homœopathy* et *the Monthly Homœopathic Review ;* le premier dirigé par les docteurs Drysdale, Russell et Dudgeon ; le second par le docteur John Ryan.

L'Amérique a pris également une position des plus importantes. MM. Catellan, dans leur *Annuaire*, indiquent plus de mille sept cents homœopathes pour l'Améque du Nord, et deux cents pour l'Amérique du Sud. Deux facultés : le *Collége médical homœopathique* de Philadelphie et le *Collége homœopathique* de Claveland (Ohio) ont un enseignement complet et sont autorisés à délivrer des diplômes [1].

---

[1] A Philadelphie, l'enseignement est organisé de la manière suivante :

Chirurgie. . . . .   Beakley, professeur.

Les hôpitaux sont au nombre de quatre :

L'Hôpital homœopathique de Pennsylvanie, à Philadelphie :

Médecins : les docteurs Gardiner, Helmuth, Kitchen, Small ; chirurgiens : Gardiner, Sims ; accoucheurs : Dubs; Williamson.

Démonstration d'anatomie	Couch , professeur.
Anatomie........	Helmuth, —
Matière médicale et thérapeutique......	Dake , —
Physiologie.......	Reed, —
Chimie et toxicologie...	Semple , —
Enseignement homœopathique , pathologie et médecine pratique...	Small, —
Obstétrique, jurisprudence médicale.......	Ward, —
Médecine clinique. ...	Williamson (doyen).

A Cleveland, les cours sont ainsi divisés et desservis :

Chirurgie et maladies chirurgicales........	Beckwith, professeur.
Anatomie générale et spéciale.........	Bissel, —
Chimie et toxicologie...	Brainard, —
Matière médicale.....	Douglass, —
Pathologie spéciale. ...	Douglass, —
Thérapeutique spéciale et clinique	Ellis, —
Physiologie et hygiène...	Gatchell (doyen).
Pathologie et thérapeutique générales.......	Gatchell, —
Obstétrique , maladies des femmes et des enfants...	Guilbert, —
Anatomie chirugicale et pathologique......	Hill, —
Jurisprudence médicale .	Honorable John Crowel.

L'Institut homœopathique des enfants abandonnés, aussi à Philadelphie :

Médecins : James (B. W.), James (D.), Raue ; médecins consultants : Lippe et l'illustre Constantin Hering.

L'Hôpital homœopathique de Chicago :

Médecins : Boardmann, Colton, Cooke, Douglass, Ludlaw, Shipman.

L'Hôpital homœopathique de Massachusetts, à Boston, et l'Hôpital homœopathique de Saint-Louis [1].

Il y a huit dispensaires officiels.

Vingt sociétés existent sur le vaste territoire de l'Amérique du Nord [2].

---

[1] Voy. la leçon IV.

[2] L'Institut homœopathique américain, président : d[r] Smith.

L'Union américaine des expérimentateurs, secrétaire : d[r] Cowley.

L'Académie Hahnemann, président : d[r] Belcher.

La Société homœopathique de l'État de New-York, président : d[r] Mathews.

La Société homœopathique de New-York, président : d[r] Bowers.

La Société homœopathique de Rhode-Island, président : d[r] Barrows.

La Société hahnemannienne de Rhode-Island, président : d[r] Okie.

La Société médicale homœopathique de Philadelphie, président : d[r] Gardiner.

L'Institut homœopathique américain (Philadelphie), président : d[r] Small.

L'Association médicale homœopathique de l'Illinois, président : d[r] Smith.

L'Association médicale homœopathique du Nord-Illinois, président : d[r] Guilbert.

La Société homœopathique Canadienne, président : d[r] Ficher.

La Société Hahnemann de Cincinnati, président : d[r] Price.

Enfin, le docteur Chargé, dans la *Bibliothèque homœopathique* (n° 16, 2ᵉ année), nomme dix journaux américains [1].

Une statistique récente a prouvé que pour le Brésil le nombre des homœopathes était en majorité par rapport à celui de leurs adversaires. La doctrine de Hahnemann n'a cessé de progresser dans cette con-

La Société homœopathique du Connecticut, président : dʳ Green.

La Société médicale homœopathique du Massachusetts, président : dʳ Gregg.

L'Institut homœopathique de Michigan, président : dʳ Walker.

La Société homœopathique de New–Hampshire, président : dʳ Morrill.

La Société médicale homœopathique de New–Jersey, président : dʳ Darric.

La Société homœopathique de New-Orléans, président : dʳ Mathieu.

L'Union des médecins homœopathes de l'Ohio, président : dʳ Pulte.

[1] *North American Journal of Homœopathy*, quarterly. — Edit. dʳˢ Marcy and Hunt.

United States Medical and Surgical Journal, quarterly. — Edit. dʳ Geo. T. Shipman. Chicago. — Send return journal to dʳ Carroll Dunham.

New-England Medical Gazette, monthly. — Edit. dʳˢ Augelland Talbot. Boston.

Hahnemannian Monthly. — Edit. dʳˢ Mac Clatchey.

Journal of Homopathic Materia medica, monthly. — Edit. dʳˢ Hering and Hur. Martin. Philadelphie.

American Observer, monthly. — Edit. dʳ E. Lodge.

Medical and Surgical Reporter, bimonthly. — Edit. T. P. Wilson, Cleveland (Ohio).

Western Observea, monthly. — Edit. dʳ Helmuth. Saint-Louis (Missouri).

Medical Investigator, monthly. — Edit. J. C. Duncan. Chicago (Illinois).

Homœopathic Sun, monthly. — Edit. dʳ Hunt. N.-Y.

trée, depuis le jour où le docteur Mure [1] l'y a intro-
duite.

Le Brésil a son *Institut homœopathique*, dont le siége
est à Rio ; deux académies : l'*Académie homœopathique du Brésil* (le docteur Dugue-Estrada, président)
et l'*Académie homœopathique de Rio-Janeiro*, présidée
par le docteur Martins ; trente dispensaires en pleine
activité, et une infirmerie pour les cholériques établie à Rio et desservie par les docteurs marquis de
Carvalho, de Medeiros, Carlos Childoe, Pinto, Lemos
et Moura ; enfin une *École de médecine homœopathique*
ayant, comme celles de l'Amérique du Nord, le droit
de conférer des diplômes. Le marquis de Carvalho en
est le directeur, les docteurs Manoël Duarte Moreira
le directeur honoraire, et le docteur Carlos Childoe
le secrétaire. Les professeurs sont : les docteurs
Martins, Alves de Souza, Victorino dos Santos, Leboi-
teux, Gomes, Vieira, Duarte Moreira, Dugue Estrada,
Lisboa, Antonio de Lemos, Martins, Guidy, Cossa et
Cochrane.

L'Espagne est devenue, malgré mille obstacles,
un des pays où la doctrine de Hahnemann compte le

----

[1] Le docteur Mure, après avoir importé l'homœopathie à Palerme et
à Rio-Janeiro, s'était proposé de la porter en Egypte. Malheureusement
l ne se contenta pas de la pratiquer au Caire et à Alexandrie , il voulut
traverser le désert. La caravane dont il faisait partie fut attaquée et le
docteur tué dans le combat.

plus de représentants, le docteur Nuñez ayant su, malgré les luttes avec l'éclectisme, imprimer à l'homœopathie un mouvement que secondent de tout leur pouvoir la *Société hahnemannienne* de Madrid, dont il est le président, et les membres qui la composent, les docteurs Thomas Pellicer, Alvarez Gonzalez, Paz Alvarez, Oliver y Breychfus, García Lopez, Tejedor, Duvoz, etc.

Cette société a son journal : *el Criterio* ; elle a aussi son opposition, à la tête de laquelle s'est placée l'*Académie homœopathique de Madrid*. La *Reforma médica* est l'organe de cette nuance, et joue, dans la capitale de l'Espagne, le rôle que l'*Art médical* s'est attribué dans notre pays.

Parmi les homœopathes qui couvrent le sol de la péninsule ibérique, on compte des délégués du gouvernement, les docteurs Agraiz et Miquel ; le doyen de la faculté de Barcelone, professeur Folch ; des professeurs de l'université : les docteurs Hysern père, F. Janer, Abrador et Hernandez, et dans toutes les provinces des noms justement honorés : Cruxent et Sanllehi, à Barcelone ; Fernandez, à Séville ; Dubost à Valence, etc., et dans les colonies, à la Havane, le docteur Castroverde, doyen et professeur de médecine à l'université d'Almeria.

Enfin le Portugal possède aussi bon nombre d'homœopathes : à Lisbonne, les docteurs da Silveira c Castro, José Rodrigues, Manoël de Lemos, José Corréa, chirurgien de l'hôpital Saint-Joseph ; à Porto, les docteurs Ferreira Moutinho, Ferreira Braga, Gomes de Souza, da Costa, Fernandez Rocha, Pereira Diaz, etc. Chacune de ces deux villes a son dispensaire et son journal.

L'homœopathie est encore représentée dans d'autres contrées par des hommes éminents : à Stockholm, par le docteur Liedbeck ; à Smyrne, par le docteur Cricca ; à Constantinople, par le docteur Kirico ; à Alexandrie, par le docteur de Martino, élève de Rubini.

N'avais-je pas raison de dire que la situation de l'homœopathie justifie de tous points la place qu'elle a pu occuper au sein des cours libres de l'Université ?

Autorisé à porter la question homœopathique devant la jeunesse de nos écoles, j'ai voulu aussi faire connaître les noms de ceux qui se sont illustrés en défendant la réforme accomplie par Hahnemann. C'était pour moi un devoir.

Si, comme je l'espère, il m'est donné de reprendre la parole à la Sorbonne, je devrai agrandir le cercle que j'ai tracé. Cette année, j'ai voulu faire connaître l'homœopathie dans ses principes, je la suivrai dé-

sormais dans ses applications pour prouver une fois
de plus que : « dans Hahnemann, se trouve, au
« moins en germe, toute la médecine considé-
« rée dans sa vérité et sa puissance ; dans sa vé-
« rité comme principe et comme méthode, dans
« sa puissance comme moyen de guérison; j'a-
« jouterai : dans son respect pour la vie humaine.
« Car l'homœopathie ne donne rien au hasard,
« et seule elle indique la marche à suivre pour
« que toute guérison entreprise n'ait pas de fu-
« nestes conséquences, distinguant avec un soin
« particulier la palliation de la guérison ; entre cette
« dernière et la transformation des maladies. Ayant
« compris le lien qui unit les générations dans la
« solidarité de la douleur, comme elles sont liées
« entre elles dans la solidarité du bien, seule l'ho-
« mœopathie a porté un regard puissant sur les plus
« terribles infirmités qui affligent notre espèce : je
« veux parler des maladies héréditaires. On disputera
« longtemps encore sur l'homœopathie, sur sa
« valeur et sur son innocuité. Les uns lui nieront sa
« thérapeutique, en reconnaissant en elle un système
« pathologique régulier. D'autres lui refuseront
« toute pathologie, en reconnaissant la puissance de
« sa thérapeutique. D'autres, enfin, lui nieront tout,
« et se placeront ainsi en face d'un mystère inexpli-

« cable : celui d'une doctrine qui n'a rien et grandit
« tous les jours [1]..... »

Et maintenant, je livre mon travail à l'appréciation de mes confrères, en rappelant, toutefois, qu'il s'y est agi bien plus de jeter les bases d'un enseignement nouveau que de le suivre jusque dans ses derniers développements. Si j'ai pu contribuer ainsi au progrès de notre doctrine, apporter mon tribut à l'œuvre commune, j'aurai atteint le but que je me proposais.

Un dernier mot : Le cours de 1869 a été surtout le résumé de ceux qui ont précédé. On ne sera donc pas surpris si, après avoir repris l'œuvre de celui qui fonda parmi nous l'enseignement régulier de l'homœopathie, j'appelle sur mes Conférences la protection des souvenirs qu'il a laissés, si je les consacre à honorer sa mémoire.

Dr LÉON SIMON.

Paris, 1er octobre 1869.

---

[1] *Commentaires sur* l'Organon, p. 559.

CONFÉRENCES

SUR L'HOMŒOPATHIE

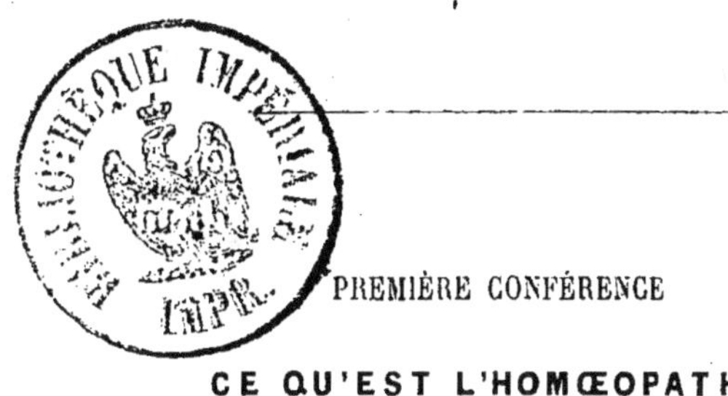

PREMIÈRE CONFÉRENCE

CE QU'EST L'HOMŒOPATHIE

MESSIEURS,

L'homœopathie, au même titre que les autres doctrines médicales, doit être envisagée sous un triple rapport; vous avez à lui demander quels principes elle enseigne, quelle méthode elle préconise et quels moyens elle emploie. Il vous faut, pour être en droit de porter sur elle un jugement motivé, apprécier les solutions qu'elle propose et les connaître, non-seulement dans leur enchaînement logique, mais encore dans les conséquences pratiques auxquelles ces solutions conduisent. De là vient que pour vous exposer l'œuvre de Hahnemann, j'aurai à l'envisager en elle-même, et à la suivre dans ses applications; le but de ce cours est ainsi justifié.

De même, en effet, que Pariset a pu dire, dans un de ces magnifiques Éloges consacrés à honorer la mémoire de ses collègues de l'Académie : « Pour pratiquer la médecine, il faut la savoir, et pour la savoir il faut la pratiquer[1], » de même je suis autorisé à soutenir que pour juger l'homœopathie il faut la connaître, et qu'on la connaît seulement quand on est en état d'en faire l'application au lit du malade.

Cette condition est d'autant plus rigoureuse, qu'en médecine, l'expérience est la pierre de touche à laquelle plus d'un système est venu se briser ; c'est par elle que les convictions les plus ardentes se sont établies, sur elle aussi que les oppositions les plus systématiques ont voulu s'appuyer. Or, on l'a dit depuis longtemps, l'expérience est personnelle. Ce qu'il faut donc, en présence de l'homœopathie, c'est que vous puissiez invoquer vos succès ou vos revers pour justifier votre sympathie ou votre opposition.

Il y a plus : de tous les reproches qui nous sont adressés, le principal est, à coup sûr, l'emploi des

---

[1] Éloge de Pinel.

petites doses. Comment admettre, a-t-on objecté que les infiniment-petits puissent avoir une action thérapeutique? S'il est vrai qu'entre vous et moi ce soit là une difficulté capitale, il n'y a qu'un moyen de la lever, et ce moyen c'est l'expérience; car l'action des médicaments dynamisés est, par-dessus tout, une question de fait. Ou ces doses guérissent, ou elles ne guérissent pas, c'est en les employant que vous pourrez le savoir.

Seulement, avant de fixer le mode d'administration d'un agent thérapeutique, il faut le choisir ; aussi est-il nécessaire, comme je le disais il y a un instant, pour juger l'homœopathie de connaître ses principes et sa méthode de manière à en faire l'application.

Mais une question préliminaire pourrait vous arrêter. Est-il bien vrai que la doctrine de Hahnemann soit digne de votre attention? L'opposition qu'elle rencontre n'est-elle pas expliquée, au contraire, par l'étrangeté de ses principes et la nullité de ses moyens? A cette question je dois répondre tout d'abord. Au moment où je réclame votre temps et votre attention, vous pouvez me demander de justifier cet enseignement, d'en montrer l'utilité, la légitimité.

Un coup d'œil rapide jeté sur l'ensemble de l'homœopathie vous permettra de prononcer sur ce point. Il aura un autre avantage, celui de préciser le plan de ce cours et de vous indiquer de la manière la plus complète les différentes questions qu'il nous faudra discuter. Souffrez donc que cette conférence soit consacrée à cette étude.

§ 1

Dès les premiers pas que vous ferez dans l'examen de l'homœopathie, vous vous trouverez, Messieurs, en présence d'une loi et d'un fait. Cette loi est celle qui domine notre thérapeutique; Hahnemann l'a formulée en ces termes : SIMILIA SIMILIBUS CURANTUR; le fait, c'est l'action curative des médicaments homœopathiques prescrits à doses infinitésimales.

Par cette loi Hahnemann a entendu que tout agent thérapeutique capable de triompher d'un état morbide, l'est aussi de développer sur l'homme sain une maladie artificielle, *semblable par l'ensemble de ses symptômes*, à la maladie naturelle qu'il peut guérir. D'où il résulte que la loi des semblables représente le rapport existant entre ces deux termes : les symptômes de la maladie et les effets pathogénétiques des médicaments.

Veuillez remarquer qu'il ne s'agit point ici d'un

rapport d'identité, mais seulement d'un lien de similitude, d'analogie. Si nous vous proposons de combattre les maladies avec des substances capables de déterminer des effets semblables à leurs symptômes, nous n'avons jamais songé à les poursuivre par la cause même qui les engendre; à ce titre la syphilisation ne nous appartient pas.

Veuillez remarquer ensuite quels sont les deux termes que nous mettons en présence ; d'une part les caractères de la maladie, de l'autre les effets physiologiques des médicaments; non pas seulement quelques-uns d'entre eux, mais leur ensemble, leur réunion, etc. Aussi Hahnemann n'a-t-il pas dit avec Hippocrate : *vomitus vomitu curatur*, ce qui eût été exprimer un fait et non pas formuler une loi ; il ne s'est pas servi non plus de la formule de Paracelse, *simile sui simile curat ;* en un mot, il n'a pas nommé le semblable, mais les semblables, SIMILIA.

La conséquence la plus directe de la loi homœopathique est l'expérimentation des médicaments sur l'homme en santé, ce qu'Hahnemann, par un reflet évident des doctrines philosophiques de Kant, appelle l'*expérimentation pure*. Pour le fondateur de l'homœopathie, cet essai est la véritable source de nos connaissances en matière médicale ; la toxicologie, l'étude des médicaments sur les animaux viennent en second lieu ; l'observation clinique arrive comme confirmation, mais ses résultats sont toujours subordonnés.

Par cette recherche des propriétés physiologiques des agents thérapeutiques, nous avons l'intention de constater des groupes de symptômes artificiels et non pas des maladies. Nous ne prétendons pas, comme on l'a dit à tort, produire la scarlatine, la fièvre intermittente ou la syphilis, mais seulement des lésions de sensations, de fonctions ou de texture semblables à ceux qui caractérisent ces différentes affections.

Ce soin rempli, nous possédons des notions suffisantes sur le premier point : la connaissance du médicament.

Il nous faut arriver alors à celle de la maladie. Hahnemann pose sous ce rapport deux conditions; il affirme d'abord que nous saurons d'un état morbide tout ce qu'il est utile d'en connaître pour procéder à son traitement, si nous avons pu déterminer sa cause fondamentale, découvrir ses causes occasionnelles, et surtout du moment où nous aurons réuni tous ses symptômes, en tenant compte de leurs nuances et de leurs variétés; nous rappelant, comme le disait Bacon, que le fait le plus simple, le plus insignifiant en apparence mérite d'être connu, puisqu'il mérite d'exister.

Ainsi, messieurs, connaissance des maladies par la détermination de leurs causes, et par l'ensemble de leurs symptômes, connaissance des vertus propres aux médicaments par leurs effets sur l'homme sain, telles sont les notions préliminaires qu'il nous faut recueillir avant d'arriver à cette comparaison sur laquelle la loi des semblables fait reposer le choix des agents thérapeutiques.

Il ne suffit pas toutefois de réunir tous ces caractères pour atteindre un résultat heureux, il faut encore déterminer leur ordre de subordination.

Pour y parvenir, Hahnemann invoque une donnée principe, qui domine toutes les autres, et il la trouve dans la notion physiologique elle-même. D'après son enseignement, l'homme à l'état de santé se présente comme un composé ternaire : l'âme raisonnable d'une part, l'organisme matériel de l'autre, et, entre eux, la force vitale, jouant le rôle de ce que Leibnitz aurait appelé une monade végétative.

Cette force a un caractère essentiel : elle est *conservatrice*, de manière qu'il ne saurait survenir aucun trouble dans nos sensations et nos fonctions, aucune altération dans la texture de nos organes, si elle n'était préalablement troublée dans le libre exercice de son action. Hahnemann soutient, en conséquence, que le point de départ de tout état morbide est un désaccord dynamique. Pour lui, en dehors des lésions traumatiques, il n'y a point de *maladies locales*, mais seulement des *maladies localisées*.

Vous ne serez donc pas surpris si j'ajoute que,

pour arriver à établir l'ordre hiérarchique des symptômes, il faut mettre en première ligne ceux qui indiquent le caractère du trouble vital, l'état diathésique, et accorder le second rang à ceux qui se trouvent en rapport avec l'appareil, avec l'organe, avec le tissu affectés.

Ces dernières manifestations morbides, au reste, doivent être subdivisées encore, et ici se placent ces trois catégories généralement admises, de lésions de sensations, de fonctions et de texture.

Cette même notion du dynamisme pathologique domine pour les homœopathes la matière médicale, comme elle le fait de la pathologie. Aussi Hahnemann recommande-t-il, dans les essais sur l'homme sain, de faire en sorte d'obtenir l'effet général du médicament pour arriver ensuite à déterminer son action organique. Le seul moyen d'arriver à ce but est d'administrer la substance médicinale de manière que son absorption soit franche et rapide, de manière aussi à éviter ses effets perturbateurs.

C'est enfin, Messieurs, pour avoir une certaine action thérapeutique généralisée que Hahnemann recommande d'administrer nos médicaments après les avoir triturés ou dilués. Et comme, en vertu de la loi de similitude, ces agents sont destinés à déployer leur puissance dans le sens de la maladie, comme ils doivent porter leur action sur des organes dont la susceptibilité est encore augmentée par la souf-

france, vous comprenez qu'il est nécessaire de diminuer la quantité pour ne pas dépasser le but. Dans
cette simple réflexion, vous pouvez entrevoir l'utilité des doses infinitésimales.

Mais si la notion du dynamisme est un trait caractéristique de l'homœopathie, il en est un autre
également important ; je veux dire la spécificité.
Spécificité de la vie, celle-ci se trouvant rapportée
à une force qui n'est ni physique, ni psychologique, à laquelle il faut reconnaître une véritable
indépendance ; spécificité de la maladie, reposant
sur l'espèce même de la cause morbide, les maladies aiguës se séparant des maladies chroniques,
non-seulement par la diversité de leur marche, mais
par leur nature ; spécificité du médicament allant
jusqu'à l'individualité ; donc spécificité en physiologie, en pathologie, en pharmaco-dynamie, telle est
l'idée la plus élevée qu'il vous sera donné de rencontrer dans l'œuvre hahnemanienne. Je dois ajouter
toutefois qu'en parlant de la spécificité nosologique,
nous n'entendons pas nous arrêter à la détermination
de l'espèce seule ; nous voulons plus : il nous faut
parvenir jusqu'à la connaissance de la variété dans
l'espèce et de l'individualité dans la variété, Hahnemann se proposant de guérir un individu malade avec
un autre individu qu'on appelle le médicament.

Vous pouvez voir par ce simple aperçu, messieurs,
qu'entre nous il y a bien d'autres questions à discu-

ter que celles de la loi de similitude et des doses infinitésimales, Hahnemann ayant repris la science médicale dans toutes les parties qui la composent, depuis la physiologie jusqu'à la thérapeutique.

Cette courte esquisse vous permet également d'apprécier la différence qui existe entre l'homœopathie et la médecine qu'on veut bien appeler traditionnelle, différence qui se retrouve au point de départ, comme au terme d'arrivée.

Certes, Hahnemann n'aurait pas défini la médecine, « la thérapeutique éclairée par le pronostic, » ainsi que l'a fait M. Pidoux[1], cette définition réclamant celle de son premier terme, sans la donner. Il a dit seulement : « la médecine est l'art de rendre la santé aux personnes malades, c'est ce qu'on appelle guérir[2]. » Il ajoute que, pour guérir, il n'est pas nécessaire de pénétrer la nature de la maladie et celle de l'agent de guérison, ce que les dogmatistes de tous les temps ont cherché, sans y parvenir jamais. Il ne veut pas qu'on se borne, ainsi que le demandait Pinel, à connaître la maladie pour lui assigner un rang dans un cadre nosologique, ce qui n'apprenait rien quant à l'action des médicaments ; le but que se posait Pitcairn en disant : une maladie étant donnée, chercher le remède qui lui

---

[1] *Traité de matière médicale et de thérapeutique*, Introduction, p. XXXIX.

[2] *Organon*, § I.

convient, lui paraissait même incomplet par cette seule raison que, dans la pratique, nous avons affaire à des malades et non pas seulement à des maladies, et que celles-ci ne présentent ni l'unité de forme, ni l'unité de traitement supposée dans la formule précédente.

Ce que veut Hahnemann, c'est guérir et non pas discuter. A cet effet, il cherche à connaître le sujet malade à l'aide de l'individualisation pathologique, le médicament par l'expérimentation pure, et il détermine son choix en se basant sur la loi qui exprime le rapport existant entre ces deux termes : SIMILIA SIMILIBUS CURANTUR.

Telles sont, messieurs, dans leur expression la plus précise, les notions que présente l'homœopathie. Maintenant qu'elles vous sont connues, j'ajoute que la doctrine de Hahnemann se rattache au passé de la science et qu'elle satisfait à toutes les tendances du présent. Quelques détails vous le prouveront.

§ II

Hahnemann, dis-je, se rattache au passé, mais il le fait comme il arrive aux hommes de génie, en le corrigeant et en le complétant.

Vous en jugerez en vous reportant à ce qu'était la médecine au moment où l'homœopathie fut instituée, c'est-à-dire à la fin du dernier siècle. En Angleterre et en Allemagne, les deux tendances qui s'étaient fait jour depuis Van Helmont et Sydenham continuaient à dominer; le dogmatisme était essentielle- ment vitaliste et la pratique ne sortait pas de l'empirisme auquel la découverte du quinquina et celle de la vaccine donnaient, depuis plus d'un siècle, une importance impossible à méconnaître.

En France, Barthez proclamait une doctrine plus précise et plus complète que celle de ses prédécesseurs; Pinel poursuivait l'application du point de vue des naturalistes à l'art de guérir; Bichat enfin jetait les bases de l'organicisme que Broussais devait suivre bientôt jusqu'à ses dernières applications.

Hahnemann, en proclamant un dogmatisme plus complet et rigoureusement enchaîné, donna à chacun de ces points de vue exclusifs la place qui lui appartenait.

S'il est vitaliste au même titre que Cullen, il se refuse à ne voir dans la vitalité qu'une force nerveuse. Il sait que l'homme vivant présente, non-seulement des faits de sensibilité, mais encore des phénomènes de motilité et d'organisation, tous enchaînés l'un à l'autre et qu'il faut rapporter à une force unique. Cette force toutefois n'est pas pour lui une sorte de divinité comme l'archée de Van Helmont; elle n'a point le caractère matériel du fluide éthéré, admis par Frédéric Hoffmann, ce n'est pas non plus une propriété du principe pensant, comme Stahl l'avait soutenu, Stahl dont la chimie, la philosophie et la médecine se disputent le nom et la gloire; c'est un dynamisme dont la nature nous échappe, mais dont les caractères sont précis.

Il serait impossible vraiment de se refuser à reconnaître l'enchaînement qui existe entre ces solutions, diverses dans leur expression, mais qui répondent cependant à une tendance unique dont le résultat est de séparer la vie des forces physiques et chimiques, avec lesquelles Paracelse d'abord et, plus tard, Willis et Sylvius de Leboë avaient voulu la confondre. N'est-ce pas dans ce but que Van Helmont a proclamé l'existence de l'archée, Frédéric Hoffmann celle d'une sorte d'éther répandu dans l'organisme? N'est-ce pas aussi pour lutter contre une pareille assimilation que l'animisme a été proclamé?

Ces hypothèses, toutefois, ne reposant pas sur une observation rigoureuse, Haller imprima une nouvelle direction au vitalisme par la découverte de l'irritabilité. Ici on était en présence, non plus seulement d'une conception ingénieuse, mais d'un fait expérimental, et l'on crut avoir saisi la vie elle-même. C'était une illusion. La propriété que possède le tissu musculaire de se contracter sous l'influence des agents extérieurs n'est, en effet, qu'une partie des phénomènes physiologiques; l'irritabilité ne saurait rendre compte de leur ensemble.

Cullen le comprit et fit de l'irritabilité l'effet de la force nerveuse; Hahnemann et Barthez allèrent plus loin encore, en proclamant l'existence de la force vitale, sans laquelle, est-il écrit dans l'*Organon*, « l'organisme matériel ne peut ni agir, ni sentir, ni rien faire pour sa propre conservation[1]. »

Quelle qu'ait été, au reste, l'expression du vitalisme, ses représentants en avaient toujours tenté l'application à la pathologie, en plaçant l'origine des souffrances humaines dans le désaccord de la vitalité; de là le nervosisme de Cullen et la doctrine de l'incitabilité dont Brown fut l'auteur.

Certes, Messieurs, il y a loin de ces théories à la pathologie hahnemannienne et cependant plus d'un rapport les unit. Si Brown rapporte toute nos maladies au défaut ou à l'exubérance de l'incitabilité, épuisée ou trop ménagée par les agents extérieurs, Hahnemann soutient que la force vitale est la première à ressentir l'influence funeste des agents hostiles à la vie[1]; seulement au lieu de voir dans les états pathologiques une simple différence en plus ou en moins, c'est-à-dire des maladies sthéniques ou

---

[1] Hahnemann, *Organon*, § 5.

asthéniques, ainsi que le voulait le médecin écossais,
ou des effets de l'irritation, ou de l'abirritation,
comme Broussais le proclama plus tard, il y reconnut des modifications spéciales, se trouvant elles-
mêmes en rapport direct avec la cause capable de les
produire. En un mot, il joignit à la notion de la
nature dynamique des maladies celle de leur spécificité. Ici encore il accepte le passé dans ce qu'il a
de légitime, le corrige dans ce qu'il a d'erroné, et le
complète.

N'est-il pas également vrai que par son principe
de l'individualisation morbide, l'homœopathie fixe
la place relative du vitalisme d'autrefois et de l'organicisme, se tenant éloignée des exagérations de
l'un et de l'autre? En soutenant que les lésions d'organe sont un effet de la localisation du désaccord
vital, une partie de la maladie et non la maladie tout
entière, ne fixe-t-elle pas le véritable rôle de l'anatomie pathologique? Elle ne nie pas, à coup sûr,
l'utilité des enseignements de cette science, mais
elle ne croit pas à sa domination. Si elle fait en sorte
de tirer parti des admirables découvertes qui sont,
depuis Bichat, la gloire de l'école de Paris, elle ne
néglige pas, comme on le fait trop souvent, les
symptômes généraux indicateurs de la diathèse à
laquelle la lésion doit être rapportée.

Le diagnostic ne consiste pas exclusivement,
pour nous, dans la détermination des altérations de

texture non plus que dans la fixation des éléments morbides. Il faut qu'il indique et la lésion et l'espèce à laquelle celle-ci appartient ; en un mot, qu'il fasse connaître la maladie dans sa diathèse et dans ses formes les plus individuelles.

Hahnemann n'est donc pas injuste envers ses devanciers. Il essaye seulement de déterminer la place et la valeur de leurs découvertes, qu'il apprécie en raison des lumières qu'elles peuvent lui prêter pour arriver au choix du médicament.

Peut-être penserez-vous qu'il y a au moins dans la médecine un point où Hahnemann a tout voulu détruire pour arriver à la reconstruction d'un édifice complet ; ce point serait la thérapeutique. Quoi de plus opposé, en effet, que le principe de Galien et la loi de similitude ?

Contraria contrariis curantur, a dit le médecin de Pergame, et cette maxime a traversé les siècles comme le ferait un axiome. Quoi de plus simple en apparence, que cette formule : le contraire est guéri par son contraire ? De même que deux forces opposées se détruisent, ne semble-t-il pas naturel que le médicament et la cause morbide doivent présenter cet antagonisme pour que la guérison se produise.

Mais ici les apparences sont trompeuses. Il suffit, pour s'en convaincre, de préciser le sens de cette expression de contrariété. Si nous prenons d'abord le principe de Galien dans son expression propre, nous y trouverons un non-sens. Qu'est-ce, en effet, que le contraire de la maladie, sinon la santé?

Si nous cherchons ensuite à établir la contrariété entre les symptômes de la maladie et les effets pathogénétiques du médicament, là où nous avons reconnu si facilement le fait de similitude, nous arrivons à une impossibilité absolue. Comprendriez-vous, par exemple, un ensemble de symptômes contraires à ceux qui caractérisent la scarlatine, la pneumonie ou l'une des formes de la fièvre typhoïde? Évidemment, il n'y a rien que nous puissions concevoir comme le *contraire* de l'éruption scarlatineuse, comme le *contraire* de la fièvre, de la toux et de l'expectoration pneumoniques; il n'y a pas de bruits stéthoscopiques qui soient le *contraire* du souffle bronchique ou du râle crépitant.

Aussi est-il juste de dire que l'on ne s'est jamais proposé d'arriver, par l'expérimentation physiologique, à obtenir un semblable résultat.

Au lieu de comparer l'une à l'autre la maladie naturelle et la maladie artificielle, prises dans leur ensemble, on s'est attaché à un seul de leurs caractères. On a dit que l'action purgative était le *contraire* de la constipation, l'action sédative de l'opium le *contraire* de l'insomnie, et l'excitation que donne le café le *contraire* de la somnolence. Dans ce cas, le principe de Galien s'est rattaché à un fait expérimental, mais il est devenu le symbole des actions palliatives. La loi des semblables restant celle des actions curatives, on trouve entre l'allopathie et l'homœopathie toute la distance qui sépare un soulagement passager d'une guérison durable.

Mais la loi des contraires a été prise dans une troisième acception, c'est-à-dire qu'on lui a fait représenter un autre rapport : celui qui existe entre la *nature* du médicament et la *nature* de la maladie, et l'on a déclaré, en la formulant, que toute substance capable de triompher d'un état morbide devait être *contraire* par nature à ce dernier : *contraria contrariis curantur*.

Pris de ce point de vue, le principe de Galien n'est plus qu'une hypothèse à laquelle il fallait au moins une démonstration : hypothèse qui engage la médecine dans la recherche d'un problème insoluble, en l'obligeant à pénétrer la nature, l'essence des maladies et celle des agents thérapeutiques. En s'arrêtant à ce terme, le médecin de Pergame a fait une œuvre incomplète ; autrement il aurait dû dire à quels caractères il est possible de reconnaître l'agent thérapeutique *opposé par sa nature* à la maladie dont il doit triompher.

Le problème ainsi posé, la médecine a épuisé ses forces à lui chercher une solution, s'adressant d'abord à la philosophie, dont elle a trop souvent réflété les tendances et les systèmes ; plus tard, aux

sciences accessoires qui parurent un instant lui
offrir une base assurée ; et alors elle s'est trouvée
tour à tour spiritualiste et matérialiste, tour à tour
humorale, chimique, physique, enfin éclectique; elle
a même cherché parfois ses inspirations jusque dans
l'astrologie et l'alchimie.

Toutes ces tentatives ayant échoué, Haller proposa la physiologie, et Morgagni l'anatomie elle-
même, à l'aide de laquelle il espérait réunir deux
notions importantes : celle de la cause et celle du
siége de la maladie : *De sedibus et causis morborum per
anatomem indagatis.*

Mais connaître d'une maladie sa cause et son siége
ce n'est pas en avoir une notion complète ; surtout
ce n'est rien dire qui puisse en fixer le traitement ;
aussi Pinel essaya-t-il d'un autre moyen. Au moment
où les classifications parurent donner aux sciences
naturelles un point de départ précis, ce médecin,
plus prudent que hardi, pensa qu'il devait en être
de même pour la médecine, et que tout le problème
médical se réduisait à trouver une classification
nosologique et à indiquer la place que devait y
occuper l'état morbide dont il fallait tracer le traitement. Malheureusement cette classification n'ayant
jamais été nettement établie, pas plus par Pinel que
par Sauvages, le système péchait par la base ; il
fallut l'abandonner.

On en revint alors à la pensée de Morgagni, déve-

loppée par Bichat et plus tard par Broussais, suivie
par les anatomo-pathologistes, pensée qui se tradui-
sait par ces mots : « Qu'est l'observation, si l'on
ignore où siége le mal[1] ? »

Que tous ces essais aient fait accomplir à la pathologie d'importantes découvertes, personne ne songe
à le nier ; mais qu'ils aient été impuissants à nous
faire connaître les propriétés des médicaments et
les indications auxquelles ils répondent, on ne peut
non plus le mettre en doute. Il n'y a même là rien
qui doive nous surprendre, car pour arriver à tracer le traitement d'une maladie, il faut, non-seulement connaître cette dernière dans ses altérations
anatomiques, mais encore savoir découvrir les vertus des agents capables d'en triompher, et pouvoir
établir le lien réel qui existe entre ces deux termes :
la maladie et le médicament.

La pathologie ne pouvant rien pour la solution
des deux derniers problèmes, le principe de Galien
restait sans application ; s'il posait le but, il ne donnait pas le moyen d'y atteindre. Il y avait donc une
lacune. Ses successeurs ne surent pas la combler.
Aussi cherchent-ils maintenant à se consoler des
infructueux essais du passé en songeant aux splen-
deurs de l'avenir, et en mettant tout leur espoir
dans la méthode expérimentale. L'un d'eux n'a-t-il

---

[1] Bichat.

pas dit : La méthode expérimentale arrivera sans doute un jour à établir en médecine un bon système, et ce système restera, parce qu'il sera fondé sur cette méthode[1]. »

Messieurs, cette prophétie a reçu sa réalisation ; car c'est en interrogeant l'observation et l'expérience pour connaître les caractères de la maladie, pour découvrir les propriétés physiologiques du médicament et pour comparer les uns aux autres, que Hahnemann a reconnu que tout médicament curatif d'un état pathologique, par conséquent, selon Galien, opposé par sa nature à cet état lui-même, était précisément celui qui avait puissance de faire naître, sur l'homme en santé, un ensemble de symptômes *semblable* à celui par lequel la maladie se caractérise.

Considérés de cette hauteur, le principe de Galien et la loi de Hahnemann se complètent et ne se détruisent pas ; l'un pose le but, l'autre seule nous donne le moyen d'y atteindre.

Concluons donc, messieurs : l'homœopathie se rattache au passé de la science ; elle ne repousse aucune des vérités que la tradition proclame ; elle nous donne seulement une méthode capable de nous garantir contre les oscillations et les erreurs de nos devanciers. Vous comprendrez maintenant pourquoi

---

[1] Dubois (d'Amiens), *Pathologie générale*, t. I.

mon père la définissait, non pas une révolution, mais une évolution de la science médicale. Distinction importante, car si la révolution entraîne et détruit ce qu'elle rencontre, une évolution s'appuie sur les vérités antérieurement acquises, y ajoute celles qui la constituent, et prépare de nouvelles conquêtes.

Vous jugerez en même temps pourquoi l'œuvre de Hahnemann a été considérée comme une réforme de l'art de guérir. Oui, messieurs, une grande réforme, *instauratio magna ;* car elle reprend notre science à son point de départ, et la suit jusqu'à la thérapeutique, son terme d'arrivée. Réforme complète dans son énoncé, une par l'enchaînement de ses principes, pratique en raison de la rigueur de sa méthode, digne, par conséquent, de votre attention et de vos études.

§ III

L'homœopathie, ai-je dit encore, satisfait à toutes les tendances actuelles de la médecine. Si vous voulez bien, en effet, analyser les aspirations qui se font jour en ce moment, vous verrez que la médecine tend à se constituer, comme science, comme science distincte de toutes les autres, enfin comme science expérimentale.

Elle tend à se constituer comme science, et pour preuve je veux vous rappeler seulement l'épigraphe placée par Trousseau en tête de son traité de thérapeutique : SAVOIR C'EST PRÉVOIR; OR ON PRÉVOIT AVEC DES PRINCIPES ET NON AVEC DES FAITS.

Rien n'est plus exact assurément, et jamais l'empirisme n'a été plus sévèrement condamné. Eh bien ! messieurs, par sa loi des semblables l'homœopathie vous permet de prévoir; elle donne donc à la médecine une constitution scientifique positive.

Vienne une maladie nouvelle et nous pourrons toujours en rechercher la cause efficiente et constater les lésions de sensations, de fonctions et de texture qui la caractérisent. Mettant alors ce tableau en regard de celui des effets pathogénétiques des médicaments, il nous sera possible d'indiquer avec rigueur les substances qui devront en triompher. Vienne un médicament jusqu'alors inconnu, et nous pourrons, en l'étudiant sur l'homme sain, constater les symptômes qu'il a puissance d'engendrer, et comparant ces derniers aux descriptions nosographiques, prévoir à quelles maladies, à quels malades, nous devrons le prescrire.

Ne croyez pas, messieurs, qu'en parlant ainsi je vous trace un roman ; j'écris l'histoire. Je veux vous en donner une preuve.

Lorsque le choléra fit invasion en Europe, les médecins homœopathes s'adressèrent à leur maître pour savoir quels moyens il faudrait lui opposer. Hahnemann, qui n'avait pas eu encore à se mesurer avec ce nouvel ennemi, traça son tableau de symptômes, fit la comparaison dont je parlais, et recommanda le *camphre* pour la première période ; pour la seconde, le *veratrum* et le *cuivre* (le cuivre, qu'un médecin a cru découvrir en 1849, et que nous employons, en homœopathie, depuis plus de trente ans) ; pour la dernière période, l'*arsenic*, le *charbon végétal* et le *seigle ergoté*. Et, au lit du malade, ces moyens ont procuré des guérisons nombreuses que je vous mettrai à même d'apprécier plus tard.

Dans l'exemple que j'ai choisi, la loi homœopathique a donc permis de tracer *a priori* un traitement efficace ; elle a prévu. Ce qui s'est produit pour le choléra pouvant être appliqué à tous les états pathologiques et à tous les médicaments, il faut bien reconnaître qu'Hahnemann a fait de la médecine, non plus un art conjectural, mais une science aussi certaine que le sont les autres sciences naturelles. Son œuvre répond ainsi à la première tendance que je signalais.

Mais la médecine n'aspire pas seulement à se donner une constitution scientifique ; elle veut encore rester indépendante de toutes les autres sciences. Sous ce rapport, il lui faut s'affranchir de bien des obstacles qu'elle renco ntra autrefois.

Il y a longtemps déjà que les médecins ont repoussé l'appui des sciences métaphysiques. Pour eux la philosophie n'est plus cette science des sciences capable de dominer, comme une tour élevée, le vaste champ des connaissances humaines. Mais si le danger n'est pas de ce côté, ne se rencontrerait-il pas du côté des sciences physiques qui élèvent la prétention d'éclairer jusqu'à la biologie? Personne n'oserait certainement se rassurer sur ce point.

Si vous voulez bien vous rappeler maintenant qu'une des notions fondamentales de la doctrine hahnemanienne est la spécificité, spécificité que nous retrouvons à la fois en physiologie, en pathologie, en pharmaco-dynamie, vous jugerez qu'aucun système, dans le passé et dans le présent, ne remplit mieux que l'homœopathie, la seconde tendance que j'ai indiquée.

Reconnaître l'existence de la force vitale, c'est nous obliger à en rechercher les caractères et les lois, donc nous empêcher de confondre les fonctions de l'homme vivant avec les phénomènes dont la physique et la chimie doivent poursuivre l'étude.

Proclamer l'action spécifique des causes nosogéniques, et la valeur de l'espèce en pathologie, c'est donner à cette science une base indépendante de toutes les autres.

De même, fonder la pharmaco-dynamie sur l'étude

des effets physiologiques des médicaments, c'est empêcher la matière médicale de se perdre au milieu de leurs effets physiques et de se laisser abuser par des analogies trompeuses. Enfin, la loi des semblables, mettant en présence la maladie naturelle et la maladie artificielle pathogénétique, ne donne place à aucun phénomène qui ne soit le propre des êtres vivants, elle constitue donc aussi la thérapeutique sur une base absolument indépendante.

Cela ne veut pas dire, messieurs, que je vienne soutenir ici que l'homme ne présente à l'observateur aucun phénomène de ceux qui appartiennent aux corps inanimés. Avec tous les physiologistes je reconnais en lui, au contraire, une réunion de faits d'ordres divers, et l'expression de microcosme me paraît parfaitement légitime. Je soutiens seulement que les phénomènes vitaux dominent tous les autres, aussi bien dans l'état de maladie que dans l'état de santé; qu'ainsi nous pouvons avoir à emprunter aux sciences des corps bruts les lumières qu'elles possèdent, mais que la médecine doit avoir une constitution individuelle pour ne pas avoir à redouter leur domination. Cette constitution, l'homœopathie nous permet de l'établir; c'est le second point que je tenais à vous démontrer.

Vous m'accorderez certainement encore que jamais, en aucun temps, la médecine n'a porté plus haut son respect de la méthode expérimentale, et que sa plus belle aspiration soit de l'invoquer d'une manière exclusive. Mais, ici encore, l'homœopathie vous donne pleine satisfaction.

N'est-ce pas à l'observation que nous nous adressons pour tracer le tableau des états pathologiques? L'expérience, affranchie de tout autre considération, n'est-elle pas la seule que nous invoquions pour constituer la matière médicale? Enfin, la comparaison que nous vous proposons d'accomplir pour fixer le choix d'un agent thérapeutique, n'est-ce pas l'expérience qui en est la base?

En résumé, l'homœopathie constitue la médecine comme science; comme science distincte de toutes les autres; comme science expérimentale : elle satisfait donc à toutes les tendances actuelles.

Et maintenant vous pouvez comprendre le secret de ses destinées. N'est-ce pas, je vous le demande, que ces progrès incessants d'une école fondée par un médecin confiné dans la retraite, seraient un spectacle étrange, si cette découverte était seulement une immense erreur? N'a-t-il pas fallu à cette doctrine une bien grande virtualité pour triompher d'oppositions violentes et envahir le monde?

Tel est cependant le sort de l'homœopathie. Une fois conçue par Hahnemann, celui-ci confie sa pensée à un petit nombre d'amis avec lesquels il se livre à l'étude expérimentale des médicaments. Le nombre de ces disciples fidèles s'accroît peu à peu. Bientôt le bruit des guérisons se répand, et les adhésions se multiplient. Après quelques années les principales villes d'Allemagne comptaient des homœopathes.

Mais alors le bruit des armes et les ravages de la guerre ne laissaient pas place aux études paisibles ; cette invasion de l'Allemagne par la France préparait seulement des relations jusqu'alors inconnues, et madame de Staël en nous révélant les littérateurs, les philosophes et les poëtes de la Germanie, préparait ainsi de nouvelles et fécondes études.

Il appartenait à nos facultés de les accomplir. Aussi lorsque la paix ramena les esprits vers le culte des lettres, vit-on deux professeurs éminents s'attacher à nous faire connaître les œuvres des pays voisins. M. Villemain poursuivait l'étude de la littérature anglaise prise dans ses représentants les plus illustres : Walter Scott, Thomas Moore et lord Byron ; V. Cousin, voué de la manière la plus exclusive à la philosophie, ornant l'éclectisme du charme de sa parole, consacrait son enseignement à populariser les doctrines de l'école écossaise et celles, bien plus nombreuses, que l'Allemagne avait vu éclore.

Il était impossible que les savants restâssent étrangers à ce mouvement qui entraînait les esprits, aussi vit-on l'homœopathie s'approcher de nos frontières et les franchir. Déjà en 1827 un médecin, dont le nom est trop oublié, Hollard, avait inséré dans le

Journal des progrès une analyse de l'homœopathie, analyse incomplète qui n'avait eu aucun retentissement. Mais peu après Curie, à Mulhouse, avait adopté dans sa pratique la nouvelle méthode.

On voyait, en même temps, un peuple voisin, placé comme un lien providentiel entre la France et l'Allemagne, accueillir cette étrangère. La Suisse lui donnait asile, et deux médecins de Genève, Peschier et Dufresne proclamaient sa puissance et vantaient ses guérisons.

De Lyon à Genève la route était trop directe pour n'être pas suivie, et dans la première de ces villes, l'œuvre de Hahnemann rencontrait un homme haut placé dans les sciences et les lettres, je veux parler du comte Des Guidy. Témoin de guérisons inattendues, ce médecin proclame à son tour que la méthode hahnemannienne est puissante dans ses œuvres, et il groupe autour de lui Rapou et Desaix.

Le choléra venait alors d'étendre sur notre patrie ses terribles ravages, et la doctrine physiologique avait succombé devant un fléau qu'elle ne pouvait ni expliquer ni guérir. Pinel était mort, et Broussais se trouvait vaincu au moment où la victoire semblait lui appartenir.

La médecine officielle, découragée des luttes soutenues depuis quinze ans, cherchait le repos et divisait ses efforts. Chomel revenait à l'hippocratisme, Rostan s'attachait à la médecine organique et l'éclectisme philosophique engendrait l'éclectisme médical dont M. Andral tenait le pâle drapeau.

Aucune de ces tendances ne pouvant satisfaire aux difficultés de la pratique, quelques hommes cherchèrent ailleurs et voulurent étudier cette nouvelle venue dont la Germanie était le berceau. Pétroz, Croserio, Gueyrard, les docteurs Cabarrus et Davet formèrent d'abord cette généreuse phalange au premier rang de laquelle j'eus l'honneur de compter mon père, et dont le nombre s'accrut chaque jour.

Leurs luttes et leurs efforts retentirent au loin. Les docteurs Quin et Belluomini suivirent leur exemple en Angleterre, le docteur Nünez en Espagne, Maurizio Poeti en Italie. Jal alla porter l'homœopathie jusqu'à Saint-Pétersbourg.

En France, les provinces virent à leur tour proclamer la vérité et la puissance de la doctrine nouvelle : le docteur Chargé l'implanta à Marseille, le docteur Perrussel à Nantes, le docteur Delavallude au centre de notre pays, le docteur Béchet à Avignon.

Ce mouvement de diffusión ne s'arrêta pas ; l'Amérique elle-même fut envahie, et en ce moment vous trouvez l'homœopathie représentée dans les deux hémisphères et pratiquée depuis les rives de la Clyde jusque sur les bords de l'Ohio.

Chose étrange, messieurs ! tandis que cette doc-

trine grandit et que notre école s'étend, les systèmes, si brillants au moment où elle prit naissance,
s'effacent et sont oubliés. Personne assurément ne
voudrait accepter l'héritage de Brown, et bien peu
auraient le courage de défendre encore et le point
de vue de Pinel et la doctrine physiologique, cette
dernière conception du dogmatisme médical. Partout autour de nous se rencontrent d'immenses
ruines qui attestent à la [fois la puissance de l'intelligence humaine et aussi la faiblesse de ses
conceptions.

L'homœopathie résiste au milieu de ces désastres.
Se rattachant au passé de la science, satisfaisant à
toutes ses tendances actuelles, elle se présente avec
une unité et une universalité qui montrent combien
la vérité doit être son partage, et nous expliquent
comment, née loin des facultés et des académies,
elle s'est étendue jusqu'à compter de nombreux représentants dans toutes les parties du monde.

Mais il est pour elle un honneur plus grand que
les autres, celui de trouver aujourd'hui un asile à la
Sorbonne, celui de prendre place dans cet enseignement libre, une des gloires de notre époque.

Certes, messieurs, c'est une belle prérogative que
nos institutions accordent au grand maître de l'Université, de pouvoir s'élever au-dessus des rivalités
d'écoles et des préjugés des savants, et lui permet
d'en faire la généreuse application à l'établissement

de cours libres, placés à côté de l'enseignement officiel, comme pour faire ressortir dans l'esprit du ministre qui les a créés, l'alliance de ces deux principes : le respect de la tradition et l'amour du progrès.

Puissé-je, lorsque nous arriverons au terme de la nouvelle carrière dans laquelle nous entrons, emporter la conviction que vous trouvez l'œuvre de Hahnemann digne de vos méditations et de vos recherches !

Vous comprendrez alors, messieurs, que je sois fier de me joindre à ces hommes dont le nom a souvent retenti dans les sciences et la littérature, et qui consacrent une partie de leurs loisirs au développement de cet enseignement.

Vous trouvant plus forts en face de la maladie, mieux armés pour la combattre, vous regretterez moins l'attention que vous m'aurez prêtée, le temps que vous aurez accordé à ces études nouvelles pour vous.

Je vous y convie, messieurs. Oubliez, en venant dans cette enceinte, l'insuffisance du professeur pour vous rappeler seulement la cause qu'il défend. Cette cause est la vôtre, celle des malades qui se confient à vos soins, celle de la liberté scientifique, celle du progrès.

Or, souvenons-nous, qu'en ce monde, notre loi n'est pas l'immobilité, mais la perfectibilité ; la science, comme l'humanité, doit marcher, marcher toujours !

LOI DES SEMBLABLES

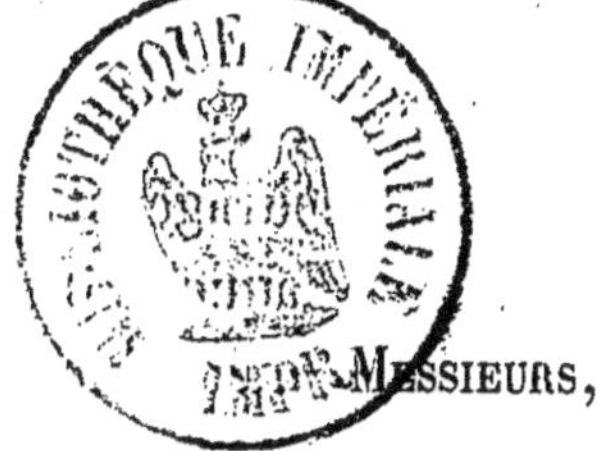

———

MESSIEURS,

Vous avez peut-être été surpris de m'entendre dire, vendredi dernier, que la médecine obéissait aujourd'hui à une tendance manifeste : celle de se constituer scientifiquement. Pour bon nombre d'entre vous, sans doute, cette tendance a reçu depuis bien des siècles une complète satisfaction, dont il faut rechercher l'origine jusque dans les écrits d'Hippocrate. Vous ne serez donc pas étonnés si j'invoque tout d'abord, pour appuyer mon affirmation, les paroles d'un des hommes les plus autorisés de notre temps, celles d'un des professeurs les plus éminents de nos facultés.

Ouvrant, il y a quelques semaines, son cours au Collége de France, M. Claude Bernard rappelait une opinion émise par lui en 1847, et s'exprimait ainsi :

« *La médecine scientifique que je suis chargé de vous*
« *enseigner* N'EXISTE PAS. La seule chose qu'il y ait à
« faire, c'est d'en préparer les bases pour les généra-
« tions futures, c'est de faire la physiologie sur la-
-« quelle cette science doit s'établir plus tard. » Depuis
vingt-deux ans, M. Claude Bernard poursuit ce but
avec un talent et une persévérance que je n'ai pas
besoin de louer, et après tant de labeur, il en est
arrivé à renouveler aujourd'hui sa première affirmation. Il n'applique pas toutefois ce décourageant
aveu à toute la science médicale, dans laquelle il
sépare la médecine d'observation de la médecine
expérimentale, il le réserve pour cette dernière :

« 1° La médecine d'observation, a-t-il dit, est fon-
« dée depuis Hippocrate, etc... Cette médecine a
« pour objet le pronostic, le diagnostic, la nosolo-
« gie. Là, l'ignorant ne pourra être confondu avec
« l'homme instruit, et celui qui n'aura pas étudié
« la clinique, l'anatomie pathologique, la séméio-
« tique, en un mot la science médicale d'observa-
« tion, sera incapable de résoudre les problèmes
« relatifs à l'histoire des maladies.

« 2° La médecine expérimentale correspond à la
« thérapeutique, au traitement des maladies. Au-
« jourd'hui, CETTE MÉDECINE N'EXISTE PAS ENCORE, ELLE
« EST PLONGÉE DANS L'EMPIRISME. Là l'ignorant, le char-
« latan et le médecin instruit se confondent plus
« d'une fois ; *de sorte que ceux qui se placent au point*

« *de vue du traitement des maladies ont vraiment*
« *raison de dire que* LEUR MÉDÉCINE N'EST PAS ENCORE UNE
« SCIENCE [1]. » S'il en est ainsi, n'est-ce pas une obligation pour nous, messieurs, de chercher cette constitution scientifique de la médecine expérimentale?
L'homœopathie vous propose le moyen d'y parvenir ;
elle a donc le droit de descendre dans l'arène où se
débattent les opinions des savants, où s'épuisent
leurs forces, et de vous demander pour les solutions
qu'elle formule, un examen sévère et consciencieux.

Mais dans cette étude même il faut procéder avec
ordre, aussi le moment est-il venu de vous faire
connaître le plan que je me propose de suivre dans
cet enseignement.

Logiquement il me faudrait commencer par discuter ici le problème physiologique, l'homme malade étant, avant toute chose, un être vivant. La pathologie et la pharmaco-dynamie viendraient ensuite, la thérapeutique se présenterait comme une
déduction rigoureuse de ces deux premières parties
de nos études.

Cette méthode, mon père l'observait habituellement dans ses cours, il ne s'en est point départi dans
les *Commentaires sur l'Organon* [2]; si je ne l'adopte

---

[1] *Revue des cours scientifiques,* sixième année, n° 7, 16 janvier
1849, p. 99.

[2] *Commentaires sur l'Organon,* par le Dr Léon Simon père. Paris,
1855.

pas, c'est qu'elle aurait, pour cette année, un grand inconvénient : celui de m'obliger à renvoyer à une époque éloignée l'examen des deux questions sur lesquelles on fait habituellement reposer l'homœopathie, et sur lesquelles doit avant tout se porter votre intérêt, je veux dire *la loi des semblables* et *l'emploi des petites doses*.

Pour éviter cet obstacle, j'ai pensé que nous pourrions suivre l'ordre dans lequel Hahnemann lui-même a fait connaître ses découvertes, ce moyen devant vous permettre de mieux saisir encore le développement de sa pensée. Dans ce cas, la loi des semblables devra tout d'abord fixer votre attention ; l'action des doses infinitésimales viendra immédiatement après. Ces deux points établis, nous aborderons l'étude de la doctrine et de la méthode ; la première justifiant les principes posés, la seconde, nous conduisant directement à leur application. Ce cercle parcouru, aucun des problèmes soulevés par Hahnemann ne vous aura échappé ; l'œuvre du maître vous sera connue dans toute sa valeur, dans toute sa puissance.

La loi des semblables devra donc aujourd'hui fixer votre attention d'une manière exclusive. Pour la bien apprécier, nous l'étudierons dans la signification qui lui appartient, dans ses preuves, dans ses conséquences.

§ I

Ainsi que je vous le disais dans notre première
conférence, cette loi a été formulée par son auteur
dans les termes les plus simples : *Similia similibus
curantur ;* ce qui, dans sa pensée, revient à dire que,
pour guérir, il faut *diriger contre l'universalité des
symptômes du cas morbide individuel, celui d'entre tous
les médicaments dont on connaît bien la manière d'a-
gir sur l'homme en santé, et qui possède la faculté de
produire la maladie artificielle la plus ressemblante à
la maladie naturelle qu'on a sous les yeux*[1].

Comme je vous le disais aussi, cette loi exprime
seulement un rapport, le rapport existant entre *les
symptômes* par lesquels la maladie se caractérise, et
ceux que l'agent curatif de cette même maladie a
puissance de faire naître ; ce rapport est tout de
similitude ou d'*homogénéité*.

J'ai dit, messieurs, de *similitude* et non d'*identité*,
et cette distinction est nécessaire ; car, c'est en l'ou-
bliant, qu'on a cru devoir adresser à l'homœopathie
des critiques qu'elle ne méritait pas. Nous n'avons
jamais prétendu, en effet, qu'il fallût opposer, à

[1] *Organon*, § 24.

un état morbide, une action de même ordre, une maladie de même espèce ; nous n'avons jamais enseigné que la belladone eût puissance de faire naître la scarlatine, le quinquina la fièvre intermittente, et le mercure la syphilis ; mais nous avons entendu que ces médicaments produisaient des maladies artificielles, spéciales, exprimées par des symptômes *semblables* à ceux de la scarlatine pour la belladone, de la fièvre intermittente pour le quinquina, de la syphilis pour le mercure. De là vient que si l'homœopàthie a recommandé de combattre cette dernière affection avec des médicaments similaires, elle n'a jamais songé à la poursuivre avec le virus même qui l'engendre. Entre l'homœopathie et l'isopathie, il y a donc un abîme, celui qui sépare l'*analogie* de l'*identité*.

En réalité, la loi de similitude compare les effets produits par deux puissances : la cause morbide d'une part, le médicament, de l'autre ; toutes deux frappant sur des sujets antérieurement sains ; et elle affirme que du moment où ces deux forces peuvent s'annihiler, quand elles se rencontrent dans un même organisme, c'est qu'elles auront puissance de déterminer des manifestations semblables quant à leur expression symptomatique, alors qu'elles agiront séparément.

La loi des semblables étant ainsi précisée, il nous faut en chercher les raisons, et je puis vous offrir ici deux ordres de preuves : les unes expérimentales, les autres logiques, de telle sorte que l'expérience et la raison viennent déposer en faveur du principe thérapeutique formulé par Hahnemann.

1° LES PREUVES EXPÉRIMENTALES sont nombreuses ; je veux seulement vous signaler celle que je trouve dans les œuvres mêmes de vos professeurs, ces preuves devant être irrécusables à vos yeux.

Vous ne serez pas surpris, sans doute, si je place en première ligne le quinquina, la comparaison de l'action curative de ce médicament et de ses effets physiologiques ayant été le point de départ de la découverte de Hahnemann ; quelques détails historiques vous le prouveront.

Celui-ci, vous le savez, parvenu à une position élevée, suppléant de l'archiâtre Quarin, avait abandonné toute pratique, la médecine de son temps ne lui offrant que doutes et incertitudes. D'autres, à sa place, se seraient jetés dans les bras de la médecine expectante ; lui, se condamna à l'inaction, et, comme il fallait vivre, il partagea son temps entre les pénibles occupations de traducteur et les études de chimie auxquelles son goût et ses succès l'attachaient chaque jour davantage[1].

Au milieu de sa retraite de graves maladies atteignirent ses enfants. « Alors, a écrit son biographe,

[1] Il publia, à cette époque, 1° l'*Ami de la santé*; 2° un *Dictionnaire de pharmacie*, et la véritable préparation du jaune de Cassel.

« ses scrupules furent à leur comble. Le père trem-
« lait pour les siens, le médecin n'avait aucune con-
« fiance dans les ressources de l'art. Quelle cruelle
« incertitude ! Serait-il donc possible, se disait
« Hahnemann, que la Providence ait abandonné
« l'homme, sa créature, sans secours certains contre
« la multitude d'infirmités qui l'assiégent inces-
« samment ? Il se posa cette question dans un moment
« bien solennel, dans le moment où la tendresse du
« père veille avec anxiété et prie avec ferveur, où
« toute prière est écoutée, où toute demande est
« répondue ; et alors il s'écria : « Non, il y a un
« Dieu qui est la bonté, la sagesse même, il doit y
« avoir aussi un moyen créé par lui de guérir les
« maladies avec certitude. » Cet élan de son âme
« lui fut comme une révélation. Il se mit à la re-
« cherche, convaincu qu'il trouverait ; telle est l'ori-
« gine de l'homœopathie. »

« L'idée, qu'il devait exister un moyen de *guérir*
« *les maladies avec certitude*, n'abandonna plus Hah-
« nemann : « Pourquoi, se disait-il, ce moyen n'a-t-il
« pas été trouvé depuis vingt siècles qu'il existe des
« hommes qui se disent médecins ? C'est parce qu'il
« était trop près de nous et trop facile, parce qu'il
« ne fallait, pour y arriver, ni brillants sophismes,
« ni séduisantes hypothèses. Je chercherai tout près
« de moi... » et alors il se mit à observer la manière
« dont les médicaments agissent sur le corps de

« l'homme lorsqu'il se trouve dans l'état de santé.
« Les changements qu'ils déterminent alors, pen-
« sait Hahnemann, n'ont pas lieu en vain et doi-
« vent certainement signifier quelque chose ; car,
« sans cela , pourquoi s'opéreraient-ils? Peut-être
« est-ce là la seule langue dans laquelle ils puis-
« sent exprimer à l'observateur le but de leur exi-
« stence. »

« Cette pensée à la fois simple et profonde ger-
« mait dans la tête de Hahnemann, lorsqu'un jour,
« traduisant la matière médicale de Cullen, à l'en-
« droit du quinquina, il fut frappé des hypothèses
« multipliées et contradictoires par lesquelles on
« avait tenté d'expliquer son action. Ce tableau
« aussi fastidieux qu'incohérent d'explications qui
« n'expliquaient rien, devait éveiller son attention.
« Il résolut de chercher par lui-même et sur lui-
« même les propriétés d'un agent aussi précieux
« pour la guérison d'un grand nombre de maladies.
« A cet effet, il prit, pendant plusieurs jours, de
« fortes doses de quinquina, et bientôt il ressentit
« les symptômes d'un état fébrile intermittent, ana-
« logue à celui que le quinquina guérit. La même
« expérience répétée à plusieurs reprises sur lui et
« sur quelques personnes dévouées, ne lui permit
« plus de douter que, si le quinquina guérit cer-
« taines fièvres intermittentes , c'est qu'il peut
« dévopper sur l'homme sain des troubles artifi-

« ciels entièrement semblables à ceux dont il triom-
« phe[1]. »

Les symptômes fébriles, recueillis dans ces expériences, comprennent en effet toutes les nuances du
frisson, depuis le froid le plus léger jusqu'au frisson le plus puissant, la chaleur fugitive d'abord,
puis générale et intense, la sueur succédant à cette
dernière période. Cette sueur produite par le quinquina avait été signalée par d'autres observateurs.
Morton la dit copieuse et Alpini affirme qu'elle est
générale. L'accélération du pouls, la soif et ses mo-
dalités, l'agitation, les douleurs abdominales, la
courbature, parfois même le délire sont également
signalés.

Tous ces symptômes, essentiellement fébriles,
Hahnemann les indique ; Hartmann, Franz, Walter,
Becher, Hornburg, Gross et Wagner les confirment
et les proclament.

A cette affirmation, MM. Trousseau et Pidoux op-
posent une dénégation formelle. Seulement, tandis
qu'ils soutiennent dans la préface de leur traité de
thérapeutique que l'on peut prendre 8 grammes de
poudre de quinquina sans en éprouver d'effet, ils
ajoutent à la page 350 du tome premier du même
ouvrage : « L'action du quinquina sur l'homme en
santé n'est pas toujours aussi innocente qu'il a plu à

---

[1] Notice sur la vie, les travaux et la doctrine du Dr Samuel Hahnemann, par le Dr Léon Simon père.

quelques thérapeutistes de le proclamer; » et ils
complètent leur affirmation en empruntant à Bretonneau ce passage caractéristique : « L'observation
« de chaque jour prouve que le quinquina, donné
« à haute dose, détermine, *chez un grand nombre de*
« *sujets*, un mouvement fébrile très-marqué. Les ca-
« ractères de cette fièvre et l'époque à laquelle elle
« se manifeste varient selon les individus. Le plus
« souvent, des tintements d'oreille, la surdité et une
« sorte d'ivresse précèdent l'invasion de cette fièvre,
« un *léger frisson* s'y joint; une *chaleur sèche*, ac-
« compagnée de céphalalgie, succède à ces premiers
« symptômes, s'éteint graduellement et se termine
« par de la *moiteur;* loin de céder à de nouvelles
« et plus fortes doses, la fièvre causée par l'ab-
« sorption du principe actif du quinquina ne manque
« pas d'être exaspérée[1]. »

Il y a donc entre ces deux assertions d'un même
auteur une contradiction flagrante; cela arrive souvent dans les ouvrages faits en collaboration.

Bretonneau, au reste, n'est pas le seul qui ait reconnu l'action pathogénétique du quinquina. Vous
trouverez, par exemple, dans le traité de matière
médicale de Mérat et Lens une analyse des expériences de Béraudi, expériences dans lesquelles le
sulfate de quinine, administré à la dose de 20 grains

---

[1] Trousseau et Pidoux, *Traité de thérap.*, t. I, p. 351.

(1 gramme) à des sujets sains, a fait naître : un froid marqué, siégeant surtout aux extrémités et suivi d'une chaleur générale, laquelle augmente graduellement et se termine par la sueur. En même temps, le pouls s'élève de 78 pulsations par minute à 95, même à 105 ; la face devient rouge, une forte céphalalgie paraît, les oreilles tintent, les pupilles se rétrécissent, la langue rougit, l'abdomen devient le siége d'une chaleur et d'une sensation douloureuses, les borborygmes se développent et la diarrhée arrive [1].

Enfin, M. Zimmer (manufacturier de Francfort) a soutenu, devant l'Académie des sciences, que les ouvriers occupés à la pulvérisation du sulfate de quinine étaient souvent en proie à des accès de fièvre accompagnés d'une éruption spéciale [2].

Il y a donc entre la première affirmation de MM. Trousseau et Pidoux et les résultats de l'expérience une contradiction absolue. MM. Mérat et Lens nous en donnent la raison en disant que le quinquina « *ne produit souvent chez l'homme malade aucun des phénomènes qu'il fait naître à l'état physiologique* [3].

Et maintenant vous pouvez comprendre, messieurs, pourquoi vous donnez souvent (je suis loin

[1] T. V, p. 608.
[2] Comptes rendus de l'Académie des sciences, T. XXXI, p. 609.
[3] L. c., p. 517.

de dire toujours) le vin de quinquina sans observer de symptômes fébriles pathogénétiques ; pourquoi Trousseau affirme avoir donné 8 grammes de quinquina sans avoir aussi rien observé. Car c'est toujours à des sujets malades qu'on recommande une telle habitude, qu'on impose une semblable prescription, et cet état de maladie enlève souvent aux sujets eux-mêmes la réceptivité nécessaire à la production des symptômes quiniques artificiels. Si donc MM. Trousseau et Pidoux n'obtiennent pas d'effets pathogénétiques en donnant le médicament à des malades, cela ne prouve pas que Hahnemann n'en ait point produit en l'administrant à l'homme en santé.

Concluons : Le pouvoir fébrigène du quinquina est hors de doute. Si MM. Trousseau et Pidoux le nient un moment, ils ne tardent pas à reconnaître leur erreur en acceptant l'affirmation de Bretonneau, par contre celle de Hahnemann, et l'Académie des sciences l'admet en consignant dans ses annales le fait proclamé par le manufacturier allemand ; MM. Mérat et Lens l'acceptent. Il y a donc ici un médicament qui guérit à coup sûr un état pathologique dont il a puissance de faire naître les symptômes : *Similia similibus curantur*.

Ce que je dis ici du quinquina et de la fièvre d'accès, je pourrais le répéter du mercure et de la syphilis, du soufre et de la gale. Les ulcères produits par le premier de ces médicaments, sur l'homme en santé, ne sont-ils pas tellement semblables au chancre primitif et aux ulcérations secondaires, que le diagnostic sur ce point n'est pas toujours facile à établir. Ces ulcères, Hahnemann les a vu se développer sur le gland et le prépuce; Bretonneau les a constatés chez un chien sur ce dernier repli. MM. Monneret et Fleury[1] les signalent comme se produisant dans la bouche, où ils sont accompagnés de pellicules pseudo-membraneuses. Non-seulement le mercure ulcère les membranes muqueuses, il engorge les ganglions lymphatiques, comme le fait la syphilis elle-même, détermine sur la peau des éruptions *semblables* à la roséole (Trousseau et Pidoux), des vésicules (l'hydrargyrie), cause la chute des poils et celle des cheveux, produit le gonflement du périoste, même la carie des os, engendre tous les symptômes de l'iritis; mais, en même temps, il agit peu sur le tissu cellulaire. En somme, il fait naître les symptômes les mieux accusés de la syphilis primitive et de la syphilis secondaire, mais non ceux de la syphilis tertiaire, et c'est à ces deux premières périodes que son action thérapeutique est réservée. Ce que je dis de la syphilis et du mercure, je puis le répéter de l'iode et de la scrofule. Ce médicament produisant le coryza, la céphalalgie, la boulimie et l'inappétence des scrofuleux, et sur la peau une

---

[1] Compendium, art. Mercure.

sorte d'acné, qui inspire à M. Bazin les réflexions suivantes : « La forme pustulente (de l'éruption iodique) se développe surtout chez les individus lymphatiques et scrofuleux ; ..... c'est précisément à ce genre de maladie que s'adresse la médication iodique ...... A l'origine, le bouton iodique diffère peu de l'acné scrofuleuse, et il représente la variété punctata et indurata. »

L'iode produit donc sur l'homme sain une éruption caractéristique de la diathèse à laquelle il s'adresse ; rien n'est plus concluant.

L'action du soufre est également précise ; car ce médicament développe, de l'aveu des dermatologistes, une éruption vésiculeuse ressemblant de tous points à celle qu'engendre la présence de l'acare.

Autre exemple : A l'article TREMBLEMENT NERVEUX de son *Traité de pathologie générale*[1], M. Dubois (d'Amiens) avance que « ce tremblement survient chez les individus qui font usage de l'opium à doses élevées. A Constantinople, ajoute-t-il, on appelle *trembleurs* les malheureux qui passent leur vie dans les cafés à s'entretenir dans une sorte d'exaltation au moyen de l'opium. »

Puis, deux pages plus loin, à propos du *delirium tremens*, le même auteur enseigne que le « traitement préconisé contre cette maladie consiste dans

[1] Bazin. *Maladies artificielles de la peau*, p. 204.
[1] T. II, p. 199.

l'*administration de préparations opiacées...* » il affirme même que « l'excitation qui suit la première
dose ne doit pas empêcher de continuer. » Notons
que le secrétaire perpétuel de l'Académie de médecine n'est pas homœopathe.

L'effet pathogénétique et curatif de la belladone,
par rapport à la scarlatine lisse, n'est pas moins remarquable. Tandis que Hufeland reconnaît que ce
médicament, ainsi que l'enseignait Hahnemann,
non-seulement guérit cette fièvre éruptive, mais
peut encore en préserver, MM. Trousseau et Pidoux
conviennent qu'il a puissance d'engendrer, sur
l'homme sain, un érythème. Ils vont même jusqu'à
dire : « Cette éruption qui rappelle assez bien celle
qui caractérise la scarlatine, a été signalée par un
certain nombre d'observateurs[1]. »

Un dernier fait. Un de nos collègues, le professeur
Imbert-Gourbeyre (de Clermont-Ferrand), étudiant
l'arsenic sous le double rapport des symptômes
qu'il guérit et de ceux qu'il engendre, a résumé le
résultat de ses études en proclamant ce médicament
à la fois fébrigène et fébrifuge, dermatogène et der-
matofuge, rhumatogène et rhumatofuge.

Que pouvons-nous conclure de tous ces faits,
messieurs ? si ce n'est que les actions thérapeutiques,
dont je viens de rappeler les caractères, déposent
toutes en faveur de cette loi : qu'un médicament

---

[1] *Loco cit.*, t. II, p. 56, 7ᵉ édit.

capable de triompher à lui seul d'un état morbide,
capable de le détruire dans sa cause et dans ses effets, a aussi le pouvoir de faire naître sur l'homme
en santé tous les symptômes par lesquels cet état
morbide se caractérise ; d'où l'exactitude de la formule hahnemannienne : *Similia similibus curantur!*

Au surplus, ce n'est pas seulement l'observation
des contemporains qui vient justifier la loi Hahnemannienne; l'histoire vous apporte à son tour des faits
confirmatifs nombreux. Leur importance ne peut
être méconnue par cette seule raison que le savant
n'invente pas les lois naturelles, il les découvre; de
sorte qu'il lui importe surtout de montrer ces lois
écrites, par la main de Dieu, dans les faits eux-
mêmes.

Hahnemann l'avait parfaitement compris : « La
vérité, disait-il, est éternelle comme la divinité. Les
hommes peuvent la négliger pendant longtemps,
mais le moment arrive enfin où, pour l'accomplissement des décrets de la providence, ses rayons per-
cent le nuage des préjugés, et répandent sur le genre
humain une clarté bienfaisante que rien désormais
ne peut éteindre[1]. » Cherchant, d'après cela, dans la
tradition les faits dont je parle, il affirme que *chaque
siècle en offre des traces palpables.*

C'est d'abord Hippocrate guérissant le choléra avec

---

[1] Voy. Dans l'*Organon de l'art de guérir*, le chapitre des guérisons
homœopathiques dues au hasard, p. 55.

l'ellébore blanc, substance à laquelle Forest, Ledel, Reimann accordent la faculté de produire une affection cholériforme; Willis triomphant d'une épidémie de suette, en 1485, avec des sudorifiques; Fisher notant la guérison d'une dysenterie à la suite de l'emploi de substances purgatives; Whistling et J.-C. Bernhart guérissant des affections convulsives avec l'agaricus muscarius, lequel produit des convulsions accompagnées de tremblements; Hoffmann, G.-E. Stahl, Buchwald et Loeseke, Haller recommandant la millefeuille dans les hémorrhagies, tandis que Hoffmann et Bockler lui ont vu produire le flux de sang, l'hématurie et l'épistaxis; Stœrck produisant et guérissant certaines leucorrhées avec le dictame, produisant et guérissant un exanthème suintant, à l'aide de la clématite; Rossi, Van Mons, Monti et Sybel développant avec le sumac une éruption vésiculo-pustuleuse, et guérissant avec lui des exanthèmes de même forme, ainsi que Dufresnoy et van Mons le reconnaissent; Baglivi, Barbeyrac, Gianella, etc., assurant que l'ipécacuanha guérit la dysenterie, tandis que Murray, Scott et Geoffroy reconnaissent à cette substance. la faculté de provoquer les hémorrhagies intestinales. Cette similitude enfin se retrouverait entre les vertus curatives de l'opium, du datura stramonium, du plomb, comparées aux effets pathogénétiques de ces mêmes substances, reconnus par l'antiquité.

Il était impossible que des faits aussi nombreux, disons-le même, aussi vulgaires, passassent toujours inaperçus; d'où cette formule, bien vague sans doute, des philosophes atomistiques : *similia in similia agere posse, similia similiaque petere;* de là encore le *vomitus vomitu curatur* d'Hippocrate, et surtout cet aphorisme où il est dit que les maladies guérissent tantôt par les semblables, tantôt par les contraires; aussi cette formule de Paracelse que je citais l'autre jour, *simile sui simile curat.* Il faut dire seulement que cette formule se rapproche de la loi hahnemannienne bien plus par la forme que par le fond, en ce sens que son auteur entendait exprimer par là le rapport existant entre la nature du médicament et celle de la cause morbide[1], tandis que Hahnemann considère seulement les symptômes produits par l'une et l'autre de ces puissances. Laissez-moi vous citer encore la formule plus précise de Thomas Campanella : *similia similibus applicanda :* et l'affirmation d'Angelus Sala, que *les semblables sont guéris par les semblables.*

Ces exemples pourraient être multipliés encore ; mais ceux qui précèdent suffisent à montrer la loi de similitude écrite dans les faits, entrevue par les savants et proclamée par Hahnemann.

---

[1] Ceci résulte du développement donné par Paracelse à sa formule, développement ainsi défini : *Mercurius, mercurio; scorpionum, scorpioni ; mel, melli,* etc.

§ II

La loi des semblables si nettement établie par l'expérience, peut-elle être justifiée par la raison? Vous en jugerez, messieurs. Expliquer une loi, c'est, ne l'oublions pas, la rattacher à un fait plus général, capable de nous en rendre compte; ce fait est celui de *l'action* et de la *réaction*.

Les médicaments, en effet, peuvent être considérés comme des modificateurs externes capables d'agir sur l'organisme, et tout le monde sait que la puissance, développée en pareil cas, traverse deux phases distinctes : En premier lieu, l'activité semble appartenir exclusivement à la substance médicinale, le sujet sur lequel celle-ci déploie sa puissance paraît être passif; c'est la *période d'action*. La *réaction* vient ensuite, due elle-même à l'énergie vitale cherchant à dominer l'impression qu'elle a reçue, et, pour cela, déterminant des effets opposés à ceux qui avaient été produits d'abord. C'est en vertu de cette loi qu'un état d'apathie relative succède à l'excitation que produit le café, et aussi que l'emploi des purgatifs est suivi d'une constipation toujours plus tenace, celle de l'opium, d'une insomnie croissante.

La réaction étant, en thérapeutique, le dernier fait qui se produise, celui dont les caractères ne s'ef-

faceront pas, doit être, par conséquent, curative ;
aussi le médecin doit-il lui faire appel. N'est-ce pas
ce qui arrive aux malades soumis à un traitement
hydrothérapique, et pour lesquels on compte par-
dessus tout sur la réaction, pour lesquels on la veut
franche, énergique? N'est-ce pas aussi cette réaction
que l'on demande aux eaux minérales? De sorte que
du moment où le malade, soumis à ces dernières,
signale cette recrudescence de toutes ses douleurs,
qu'on nomme *la poussée*, le médecin se réjouit, parce
qu'il sait qu'à cette action perturbatrice succédera
une réaction salutaire et durable.

Ce qui est vrai ici pour les deux exemples que je
viens de rappeler, l'est plus encore du médicament
homœopathique, par cette raison que celui-ci pénètre
dans l'organisme avec toute sa puissance pathogénétique, c'est-à-dire, avec la faculté de développer une
maladie artificielle semblable à la maladie naturelle
qu'il doit combattre, maladie artificielle qui attein-
dra les mêmes organes, se caractérisera par des phénomènes identiques à ceux de cette maladie. en un
mot, pourra s'ajouter à cette dernière, mais non pas
s'y substituer. N'est-il pas évident alors que, la réaction venant à se produire, l'organisme triomphera
en même temps des deux actions qu'il lui a fallu
supporter et qui sont venues se confondre, celle de
la cause morbide et celle du médicament, et que la
guérison en sera la conséquence nécessaire?

Deux faits vous prouveraient, au besoin, qu'il en est réellement ainsi. Le premier se rapporte à l'aggravation qui se produit souvent quand on administre un médicament homœopathique; le second est le développement de phénomènes accessoires particuliers à l'agent employé, mais étrangers à la maladie. Ce qui le prouvera mieux encore sera d'arrêter l'administration du médicament après cette période d'aggravation, car alors tout s'apaisera, et une amélioration notable, parfois même la guérison, sera la conséquence de la réaction déployée par l'organisme. Tout cela est d'observation journalière.

La loi des semblables se rattache donc à un fait plus général qu'elle-même, l'action et la réaction; elle est ainsi logiquement justifiée.

§ III

La loi des semblables vous étant connue dans sa signification et dans ses preuves, il faut en fixer la portée. Rien n'est plus simple, et l'on peut dire sans conteste qu'elle exprime les ACTIONS SPÉCIFIQUES.

Le mercure est le spécifique essentiel de la syphilis et il développe sur l'homme sain les symptômes semblables aux formes qu'il guérit. Le quinquina est le spécifique de la fièvre intermittente paludéenne, et de l'aveu des observateurs les plus scrupuleux, il détermine, chez les sujets en santé, des accès en tout semblables à ceux de cette maladie. L'opium cause le tremblement et arrête celui du delirium tremens; la belladone guérit la scarlatine lisse, elle en est même le préservatif assuré, et produit un érythème semblable à cette éruption, érythème accompagné de fièvre et de mal de gorge. Ce qui est vrai de ces substances, l'est également de l'iode par rapport à la scrofule, de l'arsenic et du soufre vis-à-vis d'un bon nombre de dermatoses. Proclamer la loi des semblables comme le principe recteur de la thérapeutique, c'est donc donner pour base à cette dernière la spécificité, c'est-à-dire l'appropriation, et non pas l'opposition et l'antagonisme.

Cette loi fait plus encore; elle indique le moyen de découvrir les spécifiques. Et ici je n'entends pas seulement, messieurs, les spécifiques de la maladie considérée dans son ensemble, mais celui qui convient au malade lui-même et répond à toutes les indications, c'est-à-dire à tous les symptômes qu'il présente. Ce n'est donc pas le choix *d'une médication*, mais bien celui du médicament que nous pouvons déterminer à son aide, et cela pour chaque cas particulier.

Or, ce choix est précisément ce qui nous importe le plus dans la pratique. Au lit du malade, l'abstraction ne suffit plus. En réalité, nous traitons des malades et non des maladies ; il nous faut donc pouvoir déterminer l'agent thérapeutique approprié à l'ensemble des symptômes que nous offre le patient. Celui-ci ayant toujours des souffrances à nous accuser, le choix dont je parle sera toujours possible ; le raisonnement l'indique et l'expérience le prouve.

Ne croyez pas cependant que je soutienne ici que l'homœopathie guérisse toujours. Pour elle, comme pour ses adversaires, la médecine a des limites ; nous ne pouvons pas empêcher le temps de faire son œuvre et la destruction d'arriver. Mais ce qu'il y a de positif, d'irrécusable, c'est qu'avec la loi de similitude il sera constamment possible de faire application de ce qu'il y a de curatif dans un médicament à ce qu'il y a de curable dans une maladie. C'est tout ce que j'ai voulu dire.

Vous voyez maintenant la distance qui sépare l'homœopathie d'une médication. Une médication se sert seulement d'un certain nombre d'agents thérapeutiques et l'homœopathie les emploie tous ; une médication convient seulement à un certain nombre de maladies, et la doctrine de Hahnemann s'applique non-seulement à toutes les affections, mais à tous les malades ; il y a donc en elle un caractère de généralité que vous ne pouvez méconnaître.

Vous comprendrez maintenant pourquoi Hahnemann a eu la prétention de fonder la thérapeutique

et non pas seulement une de ses parties; pourquoi
nous soutenons que l'homœopathie est la base assurée de l'art de guérir; pourquoi elle est seule
capable de nous conduire au choix logique et heureux du médicament curatif.

Et maintenant vous pouvez juger pourquoi il n'est
pas un médecin qui ne lui paye parfois tribut, malgré lui sans doute, mais sans pouvoir l'éviter. Oui,
quand vous donnez le mercure, l'opium, l'iode, la
belladone, dans le traitement des affections que j'ai
nommées, vous faites de l'homœopathie, et s'il y a
culpabilité, vous êtes coupables; non pas au même
titre que nous, puisque nous considérons comme
une règle générale ce qui est à vos yeux une exception; mais enfin, vous êtes coupables.

Lorsque Sydenham autrefois exprimait le vœu de
voir augmenter le nombre des spécifiques, en ajou-
tant qu'une observation patiente et prolongée ne lui
en avait encore fait découvrir aucun dont il fût assuré[1]; lorsque Trousseau reprenait le point de vue
de l'Hippocrate anglais, tous deux étaient aussi coupables; lorsqu'enfin vous entendez M. Bouchut préconiser les agents spécifiques, parce qu'ils font
*disparaître promptement et sûrement la constitution
morbide*, et que vous le voyez prôner ces *moyens empi-
riques, irrationnels, occultes* (il aurait mieux valu dire
homœopathiques), et ajouter : Honneur a qui pourra

---

[1] Sydenham, *Opera omnia, præfat.*, p. 16.

LES DÉCOUVRIR[1]! vous ne pouvez nier que l'auteur du *Traité de pathologie générale* ne soit coupable de fait et aussi d'intention, ce qui est beaucoup plus grave.

D'après cela, messieurs, ne pouvons-nous pas résoudre une question bien souvent posée et dont la solution intéresse à la fois la science et la pratique? Que de fois n'avez-vous pas entendu demander s'il n'y avait aucun lien possible entre l'école homœopathique et celles qui se disputent la prépondérance dans la médecine officielle?

Eh bien! messieurs, ce lien, c'est la spécificité. Celle-ci est le terrain sur lequel toutes les écoles se rencontrent et s'unissent. Mais, remarquez-le, c'est celui de vos plus beaux succès et de vos plus magnifiques triomphes; celui de l'unité et de la certitude en thérapeutique.

A tout prendre, la thérapeutique officielle se réduit à trois termes : la médecine palliative, la médecine rationnelle et la médecine spécifique. La première produisant un soulagement passager, mais non pas une guérison durable; la seconde décomposant la maladie en éléments divers (qui ne sont pas les mêmes suivant les écoles) et cherchant ainsi à reconnaître les lésions essentielles d'où dérivent les symptômes secondaires, cela pour arriver à fixer les indications; divisant ensuite les médicaments en plusieurs groupes d'après leur caractère le plus sail-

---

[1] Bouchut, *Traité de pathologie générale,* p. 424.

lant, et réunissant sous le titre de médication ces agents et les préceptes qui en règlent l'emploi[1], faisant enfin appel au rationalisme le plus pur pour établir le rapport qui existe entre la médication et l'indication.

Le défaut de cette méthode est de ne tenir compte que des effets de la maladie, sans pouvoir l'apprécier dans son principe; de se perdre dans la variété de ses manifestations, sans en comprendre l'unité; enfin de poursuivre la guérison par une voie indirecte, ce qui fait que, pour une même maladie, il y a autant de traitements que de médecins.

[1] D'après MM. Trousseau et Pidoux, ces médications seraient au nombre de quatorze : la médication reconstituante, astringente, altérante, irritante, antiphlogistique (celle-ci se trouvant réduite aux moyens suivants : la gomme, la graine de lin, la guimauve, la mauve, la bourrache, la violette, l'orge, le chiendent, la réglisse, la fécule, les émollients, le lait, la glycérine). Viennent ensuite les médications évacuante, excitante du système musculaire, stupéfiante, anesthésique, antipasmodique, tonique névro-sthénique, sédative et controstimulante, anthelminthique.

Pour choisir au milieu de ce dédale on a les *méthodes* : la *méthode expectante* proscrit tous les moyens actifs; la *méthode perturbatrice* les emploie au hasard de l'inspiration; la *méthode dogmatique* raisonne sur tous et les choisit en raison du dogmatisme qui l'inspire; la *méthode empirique* tâtonne; l'*éclectisme* essaye de tout mêler. « Mais, dit M. Dubois (d'Amiens), l'éclectisme, qui ne sait se définir, l'éclectisme, qui veut se tenir en dehors de la médecine expérimentale, qui veut même la juger, ne peut être d'aucun secours en médecine; on ne peut suivre une méthode qui n'a ni point de départ, ni guide, ni lois, ni but; en un mot, qui n'est rien par elle-même, dès qu'elle répudie la méthode. » (*Path. gén.*, t. I, p. 261.) — Que reste-t-il donc en dehors de l'homœopathie?

Tous ces défauts sont évités dans la médecine spécifique. Avec ses agents on attaque la maladie dans son ensemble, et on arrive à un résultat relativement certain. Aussi est-il d'usage d'abandonner tous les autres moyens quand on possède ces puissances héroïques. Qui de vous hésiterait, en présence de la syphilis, entre les purgatifs, les toniques, les révulsifs, les antiphlogistiques, ou le mercure suivi de l'iodure de potassium? Qui donc songerait à traiter une fièvre intermittente autrement qu'avec le quinquina ou l'arsenic?

Mais si l'action est assurée, elle n'en est pas moins mystérieuse, en ce sens qu'aucun système, en dehors de l'homœopathie, n'a pu l'expliquer. Croyez-vous, par exemple, qu'il suffise de dire que le mercure et l'iode sont des altérants, pour que nous comprenions pourquoi le premier cicatrise les chancres, et pourquoi le second résout les engorgements ganglionnaires de nature strumeuse? Croyez-vous que le quinquina guérisse la fièvre parce qu'il est tonique et névrosthénique?

Évidemment, ces appellations ne rendent pas compte de l'action déployée par ces agents, elles nous laissent dans l'incertitude sur leurs effets. Si l'iode et le mercure se trouvent placés dans la même classe, cela ne veut pas dire que l'un puisse être remplacé par l'autre; avec l'iode on n'a jamais guéri un chancre, et le mercure n'a pas grand crédit au-

près des scrofuleux. Si le quinquina et la térébenthine marchent côte à côte, la seconde ne guérit pas
la fièvre et le premier est sans effet sur les affections
de la vessie.

Les explications données des actions spécifiques
sont donc de nulle valeur. C'est un premier point
que je tenais à constater.

Et cependant, messieurs, c'est à la recherche de
ces actions que la médecine s'est souvent trouvée
entraînée. Sydenham la proclamait désirable par-
dessus toute autre, Hippocrate lui-même l'avait re-
cherchée; mais n'ayant, l'un et l'autre, qu'un seul
moyen de les découvrir, l'empirisme, ils n'avaient
pu utiliser que ceux indiqués par le hasard. De là les
succès de la médecine rationnelle inaugurée par
Galien, conservée et commentée par les arabistes,
vivement attaquée par Paracelse, lequel voulait ren-
trer dans la spécificité; mais dans la spécificité de
la cause, de la nature, de l'essence de la maladie,
notion insuffisante parce qu'elle était incomplète.

Ce mouvement imprimé à la science fut suivi au
milieu de transformations diverses.

N'est-ce pas à lui qu'obéissent les syphilographes
lorsqu'ils s'arrêtent au mercure et à l'iodure de potassium? Quand, à la suite de Lugol, les médecins
se bornèrent à l'iode et à ses composés pour combattre la scrofule, ils ne firent pas autre chose. Je
dis plus; lorsque nous voyons M. Bazin opposer aux

affections arthritiques les alcalins, les iodures à la scrofule, les mercuriaux à la syphilis, et les sulfureux aux affections herpétiques, force nous est de reconnaître que la spécificité est, en définitive, le terme vers lequel tend la thérapeutique, celui où elle doit aboutir.

Si elle n'y est pas parvenue encore, c'est qu'elle n'a pas trouvé la loi des actions qu'elle recherche, et que sur ce point elle n'est pas plus avancée qu'au temps des Asclépiades. L'homœopathie étant plus heureuse, vous ne pouvez nier qu'elle ne soit un progrès.

Vous pourrez, dès lors, apprécier le jugement que Risueno d'Amador, professeur de thérapeutique générale à la faculté de Montpellier, portait il y a trente ans sur l'œuvre de Hahnemann. « L'homœopathie, « disait-il, est une méthode de plus à ajouter aux « méthodes existantes, mais une méthode qui sur- « passe généralement les autres. C'est un chemin « de plus, mais plus droit, et sur lequel on marche « avec plus de célérité, de sûreté, de commodité « même ; et si vous me permettez une comparaison « qui ne me paraît pas manquer de quelque justesse, « je trouverai à la nouvelle méthode médicale quel- « que analogie avec ces voies rapides, ouvertes par « l'industrie moderne, qui étonneront les généra- « tions à venir, après avoir émerveillé les généra- « tions contemporaines : ces voies nouvelles n'effa-

« cent pas les voies anciennes ; mais elles conduisent
« plus vite et mieux d'un point de l'espace à l'autre ;
« elles font plus vite et mieux en moins de temps ;
« c'est la condition de toute découverte venue la
« dernière[1]. »

Suivons donc, messieurs, cette voie nouvelle et
directe ; unissons nos efforts pour arracher les pierres
et les épines qui s'y rencontrent encore. C'est le
champ du père de famille : cultivé par tous, sa fer-
tilité augmentera, l'art et la science gagneront à ce
labeur ; les guérisons en se multipliant vous prouveront mieux encore que mes paroles l'importance
de la loi homœopathique, la certitude qu'elle nous
donne, la puissance qu'elle met en nos mains. Vous
ne céderez plus alors au découragement qui s'em-
pare des esprits les plus élevés, et, en vous plaçant
au point de vue de la thérapeutique, vous affirmerez
que cette partie de la médecine a été constituée
scientifiquement par Hahnemann, non pas, il est
vrai, à l'aide de la physiologie, comme le veut
M. Claude Bernard, mais au nom de l'observation et
de l'expérience, vous prouvant que la médecine devient une science quand elle peut s'appuyer sur une
loi.

Permettez, messieurs, que nous ne nous sépa-
rions pas aujourd'hui sans que je vous aie exprimé

___

[1] Lettre à MM. les membres de la Faculté de médecine de Paris,
par le Dr Léon Simon père, p. 124.

toute ma gratitude pour l'accueil que j'ai reçu de vous, pour l'empressement avec lequel vous avez répondu à mon appel. Homme nouveau dans l'enseignement, défenseur d'une cause proscrite, j'ai trouvé dans votre bienveillante attention un encouragement et un secours ; par elle les difficultés de ma tâche s'applaniront. Grâce vous en soit rendue! Je le dis, non-seulement en mon nom, mais au nom de l'école que je représente. Elle oubliera, soyez-en sûrs, les oppositions du passé en songeant à l'impartialité que le présent lui apporte, et, sur ce sentiment, elle établira avec bonheur ses espérances d'avenir.

Paris. Imp. Raçon, r. d'Erfurth, 4.

ACTION DES DOSES INFINITÉSIMALES

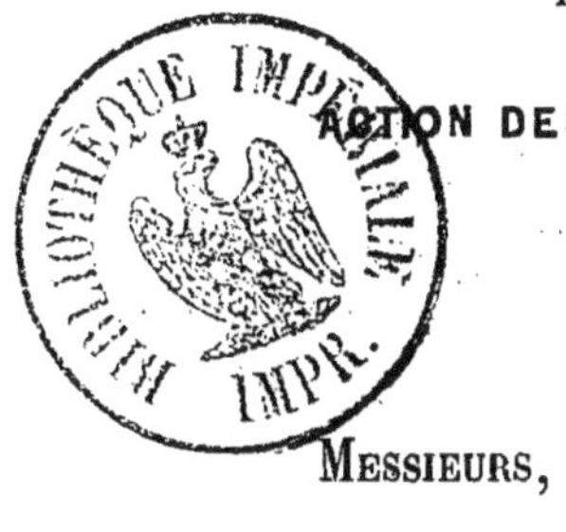

MESSIEURS,

D'après l'enseignement de Pascal, les trois notions élémentaires sur lesquelles reposent les sciences exactes : *le mouvement, le temps et l'espace,* offrent des propriétés communes dont la plus importante est d'être comprises entre deux infinités, *l'une de grandeur, l'autre de petitesse.* « Quelque mou-
« vement, quelque nombre, quelque temps que
« ce soit, a dit ce philosophe, il y en a toujours un
« plus grand et un moindre, de sorte qu'ils se sou-
« tiennent tous entre le néant et l'infini, étant tou-
« jours infiniment éloignés de ces extrêmes. »

« Quelque grand que soit un nombre, on peut en
« concevoir un plus grand, et encore un qui sur-
« passe le dernier, et ainsi à l'infini, sans jamais
« arriver à un qui ne puisse plus être augmenté ; et,
« au contraire, quelque petit que soit un nombre,

« comme la centième ou la dix-millième partie, on
« peut encore en concevoir un moindre, et toujours
« à l'infini, sans arriver au zéro ou au néant[1]. »

Que ce nombre représente une quantité géométrique ou arithmétique, ou qu'il exprime la dose
d'un médicament, la situation reste la même ; en
toute circonstance il peut être infiniment augmenté
ou infiniment diminué sans atteindre jamais aux
limites du possible ; quelque petit qu'il soit,
il est encore infiniment éloigné du zéro ou du
néant.

J'ai rappelé cette pensée, messieurs, parce qu'elle
montre qu'en vous parlant des doses infinitésimales et de leur valeur en thérapeutique, j'appelle
votre attention sur une réalité et non pas sur une
chimère, parce qu'elle établit de la manière la plus
irrécusable que ces doses ont une existence positive,
mathématique , qu'ainsi elles peuvent avoir une
action.

Dès 1834, Jourdan l'avait reconnu : « Le temps
« n'est déjà plus, écrivait cet académicien, où des
« plaisanteries relatives aux doses infinitésima-
« les pouvaient sembler d'assez bons arguments
« contre l'homœopathie. Des faits incontestables sont
« là, qui doivent imposer silence au raisonnement
« pur. Ces doses minimes agissent, exercent même

---

[1] *Pensées de Pascal,* édition, p. 39.

« une action puissante, surprenante. Le doute n'est
« plus permis à cet égard[1]. »

Ainsi, messieurs, la science vous enseigne que
les doses infinitésimales *peuvent* avoir une action, et
l'expérience prouve la *réalité* de cette action ; je
suis donc en droit de vous demander de peser sérieusement les raisons que je puis faire valoir, d'abord
en faveur de cette vraisemblance, ensuite en faveur
de cette vérité.

§ I

Pour procéder avec ordre dans cette discussion,
je dois poser tout d'abord trois questions importantes : 1° Qu'est-ce qu'une dose infinitésimale ?
2° Quelle action avons-nous à lui demander ? 3°
Comment convient-il de l'administrer pour obtenir
toute sa puissance ?

A.—Le véritable moyen de répondre à la première.
question est de vous faire connaître le mode de
préparation suivi dans la pharmacie homœopathique.

Ce mode de préparation est des plus simples ,
quelques mots suffiront pour vous l'indiquer.

---

[1] *Introduction à la Matière médicale de Hahnemann*, p. 6, par
Jourdan, membre de l'Académie de médecine.

Il varie, au point de départ, suivant que la substance est, ou non, soluble dans l'eau et l'alcool.

Quand elle est insoluble, on commence par la triturer. A cet effet, on mêle, dans un mortier, 1 grain de la substance active avec 99 grains de sucre de lait; on broie pendant vingt minutes; puis, avec une spatule en corne, on racle les parois du mortier afin de ramasser la masse à son centre. On broie de nouveau pendant vingt minutes, on racle une seconde fois, et on recommence à broyer pendant vingt minutes encore. Le mélange est donc ainsi trituré pendant une heure; il représente la 1re trituration.

On obtient la 2e en mêlant 1 grain de la 1re avec 99 grains de sucre de lait, en broyant comme je viens de le dire pendant une autre heure. La 3e puissance se prépare avec 1 grain de la 2e et la même proportion de véhicule, traités comme il vient d'être dit.

Il résulte de là que si vous considérez seulement la partie pondérable de la substance active, elle sera, pour la 1re trituration, par rapport au véhicule inerte, dans la proportion de 1 à 100; pour la 2e trituration, dans la proportion de 1 à 10,000, et dans la proportion de 1 à 1,000,000 pour la 3e.

En Allemagne, on a suivi d'autres errements; la proportion de 1 à 10 a prévalu; c'est-à-dire que la 1re trituration s'obtient avec 1 grain de médicament

contre 9 grains de sucre de lait ; la 2ᵉ avec
1 grain de la 1ʳᵉ et aussi 9 grains de véhicule. C'est ce qu'on nomme les préparations au
dixième.

Enfin, un de nos pharmaciens, M. Georges Weber, a proposé d'exécuter la trituration avec une
machine au lieu de la faire à main d'homme [1], et il
a construit un dynamisateur, dans lequel le pilon
est maintenu en contact avec le mortier par un
ressort puissant. Un appareil d'engrenage met, au
moyen d'une manivelle, le pilon en mouvement ; de
cette manière, la rotation est rapide, la pression
continue, la trituration énergique.

Lorsque le médicament est soluble dans l'eau ou
l'alcool, on procède par voie de dilution. On dissout
la substance active dans la proportion de véhicule
que j'indiquais tout à l'heure, c'est-à-dire 1 goutte
pour 99 gouttes, ou 1 goutte pour 9 gouttes d'eau
ou d'alcool, suivant que l'on veut obtenir une dilution au centième ou au dixième.

La dissolution opérée, tout n'est pas fini ; on imprime au flacon de violentes secousses, dont le nombre ne doit pas être au-dessous de cent. On possède
alors la 1ʳᵉ dilution. Avec elle on prépare la 2ᵉ, avec
la 2ᵉ la 3ᵉ, ainsi des autres.

Pour les plantes, on commence par faire une tein-

---

[1] *Codex des médicaments homœopathiques*, par G. Weber, p. 56.

ture. A cet effet, on hache le végétal, on le fait di-gérer dans l'acool, et au bout d'un certain nombre de jours, on filtre. Cette teinture représente la partie active des dilutions ultérieures. On prépare donc celles-ci en mêlant avec l'alcool, dans les proportions que j'ai indiquées, la teinture elle-même, et en imprimant au mélange les succussions nécessaires, condition importante qu'il ne faut pas oublier. Avec ces dilutions on imbibe des globules de sucre de lait dans lesquels se fixe la substance active du médicament.

Vous comprenez, messieurs, que je vous indique ici seulement les règles générales de notre préparation pharmaceutique. Ceux de vous qui désireraient l'apprécier dans le détail, devraient consulter le *Codex* des médicaments homœopathiques publié par M. Georges Weber, ou la *Pharmacopée* de MM. Jahr et Catellan[1]. Ce que j'ai dit suffira pour la démonstration que je veux vous donner de l'action infinitésimale.

Les détails précédents vous prouveront d'abord que, pour préparer une 30e dilution, il ne faut pas, comme le prétendait Trousseau, une quantité d'alcool mesurée par une sphère dont le diamètre serait la distance qui sépare la terre du soleil. Trente fois 5 grammes de liquide, c'est-à-dire 150 grammes,

[1] Chez J.-B. Baillière et Fils.

suffisent à cette opération ; ce qui est bien différent.

Ils vous prouvent ensuite, que matériellement, une dose infinitésimale est une quantité, dans laquelle le rapport entre la substance active et le véhicule inerte est représenté par une fraction ayant à son dénominateur l'unité suivie de deux fois autant de zéros que le chiffre de la dilution a d'unités. A ce compte la 30e puissance a 60 zéros. Il faut ajouter que nous recourons à toutes ces dilutions, les variant en raison de circonstances que je vous ferai apprécier plus tard, nous adressant à la première aussi bien qu'à la 30e, lorsque nous la trouvons indiquée.

B. — J'ajoute que nous ne prétendons pas obtenir avec elles toutes les actions thérapeutiques, mais seulement les actions *homœopathiques*. Ce ne sont pas tous les médicaments que nous vous proposons d'administrer de cette manière, mais ceux seulement qui répondent à la loi de similitude, en un mot les médicaments spécifiques.

Il ne s'agit donc point pour nous d'avoir de cette manière des actions perturbatrices, mais bien l'effet dynamique ; nous ne voulons pas l'effet indirect et local, mais l'effet direct produit dans le sens de la maladie et non pas dans une direction opposée. Nous n'avons pas non plus l'intention d'agir sur des organes sains de manière à les altérer au profit des organes malades; nous demandons, au contraire, que l'action thérapeutique se développe sur ces derniers, par conséquent, sur des parties dont l'impressionnabilité est exagérée par la souffrance. Notre prétention n'est pas de purger avec le *calomelas* à la 30ᵉ dilution ou de faire vomir avec l'*ipécacuanha* à la 24ᵉ; mais elle consiste à éviter ces perturbations pour obtenir des effets dynamiques et spécifiques.

Ainsi, nous ne vous dirons pas, en présence d'une pneumonie : Frottez la peau avec la 30ᵉ dilution de cantharide, pour former un vésicatoire ; nous ne vous dirons pas non plus : Donnez le kermès à la 30ᵉ dilution, afin d'aider le malade à cracher ; mais nous vous recommanderons, si la maladie est à son début, de prescrire l'*aconit*, pendant douze.à vingt-quatre heures, puis de donner la *bryone*, si le râle crépitant fin se caractérise, les crachats étant rouillés et visqueux, la douleur de côté restant pongitive. La maladie persistant au premier degré, nous vous dirons de remplacer la bryone par le *phosphore*, et de recourir immédiatement au *soufre* dans le cas où elle passerait au second.

Si la maladie est franchement inflammatoire, aucun des médicaments que j'ai nommés ne vous fera défaut. Prescrivez-les à la 12ᵉ dilution pour les deux premiers ; à la 24ᵉ, même à la 30ᵉ, pour les autres ; donnez, toutes les trois heures, une cuil-

lerée d'une solution composée de 6 globules pour
8 cuillerées d'eau, et non-seulement vous guérirez
votre malade, mais vous pourrez suivre l'effet de
chaque substance que vous lui administrerez, surtout si vous remplissez quelques conditions faciles
à préciser.

D'abord le médicament devra être administré de
manière que son absorption soit rapide; le mieux,
dans ce but, sera de choisir l'estomac comme surface absorbante. En second lieu, il faudra donner
chaque substance isolément.

Cette recommandation est facile à justifier. Du
moment, en effet, où vous accordez qu'un médicament curatif doit répondre à l'ensemble des symptômes accusés par le malade, il est évident que cet
agent embrasse toute l'étendue de la maladie, qu'il
ne laisse aucune souffrance en dehors de sa sphère
d'action, de sorte que l'adjonction d'une autre substance est inutile.

En outre, l'emploi de chaque médicament, pris
isolément, est nécessaire pour obtenir le libre développement de sa puissance, libre développement auquel l'usage simultané d'une autre substance ne
pourrait que s'opposer.

Et maintenant, messieurs, pouvons-nous expliquer
l'action des médicaments homœopathiques, prescrits
à doses infinitésimales et administrés comme je
viens de le dire? Il vous sera facile d'en juger.

§ II

Pour prononcer sur ce point, il faut étudier l'effet de la trituration et de la dilution, d'abord sur l'état moléculaire du médicament, ensuite sur le développement de la force qui appartient à ce dernier.

Or, le premier effet de la préparation homœopathique est de séparer les molécules du médicament et non de les détruire, de les rendre plus mobiles et d'augmenter la surface qu'elles peuvent occuper.

Ce qui est détruit, ce n'est pas la matière de l'agent thérapeutique, mais la puissance de cohésion qui retient liées entre elles les molécules constituantes. Cette destruction a lieu pour deux motifs : d'abord par l'effet du mouvement imprimé aux molécules et par la désagrégation qui en est la conséquence, ensuite parce que l'attraction se produit entre les molécules et celles de la masse inerte. Or, celles-ci étant 9 fois ou 99 fois plus nombreuses, facilitent la désunion des corps dans la même proportion.

Le second effet est de rendre ces molécules plus mobiles, par conséquent plus facilement absorbables ; ce qui nous conduit, comme résultat, à pouvoir éviter l'action organique que le médicament serait en état de développer avant son passage dans le torrent circulatoire.

Notre mode de préparation conduit à une troisième conséquence ; il étend le médicament en surface et diminue son épaisseur. Une seule expérience vous prouverait, au besoin, qu'il en est ainsi. Prenez 1 grain de mercure métallique, mêlez-le à 9 grains de sucre de lait, et vous obtiendrez un mélange qui sera à peine coloré. Soumettez-le à la trituration, surtout en faisant celle-ci avec le dynamisateur de M. Weber, et vous verrez ce mélange noircir à mesure que l'opération se continuera.

Pourquoi en est-il ainsi ? Évidemment parce que les molécules mercurielles se sont de plus en plus incorporées au sucre de lait ; et comme à la fin toute la masse est colorée, il faut bien en conclure que le globule mercuriel occupe alors l'espace rempli par la trituration, espace 9 fois ou 99 fois plus considérable que celui du métal pris à l'état brut.

Que l'action dynamique d'un médicament, ainsi préparé, augmente en raison de ces conditions, c'est, messieurs, ce qui ne doit pas vous surprendre. Car nous nous trouvons en présence d'un fait général : à savoir qu'en divisant un corps on augmente sa surface, et on multiplie ses forces.

« Le premier de ces principes est un *axiome*, a dit « M. Ch. Desmoulin, constaté par les sciences. En « DIVISANT UNE SUBSTANCE, ON EN MULTIPLIE LES SURFACES.

« Mais qu'est-ce à dire les surfaces ? A coup sûr, ce
« n'est pas l'étendue matérielle, intrinsèque, du
« corps qui recevra le moindre accroissement par
« l'effet de la division. Il n'y aura rien de multiplié
« dans le corps lui-même. Ce ne sont point, je le
« répète, les éléments constitutifs du corps qui se-
« ront multipliés, ce seront uniquement les surfaces
« libres, les surfaces agissantes, surfaces d'absorp-
« tion, surfaces d'exsudation, surfaces de réflexion,
« surfaces de réfraction, surfaces de coloration,
« surfaces d'infection du goût ou de l'odorat, sur-
« faces accessibles à la dissolution, surfaces de
« répercussion du son, surfaces de transmission des
« agents électriques, etc., etc.

« Et qu'est-ce que tout cela, si ce n'est des
« surfaces d'action ? Et si les surfaces d'action sont
« multipliées, n'est-il pas incontestablement, irré-
« fragablement vrai de dire que l'action l'est aussi ?
« Mais qu'est-ce encore que l'action, si ce n'est la
« qualité, la vertu propre à chaque chose, la puis-
« sance, la force enfin qui réside en elle ?

« LA DIVISION MULTIPLIE LES FORCES. Ce sont toutes les
« sciences qui nous le disent : la géométrie, la
« chimie, la physique, l'optique, etc., etc. L'ho-
« mœopathie peut bien venir à la suite, pour nous
« le dire aussi, sans pour cela donner un démenti à
« la vérité, à la nature ; car c'est de la nature elle-
« même et de la nature seule que la géométrie, la

« physique, la chimie, l'optique ont appris cette
« vérité[1]. »

Non-seulement les sciences le disent ; mais encore
elles expliquent ce fait en tenant compte de la constitution atomistique des corps et des espaces qui
séparent les molécules. Muschenbroek va même jusqu'à établir deux propositions :

« 1° Quelque grand que soit le volume d'un corps,
« les vides compris entre ses molécules sont assez
« étendus pour qu'on puisse concevoir que ce corps,
« sans rien perdre de sa substance, puisse être ré-
« duit à un volume infiniment petit.

« 2° Dans le plus petit atome de poussière visible,
« il y a assez de parties séparables ou séparées, pour
« que l'on puisse en former un globe aussi grand
« que l'on voudra, dans lequel deux atomes voisins
« seront placés à une distance plus petite que toute
« longueur assignable. »

Un savant illustre, Jacques Ozanam, membre de
l'Académie des sciences, justifiait ces propositions à
la fin du dix-septième siècle[1], en recherchant quel
espace un pouce cube d'air pourrait occuper s'il était
placé à un demi-diamètre terrestre au-dessous ou
au-dessus de la surface du globe.

Il résulte des calculs d'Ozanam que, dans le premier cas, c'est-à-dire s'il était porté au centre de la

---

[1] Discours sur l'évolution des forces vitales dans la nature.

terre, ce pouce cube d'air aurait une densité représentée par une fraction dont le dénominateur ne
renfermerait pas moins de 148 chiffres ; et comme
le volume d'un corps est en raison inverse de sa
densité, on devrait représenter celui du pouce cube
d'air par l'unité divisée par ce même nombre. Cette
fraction, à coup sûr, exprimerait une dose extra-in-
finitésimale, puisque le dénominateur d'une 30ᵉ dilution ne renferme que 60 zéros, et même 30, dans
les préparations au dixième.

En supposant, au contraire, ce pouce cube d'air
transporté à un demi-diamètre au-dessus de la surface du globe, ce corps prendrait un volume égal au
sien multiplié par un nombre de 295 chiffres, c'est-
à-dire un espace plus grand que la sphère de Sa-
turne[1].

Or, si l'état moléculaire d'un pouce cube d'air
peut varier dans de telles proportions sous l'influence
de pressions atmosphériques opposées, rien n'empêche les molécules des corps solides de s'étendre
par le fait de préparations convenables.

Et alors il ne faudrait pas seulement dire : Dans
une 30ᵉ dilution, le médicament est, par rapport au
véhicule, dans la proportion de l'unité *divisée* par
l'unité suivie de 60 zéros ; mais il serait juste d'a-
jouter : La surface occupée par ce corps est repré-

---

[1] Voy. le mémoire du Dʳ Ch. Ozanam, dans les Comptes rendus du
Congrès homœopathique de 1867, p. 344.

sentée par sa surface première *multipliée* par l'unité suivie de 60 zéros. L'action d'un médicament augmentant par l'extension de sa surface, vous voyez, messieurs, qu'au point de vue même des sciences mathématiques, il est impossible de nier la réalité et la puissance de nos préparations.

J'ajoute à cette preuve une autre considération qui rentre davantage dans le cercle de la médecine, c'est que la division des corps favorisant leur absorption, aide à leur action générale et dynamique. Ce qui agit, en effet, sur la force vitale, ce n'est pas le centre de la molécule, mais sa surface ; ce n'est pas la quantité de médicament qu'on avale, mais celle qu'on absorbe.

Vous pouvez juger par là tout ce qu'il y aura de perdu pour l'action curative dans les doses ordinaires. Notre but étant de ne rien donner d'*inutile* ou d'*inactif* pour l'objet que nous nous proposons, vous pouvez juger combien est fondée notre prédilection pour les médicaments dynamisés. Leur absorption, en effet, est rapide, ce qui permet d'éviter leur action perturbatrice, physique, et assure le libre développement de leur puissance dynamique, thérapeutique, homœopathique.

Or, tout est là. « Ne croyez-vous pas, en effet, « qu'une guérison est d'autant plus complète ou « plus durable qu'elle a été obtenue par une modifi- « cation directe de la vitalité du sujet, ou par une

« modification indirecte de cette vitalité? Croyez-
« vous que l'action vitale d'un agent de guérison ait
« besoin pour se produire du développement d'ac-
« tions chimiques ou de perturbations physiologi-
« ques? Ne croyez-vous pas, au contraire, que ces
« derniers sont un obstacle sérieux à l'effet curatif
« des agents employés? Vous le croyez, puisque
« vous faites cesser l'usage des Eaux-Bonnes aux
« malades, chez lesquels elles développent la fièvre et
« les hémoptysies ; de l'eau de Vichy à ceux qu'elles
« purgent ; des bains de mer à ceux de vos malades
« chez lesquels ils déterminent des coliques et des
« diarrhées. Si vous condamnez avec nous les actions
« chimiques ou perturbatrices des agents curatifs,
« vous les voudrez assez puissants, cependant, pour
« guérir sans perturber le malade ; et vous recher-
« cherez la forme et la dose qui guérissent le mieux
« en perturbant le moins. Cette forme et cette dose
« seront celles qui produiront le plus grand nombre
« d'effets généraux et le plus petit nombre d'effets
« locaux ; celles où l'action du médicament sera
« le plus diffuse ; celles où son action se déploiera
« dans l'organisme sur une plus grande surface et
« aura le moins de fixité[1]. »

Et maintenant, messieurs, nous pourrons établir
la valeur de deux expressions, contradictoires en ap-

---

[1] Léon Simon père, *Commentaires sur l'Organon*, p. 488.

parence, mais que vous rencontrerez à chaque pas dans les écrits de l'école homœopathique; ceux d'ATTÉNUATION et de DYNAMISATION.

Par *atténuation*, nous entendons qu'en divisant un médicament, en le réduisant à l'état moléculaire, atomistique, on diminue ses propriétés physiques, chimiques et toxiques, précaution importante quand on ne confond pas l'homme vivant avec un laboratoire, quand on veut le guérir et non l'empoisonner !

Par le mot DYNAMISATION, nous comprenons, au contraire, l'accroissement de son action sur la vitalité. Un médicament n'est donc pas dynamisé parce qu'il cause des secousses plus violentes, mais bien parce que son action est mieux appropriée à la maladie. En un mot, parce qu'il a le pouvoir de produire sur l'homme en santé un plus grand nombre de symptômes et d'embrasser un plus grand nombre de manifestations morbides, chez le malade. Il est alors plus puissant, tout en étant moins perturbateur.

L'accroissement de l'action curative des médicaments, par la préparation homœopathique, rentre donc dans les faits les mieux établis des sciences générales; il est logiquement justifié.

§ III

Et cependant l'action des doses infinitésimales est niée de la manière la plus formelle ; on la déclare invraisemblable, donc impossible, et de cette négation on donne des motifs que nous devons discuter.

On dit d'abord, il n'y a pas de substance médicamenteuse dans les préparations homœopathiques ; la physique et la chimie n'y ont jamais rien découvert.

Cette objection, messieurs, repose sur une erreur. La présence effective du médicament dans nos dilutions et nos triturations est prouvée, en effet, par trois raisons principales :

A. La divisibilité indéfinie de la matière ;

B. Les recherches directes ;

C. Enfin, ce fait : que nos préparations ne s'accompagnent d'aucune perte de poids.

A.—La matière est indéfiniment divisible, c'est un point trop généralement admis en physique pour être contesté.

Avec 1 grain d'or (0,05 gr.) on peut faire une feuille de 50 pouces carrés, divisible en 2,000,000 de parties visibles ; — 1 grain de cuivre·dissous dans l'ammoniaque et jeté dans 77 pouces cubes d'eau, la colore en bleu. 1 pouce cube d'eau renferme 216,000,000 de parties visibles, le grain de cuivre se trouve donc divisé en 77 fois 216,000,000 de parties, c'est-à-dire 16,222,000,000 de parties clairement appréciables, par conséquent en un nombre beaucoup plus grand de molécules microscopiques.

On a calculé que 1 grain de musc contenait 320 quatrillions de parties pouvant affecter l'odorat.

1 grain de carmin colore 20 kilogrammes d'eau, et chaque molécule colorante n'a que $\frac{1}{30\,000\,000}$ de pouce d'étendue.

Vous pouvez juger par ces faits combien la matière est divisible, et je ne vois pas pourquoi elle le serait moins entre les mains des pharmaciens homœopathes qu'elle ne l'a été pour Wollaston et les physiciens.

Or, messieurs, il faut remarquer ici que les divisions précédentes ont été obtenues par voie de simple pression pour l'or, ou de solution pour le cuivre et le carmin. Dans les préparations homœopathiques un nouvel élément intervient, je veux dire le frottement pour la trituration, la succussion pour la dilution, l'une et l'autre imprimées à la substance médicamenteuse *mêlée à un véhicule inerte*. J'insiste sur cette dernière condition ; car, ainsi que je vous le disais tout à l'heure, elle favorise la division à un point extrême, en vertu de cette loi que les molécules s'attirent en raison de leur masse.

Hahnemann croyait à l'influence de ce mouvement moléculaire, et lorsque ses adversaires lui proposaient de rendre médicamenteuses les eaux limpides du lac de Genève, en y jetant un grain de substance active, il répondait que l'entreprise serait possible si on voulait lui fournir un instrument destiné à agiter cette masse de liquide, et à lui imprimer les secousses nécessaires.

Un jour aussi Archimède avait promis de soulever le monde avec un levier, si on voulait lui donner un point d'appui. Le grand géomètre n'ayant pu le découvrir, l'univers est resté ce que la Providence l'avait fait. Les adversaires de Hahnemann n'ayant point su lui offrir l'appareil qu'il demandait, l'expérience n'a pas été tentée, et le lac de Genève n'a point vu ses eaux acquérir de puissance médicinale.

Restons donc dans les limites de nos préparations, et veuillez remarquer qu'il y a en elles bien plus qu'une pulvérisation ou une simple dissolution.

N'est-ce donc rien que ce frottement continué pendant une heure pour une trituration, et ce mouvement intime qui se produit dans la masse liquide au milieu des succussions? N'y a-t-il pas ici développement d'électricité? Et ce fait, mal apprécié encore quant à l'accroissement qu'il peut donner aux vertus médicinales, est-il donc sans valeur? Vous ne pourriez raisonnablement le soutenir.

Tirons donc de ces faits une première conclusion : la matière est indéfiniment divisible, et le
mode de préparation enseigné par Hahnemann est
plus que tout autre capable d'accroître encore cette
divisibilité. Il n'y a donc pas de raison de nier la
présence du médicament dans les dilutions et les
triturations.

B. — On y est d'autant moins autorisé, que les
procédés physiques et chimiques permettent de la
retrouver jusqu'à un certain degré de division.

Jourdan d'abord raconte une expérience faite par
MM. Pétroz et Guibourg, ses collègues à l'Académie,
sur le sublimé corrosif à la 15e dilution. Ces
messieurs mirent dans un verre de montre une
goutte de ce médicament, y ajoutèrent une très-
petite quantité d'hydrosulfate de soude, et, en éva-
porant, constatèrent la présence d'une couche opaque donnant au verre une teinte noirâtre.

Ayant répété cette manipulation avec l'hydrosulfate de soude et l'alcool pur, ils eurent une couche
opaque à reflet grisâtre, composée de soufre précipité. *Mais il est certain*, écrivirent-ils, *que l'effet est
moins marqué que lorsqu'on emploie la solution de
sublimé* [1].

Les expériences ayant été reprises en Allemagne,
on est arrivé, en précipitant sur une lame d'acier

[1] Jourdan, *Introduction à la matière médicale de Hahnemann*,
p. VII.

décapée, la 10ᵉ dilution de platine, à retrouver, par le microscope, des particules métalliques; — L'or, traité de la même manière, a été reconnu à la 5ᵉ, à la 10ᵉ et à la 11ᵉ dilution; — l'argent à la 12ᵉ; — le cuivre à la 5ᵉ; on a même dit à la 7ᵉ et à la 12ᵉ.

Une expérience faite par Thompson et rapportée par notre savant confrère le docteur Ozanam, confirme entièrement ces premières recherches.

Thompson ayant fait dissoudre 1 grain (0,05 gr.) de nitrate de plomb dans 500,000 grains d'eau, et ayant fait passer dans cette masse un courant d'hydrogène sulfuré, la vit se colorer en noir.

Or, 1 goutte d'eau pesant un grain, il y aurait dans cette masse 500,000 gouttes; 1 goutte pouvant couvrir une surface de 1 pouce carré, et un microscope ordinaire permettant de distinguer la millionième partie de cette surface, on peut dire que la masse de liquide prise par Thompson contenait 500,000 parties multipliées par 1,000,000, c'est-à-dire 500,000,000,000 de parties visibles. Toute la masse étant colorée, il faut reconnaître que le grain de nitrate de plomb se trouvait divisé, en réalité, en 500,000,000,000 de parties, ce qui représente la 6ᵉ dilution.

On peut encore aller plus loin.

Un de nos plus habiles constructeurs d'instruments de précision, M. Froment, est parvenu, en effet, à diviser 1 millimètre en 1,000 parties visibles au microscope. Or, une goutte d'eau pouvant recouvrir 5 centimètres en longueur, donc 30,000 des divisions de Froment, donne en surface, le carré de ce nombre, c'est-à-dire 900,000,000 de parties qui seront contenues dans 5 centimètres carrés. La quantité de liquide pourrait ainsi se diviser en 45 quatrillions de parties, et le soufre représenterait pour chaque goutte d'eau la quatrillionième partie de 1 grain, c'est-à-dire la 9ᵉ dilution.

Les procédés de la chimie ont encore permis de reconnaître $\frac{1}{1,024,000}$ de soufre par l'acétate de plomb ; $\frac{1}{2,048,000}$ d'iode avec l'amidon ; $\frac{1}{5,000,000,000}$ d'arsenic avec le nitrate d'argent ; $\frac{1}{2,000,000,000}$ de plomb par l'hydrogène sulfuré.

Mais il y a encore d'autres procédés d'analyse : l'analyse par l'odeur, celle par les flammes colorées et l'analyse de Bunsen ; toutes donnent des résultats importants. L'analyse par l'odeur consiste à développer celle-ci en élevant la température du corps. A cet effet on approche de ce dernier un disque métallique préalablement rougi au feu. En agissant de la sorte, le docteur Ozanam a reconnu l'iode et le musc dans la 5ᵉ trituration. Ces deux médicaments avaient été préparés par M. Catellan.

Dans l'analyse par la flamme, on porte au milieu de celle d'une lampe à esprit-de-vin, le corps que l'on veut étudier, et on constate le changement de couleur qui se produit. Le docteur Ozanam a encore reconnu par ce moyen le sulfate de cuivre à la 3e trituration, le lithium à la même puissance, et la soude à la 7e.

Enfin, l'analyse de Bunsen, accomplie à l'aide du spectre solaire, a permis de retrouver 1 trois-millionième de milligramme de sodium (5e dilution), 1 neuf-millionième de lithium, et de prouver que ce métal, si longtemps ignoré, est très-répandu à la surface du globe, mais à *dose infinitésimale*.

Bunsen fait même cette remarque : « Quand « l'analyse ordinaire est incapable de révéler la « présence de ce métal dans 1 LITRE d'eau miné- « rale, 1 GOUTTE suffit pour la constater avec cer- « titude par les procédés optochimiques[1]. »

Cette réflexion pouvant s'appliquer à toutes les substances, force nous est de reconnaître, messieurs, que nous n'avons pas le droit de nier la présence d'un corps dans une préparation parce que la chimie n'a pas su la démontrer.

Poursuivons. En multipliant les essais qu'il avait commencés au laboratoire de l'École normale, le docteur Ozanam a retrouvé, toujours à l'aide de l'appareil de MM. Bunsen et Kirchhoff, le potassium à la dose de 1 millième de milligramme (3e dilu-

---

[1] V. l'*Homœopathie devant la découverte de Bunsen*, par le D^r Ch. Ozanne, ou *Art médical*, t. XV, p. 68.

tion), le strontium et le calcium dans la proportion de 600 millionièmes de milligramme (9ᵉ dilution) ; le chlorure de sodium à la 4ᵉ et à la 5ᵉ dilution, et aussi dans 1 goutte de la 6ᵉ.

L'étude des substances gazeuses, soumises à l'analyse spectrale, vient encore confirmer ces premiers résultats. Ces gaz, vous le savez, sont contenus dans des tubes spéciaux, les tubes de Geissler. « Le « gaz enfermé dans ces tubes, dit M. Ozanam, est si « raréfié qu'il est en général impossible de constater « sa présence soit à l'aide de balances, soit à l'aide « de réactifs ; mais ils donnent des spectres magni- « fiques[1]. »

Nous voilà donc bien loin du temps où l'on niait la présence des médicaments homœopathiques dans les dilutions et les triturations parce que la balance, le goût, l'odorat et les réactifs ne pouvaient la préciser. L'analyse spectrale dépasse toutes les espérances que l'on aurait pu concevoir, et elle nous donne raison. Elle-même est-elle le dernier mot de la science sous ce rapport ? Personne n'oserait l'affirmer. Toujours est-il que, dès à présent, les procédés modernes mettent hors de doute l'existence de la substance active pour un certain nombres d'atténuations, un fait important prouve qu'il doit en être ainsi de toutes. Ce fait, c'est que nos préparations pharma-

Loc. cit., p. 134.

ceutiques s'accomplissent sans perte de poids. Or, s'il n'y a pas de substance perdue, il faut que le médicament soit présent dans la 30e dilution, aussi bien que dans la 1re.

Cette première objection ruinée, nous nous trouvons en présence d'une seconde. Celle-ci consiste à dire que si la substance active existe dans les triturations et les dilutions hahnemanniennes, elle y est en quantité trop faible pour avoir une action sur l'organisme ; ce qui ferait présumer que l'effet curatif d'un médicament est en rapport direct avec sa quantité.

C'est là une grave erreur : car la partie active d'un agent thérapeutique n'est pas l'ensemble de ses molécules matérielles, mais bien la force, le dynamisme qui est en lui. Or rien ne s'oppose à l'action des forces aussi sûrement que la cohésion.

Ceci est un fait reconnu pour l'affinité ; d'où ce précepte des alchimistes : *Corpora non agunt nisi soluta*. Ceci est vrai encore des forces physiques ; la force expansive de la vapeur est là pour le prouver.

Avec quelques kilogrammes d'eau, vous ferez peu de chose assurément ; mais avec cette même quantité réduite à l'état de vapeur, vous soulèverez des quantités énormes ; et, en l'employant comme force de traction, vous franchirez l'espace sans tenir compte du temps.

Ce sont là, je le sais, des faits purement analogiques; en voici de plus directs. Pour les poisons, l'action est d'autant plus violente que les molécules de l'agent toxique sont plus mobiles, plus absorbables, plus diffusibles. L'effet de l'arsenic métallique, pris en masse, est nul; celui de l'acide arsénieux, corps plus soluble, est plus énergique; l'acide cyanhydrique, qui est liquide, mais essentiellement volatil, est foudroyant. L'hydrogène sulfuré, naturellement gazeux, tue un cheval quand il se trouve mêlé à l'air dans la proportion de 1/200, et tue un oiseau dans la proportion de 1/1500[1].

1 milligramme d'iodure de mercure, mêlé à 20 litres d'eau, tue les poissons. N'est-ce pas là une dose infinitésimale?

Si de l'action toxique, vous passez à l'*action pathogénétique*, la puissance des corps impondérables (il vaudrait mieux dire : des corps impondérés) devient incontestable.

On cite souvent l'exemple de ce pharmacien qui ne pouvait pulvériser de l'ipécacuanha sans avoir un violent accès d'asthme, tandis qu'il maniait cette racine sans inconvénient quand elle n'était pas à l'état de poudre.

Ne sait-on pas que, de tous les ouvriers occupés à travailler le sulfate de quinine et la céruse, les plus

---

[1] Voy. mon mémoire : *De l'action des infiniment petits démontrée par la chimie*, in *Annales de la médecine homœopathique.* Paris, 1842.

exposés sont ceux qu'on occupe à pulvériser ces composés ?

Trousseau raconte, dans son *Traité de thérapeutique*, comment des matelots, qui montaient un bâtiment chargé d'huile de térébenthine, furent pris d'hématurie. Aucun d'eux cependant n'avait absorbé autre chose que les vapeurs dont l'atmosphère du vaisseau était chargée.

M. Follin ayant voulu savoir quelle était la limite de l'action de l'atropine sur la pupille, fit dissoudre $0^{gr},01$ de sulfate d'atropine dans 500 grammes d'eau; 1 gramme de cette solution contenait donc cinq cents fois moins de substance active, et 1 centigramme en renfermait cent fois moins encore, donc $\frac{1}{5,000,000}$; 1 goutte pesant $0^{gr},05$, contient $\frac{5}{5,000,000} = \frac{1}{1,000,000}$. 8 à 10 gouttes suffisant à dilater la pupille, il résulte que 8 à 10 millionièmes de sulfate d'atropine donnent ce résultat. Remarquez qu'il s'agit ici d'une solution sans succussion, ce qui a son importance [1].

Enfin, messieurs, il est encore un fait que j'invoque. Vous savez combien les femmes nerveuses absorbent d'éther liquide, même de chloroforme, sans pouvoir souvent calmer leurs douleurs. Vaporisez ces corps; il y a plus, faites que ces vapeurs soient dynamisées par leur mélange avec l'air qui entre dans les poumons, et vous obtiendrez l'anes-

[1] Voy. *Étude sur l'ophthalmoscope*, par le Dr Achille Boyer, p. 18.

thésie, avec laquelle les opérations chirurgicales les plus pénibles seront accomplies sans que le malade en ait conscience.

L'action pathogénétique, comme l'action toxique, est donc bien en raison directe de l'expansion moléculaire et non pas en raison du poids de la substance employée.

Il en est encore ainsi des *actions thérapeutiques.* Lorsqu'il s'agit d'actions directes, spécifiques, le médicament a d'autant plus d'énergie curative qu'il est plus soluble. Le sulfate de quinine, peu facile à dissoudre dans l'eau simple, mais bien plus dans l'eau acidulée, agit beaucoup mieux quand on l'additionne d'un peu de jus de citron ou de quelques gouttes d'un autre acide, et le citrate de quinine, naturellement soluble, agit plus vite que le sulfate.

Le mercure vient confirmer cette loi. A l'état brut, métallique, il est inusité; réduit en vapeur, son action est tellement violente qu'il « *fait naître des accidents qui en interdisent l'emploi*[1]. On prend, en conséquence, un moyen terme, lequel consiste à triturer ce métal avec un corps inerte, c'est-à-dire à l'éteindre.

Dans le traitement de l'iléus, où l'on recherche une action mécanique, on donne sans inconvénient 60, 100, même 200 grammes de *mercure* coulant,

[1] Voy. Trousseau et Pidoux, *Traité de thérapeutique et de matière médicale,* t. I, p. 226.

tandis que le mercure éteint au moyen du miel, prescrit à la dose de 5, 10, 20 centigrammes, au plus, comme antisyphilitique, cause souvent la salivation, ce qui n'a pas lieu avec les 200 grammes de métal brut.

Le *calomel* a aussi une action variable en raison de son degré de cohésion. Celui qu'on obtient par précipitation est plus irritant, c'est-à-dire développe une action locale plus violente que le mercure doux préparé à la vapeur. Trousseau a même été jusqu'à dire : « Les trois variétés de protochlorure mercu-« riel ne diffèrent que d'après leur degré de divi-« sion. D'après M. Moritz, la ténuité du calomel en « pain, divisé par porphyrisation, étant prise pour « unité, celle du calomel à la vapeur, ou de Josias « Jewel, s'exprime approximativement par 4, et « celle du calomel de Scheele, ou précipité blanc, « par 14. » Ce même auteur ajoute :

« Leur activité est en raison directe de leur état de plus grande division [1]. »

Aussi, quand vous voulez employer ce médicament de manière à obtenir son action générale, vous contentez-vous de donner 5 à 15 centigrammes par jour, tandis qu'il faut 30 centigrammes pour avoir l'effet purgatif, c'est-à-dire local.

L'*iode* agit d'une manière entièrement analogue.

[1] Trousseau et Pidoux, *Traité de thérapeutique*, etc., t. I, p. 229.

Avec 0^{gr},01, on obtient l'iodisme aigu, causant une
excitation générale, mais superficielle : fièvre, éruptions, etc.; avec 0^{gr},002, il se produit un iodisme
chronique observé par MM. Rilliet et Barthez, et ayant
pour caractères : un amaigrissement rapide, malgré
un appétit exagéré, des palpitations nerveuses, l'hy-
pochondrie et l'hystérie. Ici l'action semble en rapport inverse de la quantité employée, mais elle est
en raison directe de la proportion absorbée. D'où
cet aveu de Trousseau : « Ce serait même lorsqu'il
« est donné à petites doses que l'iode produirait avec
« plus de facilité l'iodisme constitutionnel [1]. »

Enfin, messieurs, l'*huile de foie de morue*, dont
l'efficacité est attribuée par tous les auteurs à l'iode,
au chlore, au brome et au phosphore, contient
tous ces corps en proportions infiniment petites, si
vous les comparez à la quantité du corps gras, parfaitement inerte de sa nature.

Il y a plus : lorsqu'on veut obtenir pour beaucoup
de médicaments une action générale énergique, on
diminue les doses, on les fractionne. C'est le fait de
l'*ipécacuanha* dont on administre de 0^{gr},10 à 2 grammes pour produire un effet vomitif, tandis que l'on
prescrit de 0^{gr},05 à 0^{gr},10 pour arrêter la dysenterie.
Employé à cette dose pour d'autres affections, il ne
donne ni vomissement ni diarrhée.

[1] L. C., p. 292.

Il résulte évidemment de tous ces faits que l'action générale et spécifique est, comme je vous l'ai dit, en raison de la quantité absorbée et non pas proportionnée à la dose prescrite. Rien ne prouve donc que dans les préparations hahnemanniennes la quantité soit trop faible pour avoir une action sur l'organisme malade[1].

Troisième objection.—Les faits qui précèdent étant indéniables, on les accorde ; mais on ajoute que le médicament homœopathique étant à dose impondérable, sa quantité est infiniment moindre que celles employées dans les faits précédents ; qu'en admettant donc que la puissance d'un médicament ne soit

[1] ANALYSE DE L'HUILE DE FOIE DE MORUE, PAR LE Dr JONGH.

	HUILE NOIRE.	HUILE BRUNE.	HUILE BLANCHE.
Acide oléique, gaduine et deux autres matières indéterminées.	69.785	71.757	74.033
Acide margarique.	16.145	15.121	11.757
Glycérine.	9.711	9.075	10 177
Acide butyrique.	0.159	» »	0.074
Acide acétique.	0.125	» »	0 046
Acides fellinique et cholinique.	0.299	0.062	0.043
Bilifuloine et acide billifellinique.	0.576	0.445	0.263
Matière soluble dans l'alcool à 30 degrés.	0.038	0 015	0.005
Matière insoluble dans l'eau, l'alcool et l'éther	0.005	0.002	0.001
Iode.	0.0295	0.041	0.057
Chlore avec un peu de brome.	0.084	0.159	0 149
Acide phosphorique.	0.054	0.079	0.091
Acide sulfurique.	0 010	0.086	0.071
Phosphore.	0.0075	0.0114	0.021
Magnésie.	0 004	0 012	0.009
Soude.	0.018	0.068	0.055
Chaux.	0.082	0.012	0 009
Perte.	2 569	2.603	3.009
	100.000	100.000	100.000

pas en raison de sa masse, il faut bien reconnaître qu'il y a une limite à la réduction des doses, et que celles qu'on ne peut peser ne sauraient agir.

Des faits nombreux ruinent cette objection. Est-ce qu'on peut peser les émanations du musc et le principe odorant des fleurs ; celui de la valériane ? est-ce que la quantité de térébenthine absorbée par les matelots hématuriques était pondérable ? est-ce que la quantité d'ipécacuanha absorbée par le pharmacien asthmatique a jamais pu être matériellement appréciée ?

La physique et la chimie, si impuissantes à reconnaître les miasmes et les virus, autorisent-elles à les nier ? Non, car le choléra, le vaccin, la syphilis ne se développent pas moins, quoique l'analyse ne découvre rien dans l'air d'un pays ravagé par une épidémie, non plus que dans le pus d'un chancre ou d'un bouton de vaccine. Je puis même aller plus loin, les récentes expériences de M. Davaine m'y autorisent. Ce ne sont pas seulement les virus qui peuvent agir, mais les virus *dilués*. Cet auteur n'a-t-il pas tué des animaux en leur inoculant $\frac{1}{500}$, $\frac{1}{1000}$, $\frac{1}{10,000}$, même $\frac{1}{1\,000\,000}$ de goutte de virus charbonneux ; c'est-à-dire, avec des quantités équivalentes à la 3ᵉ et à la 4ᵉ puissance homœopathiques ? La chimie ne trouve rien dans ces préparations ; mais le microscope fait reconnaître 8 à 10 millions de bactéridies dans 1 goutte de sang, et ceci suffit à l'honorable académicien pour expliquer le danger de cette inoculation. Peut-être un jour le microscope nous dira-t-il aussi combien il y a de millions de molécules dans 1 goutte de médicament dynamisé. N'y a-t-il pas enfin des eaux minérales pour lesquelles l'analyse ne donne aucun résultat, et dont l'action thérapeutique est manifeste, les eaux de Forges, par exemple?

De tout cela, il faut conclure, messieurs, que l'organisme est un réactif plus sensible que tous les autres, car il décèle la présence d'agents impossibles à découvrir par les procédés des sciences naturelles. En sera-t-il toujours ainsi? On ne peut le prévoir. Concluons donc : les médicaments agissent à doses impondérées, mais peut-être pas impondérables.

Quatrième objection. — On dit enfin : La plupart des corps employés en homœopathie nous entourent, pourquoi donc ne sommes-nous pas sans cesse impressionnés par eux?

Ici, la réponse est facile. Ils n'agissent pas parce que, dans la nature, leurs molécules sont réunies en masses. C'est un fait providentiel sans lequel nous serions incessamment soumis à des influences délétères. Mais que ces molécules puissent se diviser et elles agiront, témoin la quinine, la céruse, le mercure ; qu'elles puissent nous atteindre de manière à être absorbées, comme les émanations des fleurs et celles de la térébenthine ou du musc, et nous aurons à en souffrir.

Il n'y a donc pas lieu de nous étonner si la Providence a voulu que la préparation des médicaments devînt un effet de l'industrie de l'homme ; si elle n'a pas mis en expansion constante ces puissances redoutables, dont il nous appartient de faire des agents utiles et bienfaisants.

Il résulte de tout ce qui précède, que l'action thérapeutique des infiniment petits est possible, vraisemblable, c'est-à-dire conforme aux faits les plus généraux, les plus vulgaires. On ne peut la nier sans se mettre en opposition avec les phénomènes admis par les sciences naturelles, c'est-à-dire sans repousser la divisibilité indéfinie de la matière, le développement des forces chimiques, toxiques et thérapeutiques par la diminution de la cohésion et l'augmentation des surfaces ; faits qui prouvent comment la trituration prolongée et les succussions multiples augmentent la puissance curative et dynamique des agents de guérison.

Au surplus, la présence des infiniment petits est un fait général dans la nature. On le sait aujourd'hui, la lumière blanche donne 1,200 billions de vibrations par seconde, chacune ayant 400 millionièmes de millimètres de longueur ; et, dans ce fait, nous trouvons à la fois l'infiniment grand et l'infiniment petit.

Les êtres microscopiques sont partout dans l'univers : dans le plâtre des maisons, dans l'air qui nous entoure, au centre de nos tissus et de nos organes. Scoresby n'a-t-il pas parlé de méduses microscopiques qui peuplent les mers du Groenland, et dont il évaluait le nombre en disant qu'on en comptait 23,888,000,000,000,000 de milliards dans un espace de 2000 milles carrés [1]?

Concluons donc, messieurs : l'infiniment petit nous entoure, nous pénètre; il a le pouvoir de nous rendre malades, même de causer la mort, vous n'avez pas de motif de lui refuser la puissance de vous guérir.

[1] Ce nombre échappant à toute appréciation de l'esprit, le baleinier anglais, afin de le rendre plus compréhensible, disait qu'à le compter quatre-vingt mille individus auraient été occupés jour et nuit depuis la création du monde.

QUATRIÈME CONFÉRENCE

DOSES INFINITÉSIMALES

— SUITE —

———

Messieurs,

L'action curative des doses infinitésimales est vraisemblable, possible, conforme à tous les faits des sciences naturelles, je vous en ai donné la raison dans notre dernière conférence. J'ajoute aujourd'hui : Cette action est vraie, elle est réelle, et de ce fait j'espère vous offrir des preuves sans réplique.

Je sais cependant que je viens me heurter ici à un obstacle invincible au premier abord, car le meilleur moyen de vous convaincre serait de vous appeler au lit du malade, de vous convoquer à une étude publique. En l'absence de tout établissement hospitalier consacré à la pratique de l'homœopathie, je ne puis le faire.

Privé de cette ressource, je ne suis cependant pas

désarmé ; les annales cliniques nous restent, et celles qui se rapportent à l'application publique, passez-moi le mot, officielle, de notre doctrine renferment des résultats assez importants pour qu'il ne soit pas sans intérêt de les explorer. S'il est vrai, en effet, que l'homœopathie soit proscrite en ce moment des hôpitaux de Paris, il n'en a pas toujours été de même ; la province et l'étranger sont plus heureux que nous sous ce rapport, et des renseignements nombreux ont pu être par cela même recueillis.

Ceux-ci se divisent naturellement en deux classes, les faits heureux et les faits malheureux. Enregistrons les premiers et discutons les seconds, nous pourrons alors mieux en apprécier la signification et la valeur.

§ I

Je commence, messieurs, par les faits heureux, et si je les envisage dans leur ensemble, je trouve qu'ils conduisent tous à une même conclusion : dans les hôpitaux où l'homœopathie a été régulièrement appliquée, il y a eu diminution dans la mortalité et dans la durée des maladies, d'où la possibilité de recevoir dans un même temps une plus grande quantité de malades pour un même

nombre de lits. Il y a eu aussi, et comme conséquence, économie dans les frais de pharmacie et de
nourriture, les malades ayant de très-courtes convalescences à traverser.

Ceci a été reconnu d'abord par les administrateurs
de l'hôpital de Thoissey, à propos de la pratique du
docteur Gastier. « Nos registres attestent, ont écrit
« ces messieurs, que depuis l'entrée en fonctions
« de M. Gastier, le nombre des décès, relativement
« au nombre des malades admis à l'hospice, a été
« moindre qu'auparavant; que les dépenses en re-
« mèdes, en frais de pharmacie, ont été presque
« nulles, et que le service, devenu plus simple,
« plus facile, a été sensiblement allégé[1]. »

Rien de plus précis assurément que cette déclara-
tion. Son seul défaut est de n'être pas accompagnée
de chiffres, ce qui enlèvera peut-être de sa valeur
aux yeux des esprits difficiles, parce qu'ils se croient
positifs. Aussi est-il nécessaire de l'appuyer de résultats obtenus ailleurs.

Or, sous ce rapport, nous pouvons satisfaire à
toutes les exigences ; l'hôpital homœopathique de
Londres (*the London Homœopathic Hospital*), fondé
par les soins du docteur Quin, son médecin en
chef, et les hôpitaux allemands nous en offrent le
moyen.

---

[1] Voy. *la Mouche de Mâcon*, numéro du 6 février 1846.

A Londres, dans l'espace de quatre ans (du 1er avril 1850 au 51 mars 1854) 761 malades ont été traités par l'homœopathie : sur ce nombre 27 seulement sont morts ; ce qui fait 3,55 pour 100 [1].

En Allemagne, nous trouvons quatre hôpitaux : ceux de Gumpendorf, de Kremsier, de Linz, de Nechanitz. En réunissant la statistique des années 1845, 1846, 1847 et 1848, on arrive aux chiffres suivants :

Gumpendorf [2]	1845	988 traités,	74 morts	= 7,95 p. 100	
—	1846	1158 —	62 —	= 5,35 —	
—	1847	1164 —	80 —	= 6,88 —	
—	1849	1177 —	88 —	= 6,41 —	
Kremsier.	1845	221 —	8 —	= 3,58 —	
—	1846	460 —	19 —	= 4,13 —	
—	1847	841 —	30 —	= 3,45 —	
—	1848	498 —	37 —	= 7,45 —	
Linz.	1845	655 —	35 —	= 5,34 —	
—	1846	699 —	28 —	= 4,00 —	
—	1847	515 —	7 —	= 1,55 —	
—	1848	838 —	44 —	= 5,25 —	
Nechanitz.	1846, 47 et 58	404 —	10 —	= 2,47 —	
		9,618 traités,	522 morts	= 5,40 p. 100	

Or, d'après le relevé de Valleix, relevé fait pour son service à l'hôpital Sainte-Marguerite, il y aurait

[1] Return of cases treated at the London Homœopathic Hospital; extracted from the *British Journal of Homœopathy*.

[2] *Gazette homœopathique d'Autriche*, années 1846, 1847, 1848, 1849. D'après la dernière statistique de l'hôpital de Leopoldstadt, à Vienne, 723 malades ont été reçus en 1867, 28 sont morts; proportion, 4,3 pour 100. (*Allgem. Zeit.*)

11,5 pour 100 de mortalité en allopathie ; le bénéfice serait donc de 6 pour 100 en faveur de l'homœopathie.

Un fait analogue, plus concluant encore, a été constaté en Amérique. Il y a, en effet, à Saint-Louis, un hôpital dont une partie est desservie par des médecins homœopathes et l'autre par la médecine officielle. Voici les résultats obtenus de part et d'autre.

SERVICE HOMŒOPATHIQUE

654 malades reçus, 649 guéris, 3 morts, 5 en traitement : proportion de mortalité, 0,46 p. 100, 1 sur 215.

SERVICE ALLOPATHIQUE

821 malades reçus, 641 guéris, 57 morts, 123 en traitement : proportion de mortalité, 6,90 p. 100 [1], 1 mort sur 14,40.

Rentrons maintenant en France, messieurs : les chiffres n'y sont pas moins éloquents. Vous savez tous que Tessier, lorsqu'il était à l'hôpital Sainte-Marguerite, appliqua d'abord l'homœopathie au traitement de la pneumonie et du choléra. Encouragé par les résultats auxquels il parvint, et dont nous parlerons dans un instant, il usa de la thérapeutique hahnemannienne d'une manière géné-

[1] Voy. *Art médical,* l'intéressant travail du Dr Gallavardin : de la Mortalité comparative de la pneumonie, traitée par l'allopathie et par l'homœopathie, dans les hôpitaux de Vienne, Lyon, Roubaix et Saint-Louis ; décembre 1867. — Voy. aussi le travail du Dr Chauvet (de Tours), sur les doses infinitésimales, in *Bibliothèque homœopathique.*

rale et put résumer sa pratique par les chiffres
suivants :

	Malades reçus.	Morts.	Mortalité.
1849.	1,232	126	9,75 p. 100
1850.	1,677	138	8,22 —
1851.	1,694	135	7,96 —
Total.	4,603	399	8,55 p. 100

Le service était de 100 lits.

A la même époque et dans le même hôpital, pour
un service de 99 lits, Valleix arrivait à d'autres
résultats :

	Malades reçus.	Morts.	Mortalité.
1849.	1,087	169	14,71 p. 100
1850.	1,195	107	8,99 —
1851.	1,442	135	9,36 —
Total.	3,724	401	11,8 p. 100

Tessier, avec un avantage d'un seul lit, reçut
979 malades de plus que son voisin, et en perdit 3
pour 100 de moins ; il avait donc raison de dire
qu'avec l'homœopathie, la mortalité est moindre et
le séjour à l'hôpital est plus court qu'avec l'allopathie [1].

Autre exemple. Un de nos confrères les plus justement estimés, le docteur Liagre, attaché depuis
1856 à l'hôpital de Roubaix, où il suivait la médecine allopathique, crut devoir, dans ces dernières

[1] Statistique de l'hôpital Sainte-Marguerite, in *Art médical.*

années, traiter les malades de son service par l'homœopathie. Ici, c'était le même praticien, employant sur le même théâtre deux modes de traitement distincts. Quels furent les résultats?

Pendant sept années de traitement allopathique, de 1856 à 1862, 1,806 malades furent traités, 348 moururent; il y eut une mortalité de 19,26 pour 100.

Pendant deux années de traitement homœopathique, 1863 à 1864, il y eut 894 malades traités, et sur ce nombre 119 décès; proportion de mortalité : 13,31 pour 100. Avec l'allopathie, le maximum des entrées fut de 548, il fut de 478 avec l'homœopathie; bénéfice pour les malades : 130 entrées de plus dans une année et avec un service de 40 lits[1].

Ici encore : moins de décès, guérisons plus nombreuses, convalescences plus courtes, séjour à l'hôpital moins prolongé, d'où un plus grand nombre de sujets traités pour une même quantité de ls .

J'insiste sur ces conclusions, messieurs, parce que tous les chiffres que je vous ai cités les confirment, et que cette concordance vous prouve qu'il ne s'agit pas ici d'un succès obtenu par hasard et

---

[1] Voy. statistique de l'hôpital de Roubaix, par le Dr Liagre, in *Bulletin de la Soc. méd. homœop. de France*, t. VI, p. 329.

d'une manière exceptionnelle, mais bien d'un résultat d'autant plus remarquable qu'il est constant.

Si maintenant nous spécialisons nos recherches pour étudier les effets de l'homœopathie et de la thérapeutique officielle sur des maladies distinctes, nous arriverons à des chiffres bien dignes aussi de fixer votre attention.

Prenons d'abord la pneumonie.

S'il faut en croire les adversaires de Hahnemann, ce serait le triomphe de l'allopathie; on soutint même, pour un moment, que cette maladie guérissait sans le secours de la thérapeutique, de sorte que l'Académie de médecine mit au concours la question suivante : *de la Valeur de l'expectation dans le traitement de la pneumonie.*

Les résultats obtenus par une thérapeutique active justifiaient, il faut bien le dire, une tentative de ce genre.

Ainsi, sur un relevé de 65 malades publié par le professeur Andral, il y eut 36 morts et 29 guérisons; sur 123 pneumoniques traités par Chomel à la Charité, il y eut 40 décès, et 83 guérisons; sur 90 malades traités par M. Guéneau de Mussy, il y eut 38 décès et 52 guérisons. M. Bertin perdait dans ce même temps, à l'hôpital Cochin, 16 péripneumoniques sur 63, et M. Cayol accusait une mortalité de 1 sur 4. Vous voyez que je parle seulement des princes de la science; leurs chiffres se résument dans le tableau suivant :

	Malades traités.	Guéris.	Morts.
Andral.	65	29	36
Chomel.	123	83	40
Guéneau de Mussy.	90	52	38
Bertin.	63	47	16
Totaux.	341	211	130

Ce qui donne une moyenne de 38,1 p. 100 de mortalité.

Si vous ajoutez à ce chiffre les 25 p. 100 de M. Cayol et les résultats, incomparablement supérieurs obtenus par le professeur Bouillaud avec la saignée coup sur coup, résultats qui sont représentés par 11 p. 100, vous arriverez à une moyenne de 24 à 25 pour 100[1].

Peut-être, messieurs, penserez-vous que ces chiffres, empruntés au temps de notre jeunesse, ne représentent plus la puissance de la thérapeutique moderne. Voici des renseignements plus nouveaux.

En l'année 1861, la statistique des hôpitaux a enregistré :

Chez les adultes.	346 morts pour	1,165 malades;	moyenne	29,96 p. 100
Chez les enfants.	59 —	173 —	—	34,90 —
Chez les vieillards.	99 —	174 —	—	56,89 —

En 1862 :

Chez les adultes.	290 —	1,195 —	—	24,27 —
Chez les enfants.	37 —	143 —	—	25,85 —
Chez les vieillards.	133 —	290 —	—	63,64 —

---

[1] Voy. Andral, *Clinique médicale*, t. I, et Bouillaud, *Clinique médicale de la Charité*, t. II.

Ce qui donne pour l'année 1861 une moyenne de 29,95 p. 100
Et pour l'année   1862   —   25,87 —

Soit pour les deux années, en moyenne.   27,91 —

Les relevés antérieurs étaient de 24 à 25 p. 100. Vous voyez que la thérapeutique n'est pas plus heureuse aujourd'hui qu'au temps des Chomel, des Andral, des Guéneau de Mussy et des Bouillaud.

Or, messieurs, ces chiffres justifiaient complétement la question posée par l'Académie; ils la justifiaient d'autant mieux que Legendre et M. Barthez prétendaient arriver à des résultats bien plus brillants en abandonnant la maladie à elle-même, en laissant à la force vitale et à la Providence le soin de conduire le patient à guérison.

Des études faites en Allemagne paraissaient confirmer ces assertions. Ainsi, Dietl annonçait avoir perdu, avec l'expectation, 7,4 p. 100 en 1849; mais peu à peu ce chiffre s'éleva : il fut de 9,2 p. 100 en 1852 et de 20,7 p. 100 en 1855.

Bordes accusait une mortalité de 22 p. 100
Schmidt   —   23 —
Brandes   —   31 —

Veuillez remarquer ces chiffres : la première année, on ne perd que 7 pneumoniques sur 100, et on crie victoire; la seconde année, on perd 9 p. 100, et bientôt 20 p. 100; puis, en des mains moins heureuses, mais non pas moins habiles, la mortalité s'élève jusqu'à 31 p. 100.

Il n'en est pas moins vrai, toutefois, qu'en addi-
tionnant tous ces chiffres, on arrive seulement à
une moyenne de 18,81 p. 100, tandis qu'avec la
thérapeutique active, elle est de 24, 25, 27 p. 100.
L'avantage est donc à la force vitale.

Si vous voulez apprécier la valeur relative des
moyens préconisés, vous obtiendrez les chiffres
suivants :

Avec la saignée, la moyenne de mortalité est	27	p. 100
Avec la saignée coup sur coup, M. Bouillaud dit	10 à 11	—
Avec l'émétique	21,38	—
Avec un traitement mixte	15,50	—

En résumé, les résultats offerts par l'allopathie
varient de 27 p. 100 à 11 p. 100, ceux de l'expectation restent fixés à 18,81 p. 100.

Que peut l'homœopathie?

En réunissant les chiffres fournis par les différents hôpitaux d'Allemagne, nous trouvons que 381
pneumoniques y ont été soignés en quatre ans
(1845, 1846, 1847, 1848). Sur ce nombre 19 ont
péri ; soit donc 4,94 p. 100. A l'hôpital Sainte-Eu-
génie, Tessier avait perdu 3 malades sur 41, c'est-à-
dire 7,3 p. 100.

De son côté, le docteur Liagre a publié les statistiques suivantes pour son service de l'hôpital de
Roubaix.

Avec le traitement allopathique appliqué de 1856
à 1863 inclusivement, 59 malades traités, 40 guéris,

19 morts, soit une moyenne de mortalité de 32,10 p. 100. Avec l'homœopathie, en trois ans (1863, 1864, 1865), 49 malades traités, 47 guéris, 2 morts, 4,09 p. 100. En réunissant les trois moyennes pré_cédentes, on trouve donc pour la proportion de mortalité fournie par l'homœopathie, 5,44 p. 100 [1].

D'où il résulte, messieurs, qu'avec les traitements actifs ordinaires on perd 27 p. 100, avec l'expectation 18,81 p. 100, et avec l'homœopathie 5,44 p. 100, différence énorme constatée dans des pays différents, dans des hôpitaux éloignés les uns des autres, et dont la concordance a une valeur qui ne peut être récusée.

La fièvre typhoïde n'a pas donné de résultats moins précis que la pneumonie. Nous trouvons pour les hôpitaux allemands 179 malades traités, 20 morts, donc 1 sur 8,90, ou moins de 11 p. 100. M. Liagre, dans les sept années où il suivit les moyens ordinaires, traita 181 fièvres typhoïdes, il perdit 20 malades, ce qui fait 1 sur 9,45, plus de 11 p. 100; et, quand il s'adresse à l'homœopathie, il traite 63 fièvres typhoïdes, perd 3 malades, soit 1 sur 21, moins de 5 p. 100. — Il résulte d'un rapport lu à l'Académie de médecine par M. Andral, en 1856, que la mortalité dans cette maladie est de 1 malade sur 4 à 5, donc 20 à 25 p. 100 [2].

[1] Compte rendu du Congrès homœopathique de 1867.
[2] *Bulletin de l'Académie de médecine,* tome I, p. 496.

La *Gazette des Hôpitaux* apporte ici des chiffres analogues. Pour 1866, 334 décès sur 1771 malades : 18,80 p. 100 ; en 1867, 324 décès sur 1731 malades, 18,72 p. 100 ; enfin, pour 1868, 358 morts sur 1681 typhiques, soit 21 p. 100 [1]. La mortalité avec l'homœopathie est donc moitié moindre qu'avec la thérapeutique rationnelle.

Prenons un autre exemple. Le docteur Jousset, ayant assisté, en province, à deux épidémies de scarlatine miliaire, traita la première avec les ressources de l'allopathie ; sur 33 malades, il enregistra 12 décès, donc 27 p. 100. On était alors en 1850. En 1852, retour de la même maladie à l'état épidémique ; cette fois notre confrère lui oppose un traitement homœopathique dont *aconit, mercurius solubilis* et *baryta carbonica* font les frais ; avec ces moyens il traite encore 33 malades et n'en perd que 3 ; proportion : 9 p. 100 au lieu de 27 p. 100 [2].

Enfin, messieurs, je ne puis terminer sans vous dire quels résultats nous avons obtenus avec le choléra.

En 1832, le docteur Mabit (de Bordeaux) perdit avec l'allopathie 47 p. 100, et avec l'homœopathie 7 p. 100 ; en même temps le docteur Bakody, à Raab, Hongrie, perdait 2 malades sur 49, donc 4 1/2 p. 100.

[1] *Gazette des Hôpitaux*, 20 février 1869.
[2] *Art médical*, année 1865, t. I, p. 361.

D'après le docteur Rapon [1], en 1832, à Vienne, les homœopathes perdirent 9 p. 100, tandis que l'allopathie enregistrait 222,342 décès sur 457,536 malades, soit 52 p. 100. Les homœopathes avaient traité 14,014 malades, sur lesquels 12,748 avaient guéri. Ces chiffres étaient importants.

En résumé, sur 14,014 cholériques, on compte 12,748 guérisons et 1,266 décès, donc 1 sur 11,66, ou 9,84 p. 100. Dans le même temps la médecine officielle traitait 901,413 malades et en perdait 462,581, soit 51 p. 100 [2].

En France, les résultats furent moins brillants ; sur 20 malades, Tessier en perdit 7, un peu plus de 33 p. 100; mais dans les services voisins la mortalité dépassait 50 p. 100.

A côté de ces exemples, j'en place un autre bien significatif et qui sera le dernier, celui de l'hôpital de Saint-Louis, en Amérique. Dans le service homœopathique, en tenant compte seulement des quatre maladies les plus terribles de ce pays, le *typhus*, la *pneumonie*, la *diarrhée* et la *dysenterie*, on arrive à ceci : Sur 179 malades, 167 guérisons, 2 morts, 10 restés en traitement. Supprimons ces 10 dont le sort ne nous est pas connu, et nous dirons que

---

[1] *Histoire de l'homœopathie*, t. I, p. 257.

[2] Léon Simon père, *Instruction sur le traitement homœopathique du choléra-morbus asiatique*, in *Journ. de la Soc. Hahnemanienne de Paris*, T. III, p. 757.

sur 169 malades, 167 ont guéri et 2 sont morts, ce qui fait une proportion de 1 mort sur 84 malades. Dans le service où l'on emploie les moyens ordinaires, sur 169 malades traités, 90 ont guéri, 63 sont morts et 16 sont restés en traitement, ce qui fait une mortalité de 1 sur 3, tandis que dans le service homœopathique, c'était 1 sur 84 [1].

Eh bien, messieurs, ces chiffres parlent assez haut, non pas seulement par la différence qui existe entre eux et ceux de la médecine officielle, mais surtout en raison de la constance même des effets obtenus. Soit que vous preniez en bloc les statistiques des services hospitaliers, confondant ainsi toutes les maladies et tous les malades, soit que vous sui-

[1] Voici ce tableau :

SERVICE HOMŒOPATHIQUE

	Malades traités.	Guéris.	Morts.	En traitement.
Typhus,	39	55	2	2
Pneumonie.	13	13	»	»
Diarrhée.	95	92	»	3
Dysenterie,	52	27	»	5
Total.	179	167	2	10

SERVICE ALLOPATHIQUE

	Malades traités.	Guéris.	Morts.	En traitement.
Typhus.	10	2	7	1
Pneumonie.	23	10	12	1
Diarrhée.	106	71	23	12
Dysenterie.	50	7	21	2
Total.	169	90		16

viez l'une ou l'autre thérapeutique aux prises avec une même affection, vous arrivez toujours à constater des avantages marqués du côté de l'homœopathie. Or, celle-ci employant les doses infinitésimales, force vous est de reconnaître que ces dernières ont une action curative réelle, positive, indéniable.

§ II

Et cependant l'homœopathie est exclue des services hospitaliers; il y a plus, cette proscription, nos adversaires la font reposer sur des expériences également publiques, mais, dit-on, désastreuses. Il faut les apprécier[1].

Les unes ont été faites par des chefs de service peu au courant de l'homœopathie; les autres ont été dirigées par les homœopathes eux-mêmes.

En premier lieu se placent les expériences de M. le professeur Andral, à la Pitié. Ce célèbre confrère traita avec des globules 1 hommes et 17 femmes, en tout 35 malades, et il fit usage de 12 médicaments : *aconit*, *arnica*, *belladone*, *bryone*, *camomille*, *colchique*, *jusquiame*, *opium*, *mercure*

[1] Voy. Discours de M. Dumas au Sénat, à propos de la pétition adressée par les malades des dispensaires homœopathiques en vue d'obtenir un hôpital.

soluble, noix vomique, plomb et *pulsatille*. Quelques exemples vous feront voir comment il a procédé. Voici, en effet, cinq de ses observations. Il s'agit de l'*aconit*, prescrit en globules, à la 24ᵉ dilution.

« 1ᵉʳ MALADE. — L'aconit est à la 24ᵉ dilution. — Ce malade est un homme de 25 ans. — Maladie : gastrite. — Symptômes prédominants : fièvre intense. — Effets : deux pulsations de moins dans les 24 heures, et le lendemain une variole se déclare. »

Ici, je ferai plusieurs remarques. La première, c'est que nous n'avons jamais dit qu'il fallut donner seulement un globule, à la 24ᵉ dilution, pour diminuer la fièvre. La seconde, c'est qu'il ne s'agissait pas d'une gastrite, mais seulement de symptômes gastriques, qui étaient les prodromes de la variole. En réalité on avait affaire à un varioleux. Or, nous avons toujours dit que l'*aconit* n'était pas approprié à la variole, mais que le *mercure*, le *thuya*, l'étaient infiniment plus. Donc, erreur de diagnostic, mauvais choix du médicament, administration contraire aux règles posées par Hahnemann : insuccès, cela devait être.

« 2ᵉ MALADE. — Fièvre intense, quotidienne. — Symptôme prédominant : impulsion du cœur. — Effet : nul. »

On ne rencontrera jamais dans nos observations que nous ayons choisi un médicament d'après un seul symptôme, et surtout que l'impulsion du cœur pût être un signe caractéristique pour l'emploi de l'aconit. — L'effet a été nul! Ainsi se trouve confirmé le principe établi par Hahneman.

« 3ᵉ MALADE. — Amygdalite aiguë. — Symptôme prédominant : fièvre intense. — Effet : diminution du pouls et du mal de gorge. »

Ici, le médicament était mieux choisi. Aussi le résultat a-t-il été la diminution du pouls et du mal de gorge, c'est-à-dire un effet favorable du globule d'aconit à la 24ᵉ dilution.

« 4ᵉ MALADE. — Tubercules. — Symptôme prédominant : fréquence du pouls. — Effet : diminution du pouls. »

Nous avons également dit que si l'aconit pouvait être utile quelquefois dans la phthisie tuberculeuse, il ne l'était jamais qu'à titre d'intercurrent, pour modérer l'accélération du pouls. Il a donc produit entre les mains de M. Andral ce que nous en aurions obtenu, ce que nous aurions annoncé d'avance. Ce fait, qu'on a voulu présenter comme malheureux, est ainsi tout à fait en notre faveur.

« 5ᵉ MALADE. — Arthritis aiguë. — Symptôme prédominant : fréquence du pouls. — Effet : céphalalgie vive. »

Peut-être aurait-il fallu dire : Symptômes prédominants : douleurs, gonflement, rougeur des articulations.

Je n'hésite pas à l'affirmer; une expérience sérieuse et consciencieuse exigeait des observations mieux rédigées ; .et cependant, telles que nous les rencóntrons, elles prouvent deux choses : l'illusion du praticien et la puissance du médicament. L'illusion du praticien, car, si Hahnemann a dit que l'*aconit* convenait à la fièvre inflammatoire, il n'a point ajouté qu'il fût homœopathique à la fièvre des varioleux, à celle des rhumatisants et à la fièvre des tuberculeux. Lors donc que M. Andral l'a donné indistinctement à un malade atteint de variole, à un autre porteur d'une amygdalite, à un phthisique et dans une arthritis aiguë, il a montré qu'il ignorait cette première condition de l'homœopathicité: l'individualisation. Puis, on ne sait pas pendant combien de temps le médicament a été donné, on ignore même combien de globules étaient administrés à la fois. De pareils faits prouvent donc contre leur auteur et non pas contre Hahnemann.

Je soutiens même qu'ils déposent en faveur de l'action des globules. Quoi! voici un médicament en général mal choisi (nous l'aurions remplacé chez le premier malade par le *mercure* et le *thuya*, par la *belladone* chez le troisième, par la *bryone* ou la *noix vomique* chez le cinquième), et, malgré cela, ces globules diminuent : dans le troisième cas, la fièvre et le mal de gorge; dans le quatrième, la fréquence du pouls, et vous dites que ces globules sont sans effet !

Vous reconnaissez qu'ils ont déterminé chez le cinquième malade une céphalalgie intense, et vous soutenez qu'ils sont inertes! Franchement, tout cela ne peut être sérieux.

En publiant les résultats de ses expériences, M. Andral a donc montré qu'il avait mal appliqué des principes qui lui étaient plus mal connus encore; mais il n'a rien démontré contre la valeur de ces principes, non plus que contre l'efficacité de nos médicaments et l'action des doses infinitésimales.

Trousseau n'a pas été plus heureux. Voulant montrer que tous les succès des doses infinitésimales étaient dus à l'imagination, il fit préparer des boulettes de mie de pain, et les administra en annonçant à certains malades des effets terribles, en promettant à d'autres un soulagement important. Ses prévisions s'étant réalisées, il en conclut que son éloquence seule avait eu de la valeur, la mie de pain n'ayant pas encore de vertus médicinales reconnues et définies.

Malheureusement pour Trousseau , ces expériences, si elles prouvaient en faveur de l'imagination du malade, ne démontraient en rien l'inefficacité de nos médicaments, puisque ceux-ci n'avaient pas été employés, et que la première condition pour juger d'un agent thérapeutique, est de s'en servir et de l'appliquer en suivant les préceptes tracés par ceux qui en préconisent l'emploi [1].

A côté de ces faits, d'une nullité absolue, il en faut placer d'autres plus importants pour la critique, puisqu'ils ont été produits par les homœopathes eux-mêmes. .

On trouve en première ligne les essais tentés par de Horatiis à l'hôpital *della Trinità*, à Naples, en 1828. Ces expériences avaient été autorisées par le roi ; elles commencèrent le 14 mars et finirent le 2 août. Dans cet intervalle, 200 malades furent reçus, et un seul mourut à la suite d'une variole confluente.

Certes, le résultat n'était pas défavorable à la nouvelle doctrine ; cela n'empêcha nullement les médecins de répandre les bruits les plus sinistres et d'élever leurs plaintes jusqu'au pied du trône. Le roi envoya alors le duc de Calabre s'assurer des faits. Celui-ci se rendit à l'hôpital, parcourut les salles, demanda les statistiques, et lorsqu'il eut reconnu la vérité, il se borna à dire : Tous ceux que je vois sont donc des morts ressuscités?

Mais ce qui prouve par-dessus tout la valeur de la pratique du docteur de Horatiis, ce fut l'effet produit sur ses confrères. Une commission, en effet, avait été nommée pour surveiller et contrôler la pratique du médecin homœopathe. Cette commis-

[1] Voy. *Journal de la médecine homœopathique*, par MM. Curie et Léon Simon, 1855.

sion se composait de huit membres ; sur ce nombre
deux seulement suivirent les visites avec exactitude,
ce furent le docteur Marcheroni et le docteur Alessi :
tous deux adoptèrent l'homœopathie à la suite de
ces études et devinrent de fidèles défenseurs de
Hahnemann. Quant aux six autres, ils fermèrent les
yeux pour ne pas voir. Pendant les quatre mois et
demi qui séparèrent le 14 mars du 2 août, Marry
ne vint jamais, Julinea parut une fois, Delforno
quatre fois, Lanza huit fois, Hicharassi une fois,
Ronchi cinq à six fois[1].

Voilà les faits ; vous pouvez les juger ; ils sont, je
crois, concluants. La guérison des malades et la
conversion des juges, prouvent suffisamment que
les expériences de Naples furent favorables à notre
cause.

Le 2 août, le roi quittait la capitale et emmenait
de Horatiis, qui était son médecin ; les expériences
cessèrent par ce fait même, et les clameurs ennemies
ne tardèrent pas à s'apaiser.

Les choses se passèrent autrement en France. Il
est bon, messieurs, que vous en connaissiez les détails, afin de juger où fut la bonne foi, afin aussi
d'apprécier l'impartialité de nos adversaires.

A Lyon, le docteur Gueyrard fut convié à faire des
essais dans le service de son ami, le docteur Pointe.

---

[1] Rapon, *Histoire de l'hômœopathie*, t. II.

L'expérience dura deux jours, pendant lesquels quatre malades furent confiés à l'homœopathie. Dès le premier jour, un de ces quatre malades avait été saigné par l'interne, en l'absence et sans le consentement de Gueyrard ; le nombre des malades se trouvait par cela même réduit à trois. En arrivant le matin du troisième jour, notre confrère s'aperçut que les salles avaient été soumises à une fumigation aromatique. Il refusa d'être plus longtemps le jouet de son confrère, et se retira. Cette expérience fut une comédie, rien de plus.

Celle qui fut tentée, à l'Hôtel-Dieu de Paris, par le docteur Curie, assisté de mon père, eut un caractère analogue. Ces essais avaient lieu dans le service du docteur Bally.

Celui-ci livra aux médecins homœopathes huit malades[1] :

1° Une femme de 70 ans, porteur d'un kyste de l'ovaire pour lequel elle avait subi onze fois la ponction ;

2° et 3° Deux catarrhes pulmonaires sur des sexagénaires ;

4° Une hépatite chronique avec flux hémorrhoïdal ;

5° Un emphysème pulmonaire, chez un vieux militaire cinq fois galeux ;

[1] Voy. *Lettre au ministre de l'instruction publique*, par le Dr Léon Simon, et les renseignements contenus dans les *Archives homœop.*, t. V.

6° Une fièvre typhoïde, chez un jeun garçon ayant eu antérieurement une affection p··lmonaire grave, et qui présentait des escharres au sacrum, lorsque le traitement homœopathique fut commencé ;

7° Un homme atteint de paralysie de la langue ;

8° Un phthisique au troisième degré.

Voici ce qu'on obtint : les deux catarrhes pulmonaires (n⁰ˢ 2 et 3) furent améliorés ; le n° 4 vit le flux hémorrhoïdal diminuer notablement.

La fièvre typhoïde (n° 6) guérit, et le phthisique éprouva une sensible amélioration (n° 8).

Toutefois, mon père, jugeant que M. Bally tenait mal ses promesses vis-à-vis des homœopathes, se retira au bout de quelques semaines, après avoir adressé au chef de service une protestation motivée[1]. Curie continua quelque temps encore et obtint des succès réels ; mais une circonstance étrange l'empêcha d'en tirer parti.

Il avait été convenu que les observations de tous les malades seraient relevées sur un registre, et que celui-ci resterait entre les mains de M. Bally. Cette clause fut exécutée. Mais le jour où les homœopathes demandèrent que ces documents fussent soumis à l'Académie, M. Bally répondit qu'il avait déménagé et que le registre était perdu.

____

[1] *Archives de la médecine homœopathique, t. V.*

Vous pouvez comprendre pourquoi cette tentative resta sans conclusion.

Il en fut de même des résultats obtenus par le docteur Chargé à l'Hôtel-Dieu de Marseille, en 1852[1]. Au premier abord, ces résultats paraissent foudroyants ; 26 malades furent traités, 21 moururent, 5 seulement guérirent. Reste à savoir ce qu'étaient ces vingt-six malades. On peut le dire d'un mot : tous étaient moribonds quand on les livra à l'homœopathie.

Pour bien apprécier un pareil résultat, il est utile de connaître les conditions dans lesquelles notre confrère se trouvait placé. Un mot d'historique est ici nécessaire.

Le maire de Marseille, effrayé de la mortalité de l'Hôtel-Dieu, et connaissant les succès obtenus par le docteur Chargé, proposa à celui-ci de lui donner une salle spécialement consacrée au traitement des cholériques par l'homœopathie. Cette ouverture avait lieu le matin, et le soir du même jour le docteur Chargé entrait en fonction. Il résulta d'abord de cette rapidité dans l'exécution, que la salle livrée à l'homœopathie ne put pas être convenablement préparée quant au matériel. Un seul élève et un seul infirmier y furent attachés. Ce n'était pas suffisant.

[1] Voy. *Trois jours à l'Hôtel-Dieu de Marseille.* par le Dr Chargé.

De plus, on avait mis cette condition : que l'homœopathie et l'allopathie auraient alternativement leur jour de réception, de telle façon que les 3, 5 et 7 septembre, tous les cholériques furent confiés au docteur Chargé, et les 4, 6 et 8 à ses collègues de l'Hôtel-Dieu.

Rien de plus loyal assurément. Comment le résultat fut-il aussi malheureux? Je ne veux pas le rechercher; mais je tiens à citer un fait. Un malade placé dans ce qu'on nomme, à Marseille, la salle des fiévreux, est atteint du choléra le 6 septembre. On le garde et on le soigne. La maladie s'aggrave, et c'est seulement le 7, à six heures du matin, qu'on pense à le transporter dans un autre service. Ce jour étant celui de l'homœopathie, on fait venir un brancard, et on se dispose à opérer le changement. Mais le docteur Chargé était arrivé et il déclara s'y opposer, disant que ce malade, atteint depuis la veille, appartenait aux cholériques de l'allopathie.

Cette réclamation était juste. Cependant, on cherche le directeur, les inspecteurs, etc., et la discussion recommence. Cette fois, elle n'eut pas à se prolonger : au milieu de ces allées et venues, le malade venait de mourir.

Ab uno disce omnes, pourrais-je dire. Supposez que le docteur Chargé soit arrivé cinq minutes plus tard, et le malade, atteint, depuis vingt-quatre heures, au centre même de l'hôpital et dans les conditions les plus désastreuses, était couché dans la salle de notre confrère et porté au compte de l'homœopathie, alors que celle-ci ne lui avait pas donné ses soins.

En résumé, 26 moribonds furent traités par l'homœopathie et 5 furent guéris ; voici le résultat vrai de cette expérience. Qu'aurait fait l'allopathie avec de pareils sujets? Il est permis de l'inférer de ses succès antérieurs. Ainsi du 20 juillet au 1er août, le registre de l'Hôtel-Dieu de Marseille constatait 7 admissions et 7 morts; les 6, 7, 9 août, 4 admissions, 4 morts ; les 20, 21, 22 août, 4 admissions, 4 morts. Elle a donc eu des jours plus désastreux que ceux de l'homœopathie. Et dans ses beaux jours que fait-elle? Elle perd, le 2 août, 2 malades sur 3 ; le 17, 4 malades sur 5 ; le 1er septembre de même[1]. Certes, messieurs, il n'y a pas lieu d'être fier d'un si mince résultat.

Vous ne serez donc pas étonnés, en présence des détails qui précèdent, si je soutiens que les chiffres de Marseille n'annulent en rien ceux qui expriment la pratique réelle de l'homœopathie, non pas pendant trois jours d'une épidémie terrible, mais pendant toute sa durée.

Or, au bout de ces trois jours, l'infirmier et l'élève étaient épuisés. Malgré les réclamations du docteur Chargé, tous les soins accessoires dont les

---

[1] Voy. la brochure du Dr Chargé.

cholériques ont besoin manquaient de la manière la plus complète. Les couvertures elles-mêmes étaient insuffisantes. Notre confrère, obligé de répondre à la fois aux exigences d'une vaste clientèle et au service de l'hôpital, était harassé. Il prit donc le parti de renoncer, et cette fois encore, il fallut reconnaître que, s'il y avait eu une victime sacrifiée aux rancunes de parti, c'était l'homœopathie et non pas les malades confiés à sa puissance et au dévouement sans bornes du disciple de Hahnemann.

J'en ai fini, messieurs, avec ces expériences malheureuses, vous pouvez apprécier leur valeur ; elle est nulle. La question resterait donc tout entière si Tessier, d'une part, le docteur Liagre, de l'autre, les médecins des hôpitaux d'Allemagne, d'Angleterre et d'Amérique n'avaient recueilli des chiffres concluants et devant lesquels l'action des médicaments homœopathiques, donnés à doses infinitésimales, ne peut être mise en doute.

On l'a bien senti ; et comme, en définitive, ces faits heureux se multipliaient dans la clientèle particulière à chacun de nous, aussi bien que dans la pratique hospitalière, on essaya de les expliquer. Ce fut alors qu'on imagina de renvoyer les succès de l'homœopathie à la sévérité de son régime et de soutenir que notre thérapeutique était seulement une expectation déguisée. Permettez-moi de le dire, cette objection est la critique la plus amère que l'on puisse faire de la thérapeutique officielle. Si on est plus heureux avec l'expectation qu'avec les traitements actifs, ceux-ci sont donc désastreux.

Mais notre régime, il suffit de le connaître pour en apprécier la valeur.

Dans les maladies aiguës, il ne diffère pas de celui prescrit par nos adversaires ; il se résume en un mot : la diète. Seulement celle-ci est moins sévère, moins rigoureuse, surtout moins prolongée avec nous qu'avec eux. La conséquence, c'est que les convalescences sont plus courtes, les forces ayant été mieux ménagées.

Or, la diète appartient, à toutes les écoles ; pourquoi est-elle si puissante dans nos mains et si dangereuse dans les vôtres ?

Pour les maladies chroniques, le régime est des plus simples. Il doit répondre à deux conditions : ne rien permettre qui puisse nuire au malade, ne rien autoriser qui soit capable d'entraver l'action du médicament.

La première condition est un facteur commun à toutes les écoles ; la seconde se réduit à proscrire les épices, le café noir, les liqueurs, les crudités, les viandes fumées, marinées, etc., les excès de tous genres. Mais n'est-ce pas encore ce que font tous les médecins ? La statistique, au surplus, nous donne raison. Nous l'avons vu : dans le traitement de la pneumonie, avec l'expectation, on a perdu 18 0/0 et 6 0/0 avec l'homœopathie ; la distance est trop grande pour n'être pas reconnue.

Soyez donc justes, messieurs, et reconnaissez qu'avec de pareilles proscriptions on ne saurait arriver aux résultats que nous obtenons tous les jours. Pour y atteindre, il faut des médicaments choisis d'après les règles que je vous ai tracées, préparés par voie de trituration ou de dilution, et donnés à doses infinitésimales.

On a dit encore que nous avons eu de pareils succès parce qu'il s'agissait de cas légers.

Il serait étrange vraiment que sur les 16,000 malades environ qui ont été traités dans les différents hôpitaux homœopathiques dont j'ai parlé, et qui ont donné une mortalité de 1070, c'est-à-dire environ 1 sur 16, tandis que M. Valleix nous donne 1 sur 11, il serait étrange, dis-je, que sur ces 16,000 et quelques malades il se fût rencontré seulement des cas légers. Il y aurait là, quelque chose de bien plus merveilleux, et de plus difficile à admettre que l'action curative des doses infinitésimales.

Soyons logiques, messieurs, et n'allons pas chercher d'un fait évident des explications ridicules. Les doses infinitésimales ont une action positive quand le médicament est bien choisi : voilà le sens véritable des faits que j'ai discutés.

§ III

Cependant, croyez-le bien, je sens tout ce que cette démonstration peut avoir de défectueux. Je ne me dissimule pas que, pour entraîner vos convictions, il nous faudrait expérimenter de nouveau et de la manière la plus officielle. Peut-être auronsnous un jour à le faire ?

S'il arrivait, par impossible, — mais vous savez qu'il est bon d'espérer quelquefois contre toute espérance : *spes contra spem*, — s'il arrivait, dis-je, qu'on fît de nouveau appel au dévouement des homœopathes, en leur proposant un service public, voici les conditions qu'il faudrait poser ; les tentatives antérieures nous en feraient une obligation.

Nous demanderions en premier lieu qu'un local tout entier nous fût affecté : nous voudrions être chez nous. N'avez-vous pas remarqué que toutes les tentatives faites dans les hôpitaux ou dans des services exclusivement homœopathiques avaient constamment prouvé la supériorité de notre thérapeutique, tandis que les mêmes tentatives accomplies dans des services étrangers avaient échoué ?

Notre prétention, au reste, se justifie par une considération essentielle : que l'homœopathie est une doctrine et non pas une médication. Or, si une série de moyens peut, en quelque sorte, être essayée partout, une doctrine doit avoir son sanctuaire et pouvoir compter sur ses assistants. De plus, pour diriger un traitement, il faut être libre, pouvoir organiser son service ; on agit mal, quand on est chez les autres.

2° La seconde condition serait de n'admettre que les malades qui se présenteraient volontairement et le demanderaient ; car c'est surtout quand il s'agit de la santé qu'il faut respecter la liberté de chacun. Choisir son médecin et son mode de traitement, n'est-ce pas déjà un soulagement pour celui qui souffre ? Cette condition, au reste, avait été officiellement reconnue dans une circonstance dont je dois vous dire un mot.

Vers 1848, le docteur Léon Marchant, de respectable mémoire, devait être nommé médecin à l'hôpital Saint-André de Bordeaux, dont il était déjà médecin-adjoint. Mais, au moment de l'entrée en fonction, on se rappela que notre confrère avait adopté l'homœopathie, et la commission administrative des hospices du chef-lieu de la Gironde imposa pour condition que le nouveau chef de service s'abstiendrait de toute pratique conforme aux enseignements de Hahnemann.

Léon Marchant, pensant qu'il s'agissait surtout d'éviter l'emploi des petites doses, accepta, supposant qu'on n'aurait jamais lieu d'incriminer sa conduite s'il prenait pour guide la loi des semblables, et sur cette dernière question, il voulait être invincible. Comment, en effet, en présence d'une maladie aiguë, s'adonner aux purgatifs et aux vésicatoires quand on possède des moyens plus directs?

Léon Marchant, ayant donc choisi ses médicaments pour les malades de l'hôpital, comme il faisait pour ceux de la ville, les prescrivit en teinture, au lieu de les donner en globules. On vit alors figurer sur les cahiers de visite : potion à l'alcoolature d'aconit, de bryone, de belladone, etc.; Léon Marchant fut dénoncé. La commission administrative s'adressa au ministre[1], et celui-ci consulta l'Académie pour savoir si la pratique qu'on lui demandait de condamner était bien l'homœopathie.

L'Académie fit cette réponse :

« 1° La doctrine avouée par M. L. Marchant, et « suivie par lui autant que cela lui a été possible « dans son service à l'hôpital, est la doctrine ho« mœopathique;

« 2° En conséquence, la commission administra« tive des hospices de Bordeaux est fondée à trouver « que l'engagement pris par M. L. Marchant, et dont « elle avait fait une condition de sa présentation « comme chef de service, n'a pas été remplie. »

La condamnation était absolue. Ce n'était pas,

---

[1] M. de Falloux.

cette fois, les doses infinitésimales qui se trouvaient proscrites, mais bien l'emploi des médicaments spécifiques choisis d'après la loi des semblables.

Seulement, pour être conséquente avec elle-même, la commission administrative aurait dû défendre aux collègues de M. L. Marchant de prescrire la belladone dans la scarlatine et *tutti quanti*. Faute d'avoir eu cette pensée, son opposition est devenue un fait personnel et non plus une question scientifique, une sorte de persécution dont les malades seuls ont eu à souffrir.

L'administration supérieure fut mieux inspirée; elle transmit la décision académique sans vouloir s'associer aux vieilles rancunes du docte aréopage, et le ministre ajouta le paragraphe suivant :

« *Toutefois, comme il s'agit d'une question délicate,*
« *en ce sens qu'elle touche à l'indépendance et à la con-*
« *science du médecin, en même temps qu'au progrès de*
« *la science, il y a lieu d'examiner si, en obligeant*
« *M. Léon Marchant à s'abstenir de toute pratique ho-*
« *mœopathique dans son service, il ne conviendrait pas*
« *de mettre à sa disposition une salle dans laquelle se*
« *rendraient* VOLONTAIREMENT *les malades qui préfére-*
« *raient la méthode homœopathique. De cette manière,*
« *sans confusion et sans inconvénients possibles, on*
« *pourrait expérimenter complétement un système dont*
« *le rapport fait à l'Académie de médecine constate la*
« *nature, mais non les mauvais résultats, et on ne*

« *mettrait pas M. Léon Marchant dans la nécessité*
« *d'opter entre sa place et ses convictions scientifiques,*
« *qui sont respectables en elles-mêmes* [1]. »

Je le dis hautement, messieurs, un pareil vœu honore à la fois l'administrateur assez indépendant pour le formuler et le médecin qui avait su s'en rendre digne. Il justifie également les conditions que je posais à de nouvelles et décisives expériences.

Si donc les homœopathes étaient appelés à se charger d'un service, il faudrait que les malades eussent le droit de s'y rendre sans contrainte ; pour cela, il faut plus qu'une salle dans un hôpital ; un établissement-spécial est nécessaire.

Dans le cas où la Providence réserverait à la doctrine de Hahnemann une pareille épreuve, croyez, messieurs, que tous nous serions prêts à la tenter. Placés comme je viens de le dire, nous demanderions un contrôle complet : celui de notre diagnostic et celui de nos moyens. La surveillance même la plus tracassière, nous l'accepterions encore ; mais, si les résultats de l'enquête devaient être consignés sur un registre, nous exigerions qu'ils le fussent en partie double, afin que les documents ne se perdissent pas au moment où il serait utile de les livrer à la publicité.

Peut-être penserez-vous, messieurs, qu'un établis-

[1] *Journal de la médecine homœopathique,* publié par la Société hahnemanienne de Paris, t. V.

sement comme celui dont je parle est un rêve, un idéal qui ne peut se réaliser et qui n'aurait pas sa raison d'être au milieu de l'organisation de l'assistance publique? Je crois qu'il pourrait trouver place dans l'enseignement, et si voulez me permettre une comparaison, vous jugerez peut-être que je n'ai pas tout à fait tort.

Certes, vous avez tous applaudi au développement que vient de recevoir dernièrement le haut enseignement pratique : vous avez applaudi à la création de ces amphithéâtres des hautes études, à ces laboratoires où les jeunes gens trouvent de savants professeurs pour les diriger dans l'application. Eh bien, si nous arrivions à avoir un établissement hospitalier dans le sens que j'indique, ce serait une sorte de laboratoire des hautes études médicales, et, à ce titre, il pourrait trouver place dans l'enseignement et donner lieu à d'heureuses découvertes.

Je ne sais si je m'abuse, messieurs, mais je crois avoir démontré, dans les trois entretiens que nous avons eu ensemble, 1° que la loi des semblables n'est pas aussi étrange qu'elle le paraît, qu'elle s'appuie sur des faits que la raison justifie entièrement ; 2° que l'emploi des doses infinitésimales est possible, conforme aux lois et aux découvertes de la science moderne, conforme à toute cette doctrine du dynamisme qui semble aujourd'hui vouloir dominer la philosophie comme la science elle-même ; qu'ainsi la loi des semblables et l'emploi des doses infinitésimales, en nous appuyant sur les résultats que nous avons constatés aujourd'hui, sont non-seulement possibles, mais réels.

Ce n'est pas tout cependant. Je sais qu'il faut nous élever plus haut, chercher dans la science un principe supérieur, plus général, qui nous permette de relier dans une théorie ces deux grands faits : 1° la guérison par voie de similitude ; 2° la guérison par l'action des petites doses. Cette théorie, Hahnemann l'a également donnée, et nous la trouverons dans la notion du dynamisme vital dont j'aurai à vous entretenir dans notre prochaine réunion.

Un dernier fait, messieurs.

Il y a peu de jours, un homme d'intelligence et de cœur voulant, devant moi, proclamer sa confiance en l'homœopathie, disait à une personne haut placée dans notre hiérarchie sociale : « Voilà quinze ans que je me suis confié à cette doctrine, elle m'a soutenu, protégé, délivré dans bien des circonstances ; et cependant, ma confiance personnelle est peu de chose ; mais je lui ai confié mes enfants, et pour moi, c'est tout. »

Messieurs, si vous êtes jamais appelés au chevet d'un père retenu sur son lit de douleur, auprès du berceau d'un enfant que la maladie accable, que peut-être la mort menace, et qu'en présence de pareilles souffrances vous vous trouviez désarmés,

ayant épuisé les ressources de la thérapeutique officielle, songez à l'homœopathie, choisissez votre
médicament d'après la loi que j'ai décrite et em-
ployez-le à doses infinitésimales.

Si vous hésitez, ayez recours aux lumières, au
dévouement des médecins homœopathes, et soyez
sûrs, messieurs, qu'aucun de nous ne vous fera défaut. C'est ainsi que nos maîtres ont procédé. En
les imitant vous jugerez à votre tour la valeur pratique de la doctrine de Hahnemann, et vous reconnaîtrez, je n'en doute pas, que ses principes reposent
sur ce que l'expérience et la raison ont de plus puissant et de plus juste.

DYNAMISME VITAL

MESSIEURS,

Hahnemann, en définissant la médecine : « *l'art de* « *rendre la santé aux personnes malades, ce qu'on ap-* « *pelle guérir,* » a posé implicitement trois pro-blèmes.

1° Qu'est-ce que l'homme à l'état de santé?

2° Comment de l'état de santé peut-il passer à l'état de maladie?

3° Comment de l'état de maladie peut-il revenir à l'état de santé avec le secours des médicaments ?

Ce qui revient à dire : qu'est l'homme à l'*état physiologique*, à l'*état pathologique* et aussi dans cette situation complexe que j'appellerai l'*état thérapeu-tique*?

Hahnemann a fait à chacune de ces questions une réponse précise. Pour définir l'*état physiolo-gique*, il dit : « Dans l'état de santé, la force

«vitale qui anime dynamiquement la partie maté-
« rielle du corps, exerce un pouvoir illimité. Elle
« entretient toutes les parties dans une admira-
« ble harmonie vitale, sous le rapport du sentiment
« et de l'activité, de manière que l'esprit doué de
« raison qui réside en nous peut librement em-
« ployer ces instruments vivants et sains pour at-
« teindre au but élevé de notre existence[1]. »

Pour l'auteur de l'*Organon*, le *composé humain* est
donc le résultat de l'union de trois termes : le
corps, l'âme et la force vitale.

Il résulte de là que l'homme ne passe de l'état
de santé à l'état de maladie, que si la force vitale
est troublée dans son action : « Il n'y a que la force
« vitale désaccordée, dit encore Hahnemann, qui
« produise les maladies[2]. » D'où il conclut que « le
« médecin ne peut non plus remédier à ces désac-
« cords (les maladies) qu'en faisant agir sur elle
« (la force vitale) des substances douées de forces
« modificatrices également dynamiques ou virtuel-
« les[3]... » le retour de la force vitale à son intégrité
étant la seule condition d'une guérison durable[4].

Qu'y a-t-il de fondé dans chacune de ces affirma-
tions? C'est ce que je me propose de vous dire aujourd'hui.

[1] *Organon*, § 9.
[2] *Loc. cit.*, § 12.
[3] *Loc. cit.*, § 16.
[4] *Loc. cit.*, § 12.

§ 1

Veuillez remarquer tout d'abord, messieurs, que l'homme est un être vivant ; de sorte que le problème physiologique se réduit à cette question : Qu'est-ce que la vie? Or, ce problème peut recevoir, et a reçu en réalité, trois solutions : pour les uns, la vie est un résultat ; pour d'autres, elle est une propriété ; pour le fondateur de l'homœopathie, elle est une force.

Ceux qui adoptent la première de ces trois opinions, ajoutent que la vie est le résultat de l'organisation. Cette réponse recule la difficulté sans la résoudre ; car elle ne nous dit pas d'où vient cette disposition spéciale des éléments matériels, qui constitue ce qu'on nomme l'*organisation*.

Or, ou celle-ci est une propriété essentielle de la matière intégrante des êtres organisés, ou elle est un accident, par suite, un résultat. La science démontre que la première de ces deux hypothèses ne saurait être soutenue ; car les tissus se décomposent, en définitive, en un même élément microscopique, la cellule, laquelle comprend quatre corps chimiquement irréductibles les uns aux autres : le *carbone*, l'*oxygène*, l'*hydrogène* et l'*azote*, auxquels il convient d'ajouter un peu de phosphore, des substances calcaires et quelques traces de substances métalliques. Personne ne soutiendra que l'organisation soit pour ces corps autre chose qu'un état transitoire, contingent. Abandonnés à eux-mêmes, ils composent l'air qui nous entoure et encore la poussière du chemin, le limon de la terre : ils restent à l'état solide ou gazeux, mais ne s'organisent pas ; et quand ils se combinent, ils produisent de l'acide carbonique et de l'ammoniaque, rien de plus. Les tissus organisés se distinguent donc des corps bruts par la disposition de leurs parties élémentaires et non par la nature même de l'agrégat.

Si vous voulez bien remarquer que cette forme se rencontre seulement chez les êtres vivants, qu'elle se détruit aussitôt que la vie vient à cesser, vous conclurez, sans aller plus loin, que l'*organisation* est un effet de la vie et non pas sa cause.

La vie serait-elle une propriété ? Vous jugerez d'abord par ce que je viens de dire qu'elle ne saurait être une propriété de la matière ; reste à savoir si elle serait un des apanages des forces physiques, chimiques, ou psychologiques.

Pour juger cette grande question, je dois rappeler un principe : c'est que les forces nous sont inconnues en elles-mêmes et se trahissent seulement par leurs effets. Aussi du moment où ces derniers se montrent opposés, irréductibles ou contradictoires,

sommes-nous autorisés à les rapporter à des puissances distinctes.

Or, les forces physiques, prises dans leur ensemble, président aux phénomènes qui se passent entre
les corps agissant à distance, ou au contact, sans
produire aucune modification dans leur nature intime. Qu'un morceau de soufre soit ou non électrisé,
il reste toujours soufre, et il en sera encore ainsi
au milieu de ces transformations qu'on nomme des
changements d'état. On pourra le retrouver solide,
en fusion ou à l'état de vapeur, sans pour cela avoir
autre chose qu'un corps identique à lui-même. Il
ne se peut donc rien passer sous l'influence de ces
forces qui ressemble à l'organisation, à la vie.

Il y a même entre cette dernière et l'attraction
moléculaire une différence profonde : l'attraction
amène la cristallisation, la vie produit l'organisation.

Mais s'il n'y a pas de doute, sur ce point, il en est
autrement pour l'électricité. Il arriva même un jour
où, Volta ayant découvert l'électricité animale, on
crut avoir saisi la force vitale elle-même.

Spallanzani ayant mis dans un verre de montre
des aliments et du suc gastrique et ayant fait passer
dans ce mélange un courant d'électricité, avait obtenu du chyme; William Edwards, agissant sur du
sang, avait cru faire du lait; Dutrochet, électrisant
une solution albumineuse, y avait développé des fi-

briles qu'il considérait comme l'origine du tissu musculaire[1].

On concluait de là qu'en poursuivant ces études, on parviendrait à des résultats plus complets, d'autant mieux qu'en faisant passer des courants électriques à travers les nerfs d'un cadavre, on déterminait les contractions musculaires les plus violentes. L'électricité se montrant alors comme une force capable de déterminer des phénomènes d'organisation et d'irritabilité, il devenait en quelque sorte plausible de la regarder comme la cause de la plupart de nos fonctions, et de l'assimiler à l'influx nerveux.

Cette conclusion cependant n'était pas légitime.

D'abord, pour obtenir du chyme, du lait et des fibres, les physiologistes durent opérer sur des corps organisés : les aliments unis au suc gastrique, le sang et l'albumine. Les expériences citées ne prouvaient donc qu'une chose, à savoir : que sous l'influence de l'électricité les principes immédiats peuvent devenir le siége de modifications analogues à celles qui se passent dans l'accomplissement de certains actes des êtres vivants ; mais elles ne prouvaient pas que ces principes immédiats eux-mêmes pussent naître sous une semblable influence.

En continuant l'expérience, on serait même arrivé à un résultat tout à fait opposé à celui que

[1] Voy. mon *Mémoire sur l'intervention des agents impondérables dans les actes de la vie*, p. 11.

l'on poursuivait. Tandis qu'avec du chyme la vie fait le chyle, puis le sang, puis nos tissus, l'électricité ne tarde pas à produire la putréfaction dans la masse première, et le résultat de ce dernier acte est la production de l'acide carbonique et de l'ammoniaque, c'est-à-dire le dernier terme de la décomposition, le retour à l'état brut. On peut dire, d'après cela, que l'électricité tend à détruire les tissus organisés et non pas à les produire.

Serait-elle plus puissante pour le développement des phénomènes de motilité? On l'a cru un moment, ainsi que je le rappelais tout à l'heure, et de fait il existe entre l'influx nerveux et un courant galvanique une importante analogie. L'influx nerveux, circulant librement, détermine les contractions musculaires pendant la vie ; et un courant galvanique amène ce même résultat, non-seulement sur l'homme vivant, mais encore sur le cadavre.

Toutefois, à côté de cette similitude, il existe de nombreuses différences. Coupez par exemple, un nerf, et l'influx nerveux sera arrêté par cette section ; les parties situées au-dessous ne se contracteront plus, perdront toute sensibilité, la paralysie sera leur partage. Au contraire, affrontez les extrémités de cette plaie, et le courant électrique passera, comme s'il n'y avait aucune solution de continuité.

J'ajouterai une autre différence, c'est que l'influx nerveux reste enfermé dans les nerfs, ce qui serait impossible au fluide électrique, le névrilème étant un bon conducteur de ce fluide et lui donnant ainsi un libre passage. Il n'y a donc aucune comparaison à établir entre ces deux puissances.

La vérité est que l'électricité agit sur le tissu nerveux et le tissu musculaire comme les autres excitants appartenant au monde extérieur, et plus violemment qu'un grand nombre d'entre eux, mais l'observation ne nous autorise en aucune manière à l'assimiler à la vie elle-même.

La chaleur et la lumière font-elles mieux? Les partisans de la génération spontanée le soutiennent. Mais ici les mêmes objections se présentent. Bérard, par exemple, grand admirateur de cette opinion, convenait que cette génération spontanée n'avait lieu qu'aux dépens de matières organiques, donc de matières ayant vécu, ce qui autorisait à considérer la production des êtres microscopiques comme un degré de décomposition et non pas comme un fait d'organisation progressive[1].

Je sais bien qu'on a été plus loin. On a pris de l'eau distillée avec soin, on y a fait passer un courant d'air qui avait traversé un tube en porcelaine chauffé à blanc, afin de détruire tout ce que cet air pouvait renfermer de corpuscules organiques, et en exposant à la lumière et à la chaleur le ballon rem-

---

[1] Voy. Bérard, *Leçons de physiologie*, t. 1, p. 51.

pli de ce mélange d'air et d'eau, on y a vu naître des corps organisés.

Mais, d'une part, les résultats de l'expérience ont été contestés ; de l'autre, ils ne sont pas concluants. Il n'y a rien d'absolu en ce monde, même le vide, même la distillation. Ne sait-on pas que des êtres inférieurs peuvent subir l'action du feu, être desséchés et rester capables de reprendre vie, quand on les place dans des conditions favorables ? Pourquoi n'en serait-il pas de même de ces corpuscules que l'air entraîne avec lui ? Est-on bien assuré aussi de ne rien laisser d'adhérent aux parois du vase qui sert à l'expérience ? Peut-on affirmer qu'au centre de cette colonne d'air, destinée à traverser une chaleur de rouge blanc, il ne se trouvera pas quelque germe qui échappera à la destruction ? Et si cette affirmation n'est pas absolue, l'expérience reste sans valeur ; car ce germe peut devenir l'origine des moisissures qui se développeront bientôt.

Pour résoudre la question, je l'ai dit ailleurs [1], il aurait fallu une expérience plus directe : réunir dans un eudiomètre les éléments de nos tissus : le carbone, l'oxygène, l'hydrogène et l'azote ; soumettre ce mélange à l'action de la chaleur, de la lumière, voire même de l'électricité. Si l'on eût alors obtenu un être, même microscopique, ou seu-

---

[1] Voy. *de l'Origine des espèces*, p. 45.

lement un principe immédiat : de la fibrine ou de l'albumine, par exemple, le résultat eût été favorable à l'expérience que je conteste. Mais, chacun le sait, cette expérience se fait chaque jour dans les laboratoires, et ses résultats sont négatifs. On obtient ainsi de l'eau, de l'acide carbonique et de l'ammoniaque, composés binaires qui se réunissent à leur tour pour en former un autre : le carbonate d'ammoniaque ; mais on ne parvient à faire ni un tissu, ni même une cellule. Il n'y a donc pas de génération en dehors de la vie, donc pas de génération spontanée.

Ce que je viens de dire au sujet des forces physiques, je pourrais le répéter, messieurs, pour l'affinité. Celle-ci, agissant sur les corps élémentaires, les combine, il est vrai, dans des proportions définies et constantes ; mais les résultats de son action ne dépassent pas les limites de la production de composés binaires ou quaternaires, dans lesquels on n'aperçoit aucune trace de vie. Et lorsque cette force agit sur des matières organisées, elle les détruit, mais ne les forme jamais.

Combien les résultats sont différents lorsque ces corps élémentaires se trouvent livrés à la vie elle-même ! Arrosez une plante avec du carbonate d'ammoniaque, et vous la verrez décomposer ce sel, s'emparer de son carbone, de son hydrogène et de son azote, en rejetant l'oxygène ; avec ces corps se formeront des cellules, avec ces cellules des tissus, avec ces tissus des organes. Tous ces tissus, tous ces organes seront disposés d'après un type qui ne se détruira pas, aussi longtemps que la vie persistera.

Livrez ensuite cette plante à un animal herbivore, et après des élaborations successives, œuvre de la digestion, cette plante deviendra du chyme, de celui-ci le chyle sera extrait et le sang prendra naissance ; le sang, cette chair coulante, ainsi que l'appelait Bordeu, avec lequel se forment les muscles, les nerfs, les vaisseaux, etc. Les principes immédiats végétaux, livrés ainsi à la vie, iront toujours s'organisant, et se disposeront encore suivant un type qui représentera l'espèce, se perpétuera de génération en génération, sans se transformer en un autre type, en une autre existence spécifique.

Comparez maintenant l'immutabilité du minéral à l'évolution incessante de la matière organisée et à cette faculté de reproduction que les êtres vivants possèdent seuls, et vous jugerez que la vie ne peut être confondue avec les forces qui régissent la matière brute.

S'il en est ainsi, si la vie n'appartient pas aux puissances que le physicien et le chimiste peuvent mettre en jeu, ne devrions-nous pas la considérer comme étant une propriété de l'âme, de cet esprit doué de raison, ainsi que l'appelle Hahnemann, qui se sert de l'organisme matériel pour accomplir sa destinée terrestre? Cette opinion, je dois le dire, compte parmi les métaphysiciens de nombreux partisans; parmi les médecins, G.-E. Stahl donna autrefois cette notion pour base de son système. Aujourd'hui ce n'est pas au nom de Stahl, mais bien au nom de saint Thomas et de la philosophie catholique qu'on la soutient; et on s'appuie pour cela sur cette formule du Docteur angélique : L'âme informe le corps : *Anima corpus informat.*

Sans doute, messieurs, il est possible d'apporter ici plus d'une raison. Chez l'homme, la vie s'entretient aussi longtemps que la pensée; il y a entre l'âme et le corps une telle alliance, que la séparation de ces deux principes entraîne la destruction du dernier. J'ajouterai que le corps a tous ses organes disposés pour la plus libre action du principe pensant. Mais ne pourrait-il pas se faire que cette union intime conduisît à deux illusions, faisant oublier tour à tour l'âme ou le corps? La première de ces erreurs serait celle des matérialistes, qui rapportent tout à l'action des organes et considèrent la pensée comme une sécrétion du cerveau; la seconde serait celle des animistes, quel que soit leur degré, lesquels veulent ne voir dans l'accomplissement des actes de la vie que l'action de l'âme, rapportant tout à cette dernière, même l'organisation.

Or, cette opinion soulève plus d'une difficulté :

1° Les végétaux ne possèdent pas d'âme raisonnable, et cependant ils vivent ;

2° Les animaux n'ont que l'instinct, et ils vivent ;

3° L'homme seul vit et raisonne.

Si donc l'âme raisonnable informe le corps, elle ne peut construire que celui de l'homme, et non pas celui de l'animal ou de la plante.

Admettre le contraire serait supposer qu'il n'existe entre la vie végétative, la vie instinctive et la vie raisonnable qu'une différence de degré, conclusion devant laquelle reculeraient certainement nos modernes animistes, car elle les entraînerait à ne voir dans l'intelligence humaine qu'un instinct perfectionné.

Si, pour échapper à cette conséquence, on voulait voir dans la force végétative, l'instinct et l'âme, trois puissances distinctes, mais capables de présider à l'accomplissement de fonctions analogues, on tomberait dans une faute de logique considérable, parce qu'on rapporterait des phénomènes de même ordre à des causes diverses.

Or, il y a entre les fonctions physiologiques et les facultés de l'âme des différences tranchées qui ne permettent guère de les ramener à une commune origine. D'une part, les actes psychologiques sont intelligents, volontaires et entraînent la responsabilité, responsabilité absolue, qui a l'éternité pour limite. De l'autre, les fonctions physiologiques se passent, dans l'état de santé, sans que nous en ayons conscience ; elles se développent fatalement lorsque la fonction est en jeu, et n'entraînent pas de responsabilité.

« S'il est en nous des phénomènes qui s'accom-
« plissent sans que l'homme sain en ait conscience,
« — a dit mon père, — et sur lesquels l'intelligence
« et la volonté n'aient aucune prise, ce sont bien les
« phénomènes physiologiques. Sans doute, l'intel-
« ligence peut accorder ou refuser au corps les
« aliments nécessaires à son entretien et à sa con-
« servation ; elle peut activer la circulation par la
« violence des mouvements, jusqu'à un certain
« point, favoriser ou contrarier les sécrétions et les
« excrétions, résister à l'impulsion instinctive qui
« porte l'homme à l'acte de la procréation ou la
« provoquer. Mais là s'arrête son empire. La nutri-
« tion, la circulation, les sécrétions, les excrétions
« et la procréation s'accomplissent en dehors de
« toute influence de l'intellect et de la volonté[1]. »

Il résulte de là, que si la formule *Anima corpus informat* devait être prise dans le sens qu'on nous propose, il faudrait voir dans le principe pensant une puissance à la fois consciente et inconsciente,

---

[1] Voy. Léon Simon père, *Commentaires sur l'Organon*, p. 310.

volontaire et fatale, responsable et irresponsable, ce qui est contraire à toutes les notions scientifiques.

Il me semble même que les métaphysiciens pourraient bien être entraînés vers cette même conclusion.

Vous trouverez, par exemple, dans un ouvrage récent, remarquable à tous les titres, les considérations suivantes[1] :

1° Que la vitalité consiste dans l'immanence de l'action, et par action immanente on entend celle qui est reçue dans le sujet même qui la produit, comme sentir et vouloir.

2° Que deux choses sont nécessaires pour constituer l'action immanente : la première qu'elle soit vraiment une action, c'est-à-dire qu'elle procède d'un principe intérieur... La seconde, qu'en procédant d'un principe intérieur au sujet qui opère, elle ne sorte pas de ce sujet, mais demeure pour ainsi dire en lui.

3° De plus, que la vie peut se considérer *in actu primo* ou *in actu secundo*. *In actu primo*, c'est la substance même de l'être vivant. *In actu secundo*, c'est l'opération qui en procède.

4° Que partant de ce fait, la vie peut être définie un mouvement intérieur de l'être, ou bien une opération qui s'accomplit dans le sujet même dont

[1] *Du Composé humain*, par le R. P. Liberatore, de la Compagnie de Jésus. — Paris, 1865, p. 5 , 59 et 83.

elle tire son origine. » C'est la vie considérée *in actu secundo;* « considérée *in actu primo*, elle est l'être « même de cet agent. »

Il y aurait donc, d'après cela, au point de vue des métaphysiciens, comme cause des phénomènes physiologiques, *un principe intérieur, un agent*, d'où dépend le mouvement vital. La différence entre l'œuvre des philosophes et la nôtre, est qu'ils cherchent à pénétrer la nature de cet agent, c'est leur droit; tandis que nous, médecins, nous établissons simplement son existence ; c'est notre devoir.

Qu'ils puissent alors assimiler la vie au principe pensant, ce serait un point à discuter. Mais de même que le physicien et le chimiste n'ont point à rechercher si l'attraction, l'électricité, la lumière, le calorique et l'affinité ne sont que des expressions diverses d'une même puissance, d'une même force, de même le médecin doit s'arrêter à la connaissance des phénomènes, sans chercher à pénétrer la nature intime des causes qui les produisent.

Pour nous, l'homme vivant présente trois ordres de faits : « Faits de conscience, faits matériels, « faits de l'ordre physiologique, voilà, est-il dit dans « les commentaires de *l'Organon*, l'homme tout « entier dans les conditions de l'existence terres- « tre. » (P. 310.)

Ces faits peuvent-ils se ramener expérimentalement à une même classe? Évidemment non. Hahnemann a donc été autorisé à les rapporter à des causes diverses.

Enfin, messieurs, si je devais apporter encore une preuve à l'appui de ma thèse, je dirais que la vie est bien une cause et non pas une propriété, par cette raison qu'elle est elle-même douée de propriétés qui s'enchaînent et se complètent : l'impressionnabilité, la motilité et la faculté d'organisation.

Pour que cette dernière se produise et s'entretienne, il faut, en effet, un mouvement continu de molécules ; pour que chacune de celles-ci vienne prendre le rang qui lui appartient, il faut de la part de l'être vivant, le pouvoir d'être impressionné par ces molécules elles-mêmes. Enfin, pour vivre dans le milieu qui nous entoure, il faut encore recevoir son influence et être impressionné par lui.

Obscures chez les végétaux, ces deux propriétés, de mouvement intime et d'impressionnabilité, deviennent plus évidentes dans le règne animal, où nous reconnaissons non-seulement la motilité, mais le mouvement : non-seulement l'impressionnabilité, mais la sensibilité, c'est-à-dire la faculté de ressentir le plaisir ou la douleur.

Or, c'est ici surtout que l'on peut reconnaître combien les trois propriétés dont je parle sont nécessaires l'une à l'autre. Ne faut-il pas que l'animal puisse fuir la douleur, par conséquent qu'il lui soit loisible de se mouvoir? ne faut-il pas aussi qu'il aille chercher sa nourriture, c'est-à-dire les éléments de son organisme?

Nous pouvons donc conclure, messieurs : la vie n'est pas un résultat, elle n'est pas non plus une propriété, elle est elle-même la cause de phénomènes précis, spécifiques, qu'elle seule peut produire, et qu'elle engendre chaque fois qu'elle est en jeu. Nous sommes donc autorisés à la considérer comme une force, et nous pouvons dire avec Hahnemann : « L'organisme matériel, supposé sans force vitale, ne « peut ni sentir, ni agir, ni rien faire pour sa propre « conservation. — Il est mort, et, dès lors, soumis « uniquement à la puissance du monde physique « extérieur, il tombe en putréfaction et se résout en « ses éléments chimiques. — C'est à l'être imma- « tériel seul, qui l'anime dans l'état de santé et de « maladie, qu'il doit le sentiment et l'accomplisse- « ment de ses fonctions vitales[1]. »

§ II

Mais si cette solution est conforme à l'observation et à la raison, je ne puis méconnaître les ob-

[1] Voy. *Organon de l'Art de guérir*, § 9 et note.

jections qu'elle soulève. La plus grave consiste à dire qu'elle est elle-même remplie d'incertitude et d'obscurité.

A cela, on ne peut faire qu'une réponse, c'est que dans le monde il y a bien d'autres mystères dont nous n'avons pas la clé. Ces mystères, il nous faut les reconnaître, car ils montrent à la fois la faiblesse de l'homme et la grandeur de Dieu.

Le grand point n'est pas de savoir si avec cette notion de la vie tous les nuages se dissipent; mais bien si ses raisons sont précises et si ses conséquences sont utiles. De ce dernier point vous jugerez tout à l'heure. Il me semble seulement, qu'après tout ce qui précède vous pouvez présumer que l'existence de la force vitale est une vérité d'induction aussi bien établie que celle de l'attraction, de la chaleur et de l'affinité

« Comme Newton disait que les choses se passent
« comme si les corps s'attiraient entre eux en raison
« inverse du carré des distances ; comme les chi-
« mistes parlent de l'affinité de la même façon que
« Newton parlait de l'attraction; de même Hahne-
« mann parle de la force vitale dans le même sens
« et en tenant le même langage. Comme Newton, il
« ne définit pas la nature essentielle de la force qu'il
« nomme. À son exemple, il la pose comme un fait
« et se borne à indiquer comment elle se comporte
« dans l'état de santé et dans l'état de maladie ; et

« comment elle revient de l'état de maladie à l'état
« de santé à l'aide des secours de la thérapeu-
« tique [1]. » Rien n'est plus rigoureusement scientifique.

Autre objection. Bérard se demandait, en admettant l'existence de cette force, ce qu'elle devenait
alors qu'elle ne se manifestait pas. Où est-elle, disait-
il, dans cette graine qui va rester cinquante ans dans
mon grenier, sans germer[2]?

Sans doute, messieurs, il est difficile de le déterminer; mais est-on en droit de nier l'électricité parce
qu'elle restera pendant cinquante ans dans un morceau de soufre sans manifester sa présence, tandis
qu'elle surgira sous l'influence du moindre frottement? Est-on en droit de nier l'existence du galva-
nisme, parce qu'un morceau de fer doux restera sans
la manifester aussi longtemps qu'on ne l'aura pas
soumis à l'action de l'aimant? Est-on en droit de nier
l'existence de la lumière, parce qu'elle ne se montre
dans un charbon qu'au moment de la combustion?

Or, si l'on ne peut nier la réalité des forces physiques parce que leur action n'est pas continue, on
ne peut être plus exigeant pour la force vitale.

Je dis plus: les philosophes, qui séparent les phénomènes naturels en deux classes : ceux qui sont en
puissance, *in potentia*, et ceux qui sont en activité,

[1] *Commentaires sur l'Organon*, p. 314.
[2] *Loc. cit.*

in actu, ont répondu par avance à l'objection de
Bérard.

De sorte que, s'il fallait indiquer nettement le
rôle de la force vitale dans la graine dont il est question, je dirais qu'elle conserve les parties qui se
développeront plus tard, sous l'influence de la ger-
mination. Et cela est si vrai, que si les agents extérieurs, le froid par exemple, viennent à éteindre
cette trace de vitalité, la graine ne peut plus se développer et donner naissance à un nouvel être.

§ III

Mais c'est surtout en étudiant la théorie du dynamisme vital dans ses conséquences que vous pourrez,
messieurs, en apprécier la valeur, cette théorie nous
permettant de répondre d'une manière précise aux
trois questions que j'ai posées, et nous mettant à
même de dire comment nous devons comprendre
l'homme, à l'état physiologique, à l'état pathologique
et à l'état thérapeutique.

A. ÉTAT PHYSIOLOGIQUE. — A l'état physiologique,
c'est-à-dire à l'état de santé, nous avons trois ordres
de faits à considérer, comme je vous le disais : « faits
de conscience, faits matériels, faits de l'ordre physiologique. » D'où il suit que le premier soin du
médecin doit être de distinguer chacun de ces

groupes de phénomènes, en portant toute son attention sur celui qui rentre d'une manière plus spéciale sous sa dépendance.

Il devra ensuite rechercher les lois suivant lesquelles ils s'accomplissent, celles par conséquent auxquelles obéit la force vitale dans son action la plus complète et la plus précise.

Il lui faudra, en dernier lieu, apprécier les conditions qui favorisent le jeu de la vie et celles qui l'entravent. Ceci deviendra le but des efforts de l'hygiéniste, lequel devra rechercher les aptitudes vitales de son sujet et les prendre pour base de ses prescriptions et de ses conseils.

Cette étude a été poursuivie depuis longtemps pour les plantes et les animaux.

N'est-ce pas là le rôle que s'imposent l'horticulteur pour les premières, et l'éleveur pour les seconds? Et si vous tenez compte des résultats qu'ils obtiennent, de la puissance avec laquelle ils améliorent les races et perfectionnent les variétés, sans jamais détruire l'espèce, vous reconnaîtrez toute l'importance de ce point de vue et son immense fécondité.

Or, l'éleveur et l'horticulteur ne font qu'approprier le milieu à l'être; l'hygiéniste n'a qu'à suivre cette voie. Seulement le sujet de ses études étant plus complexe, son rôle est plus difficile; mais il a un guide sûr, je veux dire le principe d'appropriation. C'est, en effet, par cette appropriation que l'homme

physiologique se développe et que la vie physiologique s'entretient, comme c'est par cette même voie
que les maladies guérissent en vertu du principe de
similitude.

B. État pathologique. — La force vitale étant essentiellement conservatrice, aucun trouble dans nos
sensations et nos fonctions, aucune altération dans
la texture de nos organes ne pourrait survenir, si elle-
même ne se trouvait atteinte dans le libre accomplissement de son activité. Aussi Hahnemann place-t-il
le point initial de toute affection pathologique dans le
désaccord de la vie. Seulement il reconnaît que celui-
ci peut être produit par une influence immédiate
ou médiate : immédiate, quand l'agent pathogénique
atteint directement la force vitale; médiate (quand il
atteint d'abord le principe pensant et affectif), comme
il arrive à la suite des impressions morales, ou l'organisme matériel, ainsi qu'on l'observe dans les
lésions dues à une cause extérieure, et qu'on nomme
pour ce motif lésions traumatiques.

Il y a seulement ici une distinction à poser : c'est
que les impressions morales, comme les lésions traumatiques, peuvent exister sans atteindre jusqu'à la
force vitale. Dans ce cas, le sujet est triste, ou
joyeux ou blessé, mais il n'est pas à proprement dire
malade.

Pour qu'il y ait maladie, il faut qu'il existe un
trouble des actes physiologiques, par conséquent un

désaccord de la force qui les régit; il faut que l'impression psychique retentisse sur la vitalité, ou que l'ébranlement dû à la commotion aille jusqu'au traumatisme.

Hahnemann a donc été logique dans ses déductions, lorsqu'après avoir posé comme un fait l'existence de la force physiologique, il a dit : « Quand « l'homme tombe malade, cette force... est au pre- « mier abord la seule qui ressente l'influence dyna- « mique de l'agent hostile à la vie. Elle seule, après « avoir été désaccordée par cette impression, peut « procurer à l'organisme les sensations désagréables « qu'il éprouve, et le pousser aux actions insolites « que nous appelons maladies[1]. »

Il résulte de ces développements, qu'à l'état de maladie, l'homme obéit à une double influence : celle de la force vitale et celle de la cause morbide, de telle sorte que le but essentiel du traitement doit être d'effacer cette dernière, afin de rendre à la vitalité la régularité de sa puissance.

C. ÉTAT THÉRAPEUTIQUE. — Nous faisons dans ce but intervenir une troisième force, le médicament.

Il résulte de ce qui précède que celui sur l'action duquel nous pouvons compter, et dont l'*effet curatif* sera certain, devra être capable d'atteindre le désaccord vital de manière à détruire l'impression

---

[1] *Organon.* § 11.

produite par la cause morbide, et annuler cette dernière, si elle a pénétré dans l'organisme, le but du thérapeutiste devant être de détruire la maladie dans sa cause et dans ses effets.

Or, la *médecine expectante* ne peut conduire à ce résultat, parce qu'elle laisse la vitalité en lutte contre les influences pathogéniques, sans l'aider à en triompher.

Le médecin, dans ce système, se borne à s'occuper des circonstances accessoires, sans intervenir directement ; il peut répéter ce mot d'Ambroise Paré : « Je le pansai, Dieu le guérit. »

La *médecine révulsive*, qui s'occupe de rendre malades les organes sains pour sauver les organes malades, ne guérit pas davantage : elle déplace. Son effet est incomplet parce qu'elle s'adresse au résultat de la maladie, à la lésion d'organe, sans atteindre jusqu'à la maladie elle-même, ce qui a souvent pour résultat de hâter des transformations qu'il aurait été plus sage d'éviter.

La *médecine perturbatrice* n'est pas plus heureuse. Son but étant uniquement de troubler la marche naturelle de la maladie, elle lui imprime une secousse, mais celle-ci retentit tout aussi bien sur le malade que sur les souffrances qu'il éprouve. Il peut y avoir encore sous cette influence des changements notables, heureux ou malheureux, il n'y a pas de guérison.

Je dis encore, messieurs, que la *médecine substitu-tive* ne saurait guérir, parce qu'elle aussi se borne à diriger ses efforts sur les altérations anatomiques et non sur leur principe ; en un mot, parce qu'elle s'oc-cupe de l'effet sans tenir compte de la cause.

La seule médecine qui puisse guérir, c'est-à-dire détruire la maladie dans sa cause et dans ses ef-fets, est celle qui peut découvrir les médicaments appropriés à cette cause et indiqués par l'ensemble des manifestations morbides : c'est donc, messieurs, la médication spécifique. Or, je vous ai montré que cette médication se résumait dans cette formule : que tout agent approprié à un état morbide était celui qui avait puissance de faire naître, chez un homme sain, l'ensemble des symptômes par lesquels cet état se caractérise : *Similia similibus curantur.*

Permettez que de ce fait je vous offre une dernière preuve, preuve indirecte, secondaire par rapport à celles que je vous ai indiquées dans notre deuxième conférence[1], mais cependant preuve confirmative de toutes les autres.

En fait, chez un malade soumis à un traitement spécifique, trois puissances se trouvent en jeu : la force vitale, la cause morbide et l'agent pharmaco-dynamique, d'où vous pouvez voir, qu'en réalité, le problème thérapeutique peut être ramené à une ques-

---

[1] Voy. p. 43 et *passim*.

tion de statique médicale, ce qui nous conduit sur les limites de la science du mathématicien.

Or, messieurs, celui-ci a le droit de représenter les forces par des lignes; nous pouvons profiter de cet usage et rechercher, comme je le fis pour la première fois, il y a vingt-cinq ans, si, ces forces étant données, il serait loisible de construire une figure géométrique exprimant leur action.

Je prends d'abord la force vitale et la cause morbide, et je cherche quelle peut être leur direction réciproque. Il n'y en a que deux. Ou ces forces sont opposées l'une à l'autre, ou les lignes qui les représentent doivent faire entre elles un certain angle.

Vous jugerez facilement qu'elles ne peuvent être opposées, car alors deux circonstances ne manqueraient pas de se produire : ces deux forces seraient égales ou inégales. Égales, elles se détruiraient réciproquement en raison de ce principe : que deux forces égales et contraires, appliquées en un même point, s'annihilent. Dans ce cas, le sujet mourrait, mais il ne serait pas malade.

Si ces deux forces opposées étaient inégales, la plus puissante anéantirait la plus faible, et, en admettant que l'excès de vigueur fût du côté de la force vitale, une portion de celle-ci serait occupée à contrebalancer la cause morbide, le sujet serait affaibli, mais non pas malade ; il serait foudroyé si la cause morbide était la plus intense.

Voulant donc représenter ces deux forces par des lignes, et ne pouvant opposer celles-ci l'une à l'autre, il me faut les tracer formant un certain angle; je suppose que celui-ci soit droit.

Soit donc AF la force vitale et AM l'agent pathogénique. La maladie, résultat de l'action combinée de

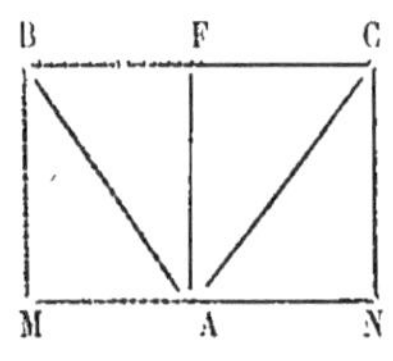

ces deux puissances, sera représentée par une force mixte, qu'on appelle *résultante*, et qui est indiquée par la diagonale du rectangle construit sur ces deux lignes, donc par la diagonale AB.

Pour guérir, il nous faut évidemment détruire la force AM, afin que la vitalité se trouvant rendue à elle-même, son action normale, c'est-à-dire la santé, se rétablisse. L'agent capable d'en triompher sera donc représenté par une autre ligne, égale à AM et affectant une direction opposée, en un mot par la ligne AN, laquelle sera l'expression du médicament.

Si maintenant vous faites abstraction de la cause morbide, pour considérer seulement la force vitale et la force pharmacodynamique, et cela en vue de représenter par une ligne la maladie artificielle que le médicament a puissance de développer sur l'homme sain, vous serez obligé de construire un nouveau parallélogramme sur AN et AF, et la diagonale AC exprimera exactement cette maladie médicinale.

Comparez maintenant les deux diagonales représentant, l'une, AB, la maladie naturelle, l'autre, AC, l'action pathogénétique du médicament, et vous verrez que ces deux lignes sont égales, comme étant les hypoténuses de deux triangles rectangles égaux, ou encore comme étant les diagonales de deux rectangles égaux.

En mathématique, ces deux égalités seraient représentées par des chiffres, par des nombres également égaux ; pour nous, messieurs, ces deux maladies ne peuvent être exprimées que par des symptômes. Ces deux ordres de symptômes doivent donc être semblables dans leurs expressions : *similia similibus*.

Ainsi, en partant de la théorie dynamique que j'ai eu l'honneur de vous exposer, nous sommes forcément, logiquement amenés à conclure que la loi de similitude est la seule qui nous conduise à une thérapeutique raisonnable et efficace.

Et cependant ici se présente une objection que je ne veux pas éluder. J'ai supposé que les lignes formaient entre elles un angle droit, ce qui est une exception, et vous pourriez penser que cette figure ne pourrait être construite quel que soit l'angle sous lequel ces forces se présentent. La loi des semblables trouverait alors son application dans certains cas, mais pas d'une manière aussi générale que nous le soutenons.

A cela, messieurs, je ferai une première réponse : c'est que la loi homœopathique représente seulement les actions spécifiques, et que celles-ci étant une exception pour la thérapeutique officielle, il n'est pas surprenant qu'il nous faille tenir compte de circonstances déterminées.

Seulement, je me hâte d'ajouter que nous pouvons, quel que soit l'angle sous lequel se rencontrent les lignes AM et AF, déterminer la direction de AN (force pharmacodynamique), et construire deux parallélogrammes dont les diagonales seront égales.

Aucune difficulté, d'abord, pour déterminer la direction de AB, les forces AM et AF étant données.

La direction de AN se reconnaît facilement aussi, le médicament devant être représenté par une ligne opposée à AM et appliquée au point A. Ce qui importe, c'est de déterminer la longueur de AN, afin de construire le parallélogramme ANCF.

Pour ce parallélogramme, j'ai déjà deux côtés, AF et AN; je puis en trouver un troisième qui séra CF, c'est-à-dire la parallèle menée à AN par le point F.

Ces trois lignes étant données, je décris du point A comme centre et avec AB pour rayon, un arc de cercle BDC, qui vient couper FC en C. Par ce point C je mène CN parallèle à AF et je joins AC.

La figure ANCF est un parallélogramme, puisque

ses côtés sont parallèles deux à deux, donc la diagonale AC représente la résultante des forces AN et AF,
c'est-à-dire la maladie médicinale, tandis que AB
représente la maladie naturelle. Or, ces deux lignes

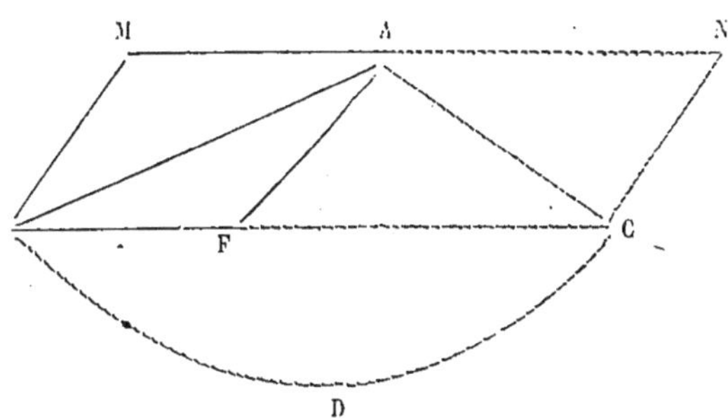

AB et AC sont égales comme rayons d'un même cercle, donc ici encore la maladie médicinale et la maladie naturelle se trouveront représentées par des
lignes égales.

Seulement AM et AN ne seront pas égales, ce qui
n'a pas lieu de nous surprendre puisqu'elles font
avec AF des angles inégaux. Mais ceci nous montre
seulement une chose, messieurs, c'est que le médicament, s'il peut être choisi d'après une même loi,
doit être donné à des doses variables; principe important que je note aujourd'hui, et dont je ferai plus
tard une application utile.

Faites varier autant qu'il vous plaira l'angle MAF
et vous pourrez toujours mener AN et FC, décrire
l'arc de cercle BDC, déterminer par conséquent le

parallélogramme ANCF, donc tracer les diagonales AC et AB[1].

Vous voyez par là que la loi des semblables trouvera son application toutes les fois que nous aurons en présence les trois forces dont nous avons si longuement parlé, aussi longtemps qu'il nous faudra combattre avec des médicaments une maladie dynamique.

Une dernière conclusion ressort des détails qui précèdent, c'est l'union indissoluble qui existe entre la théorie du dynamisme vital et la loi de similitude, union telle qu'en partant de la première nous arrivons inévitablement à la seconde.

Vous comprendrez maintenant que mon père ait pu dire : « Il n'y a pas dans la méthode hahnemannienne de principe plus élevé et plus général que le dynamisme : c'est de lui que tout part, c'est à lui que tout revient[2]. »

---

[1] La démonstration qui précède paraîtra, sans doute, bien accessoire à ceux qui voudront la juger seulement du point de vue médical. Isolée, j'en conviens facilement, sa valeur serait minime ; après les autres preuves que j'ai données, elle a son importance. Celle-ci ressort de ce fait : que si la loi des semblables peut être représentée par une figure géométrique, il serait impossible d'exprimer de même la loi des contraires ou l'action de la thérapeutique rationnelle.

[2] *Commentaires sur l'Organon*, p. 3.

PATHOLOGIE

Messieurs,

En abordant l'étude de la pathologie telle que Hahnemann la comprend, je me trouve en présence de deux reproches.

On a dit d'abord qu'en recommandant d'arriver jusqu'à la connaissance du malade, l'homœopathie négligeait l'étude de la maladie ; qu'ainsi son enseignement était entièrement opposé à l'établissement d'un système pathologique. Comme, en même temps, on faisait de la science des maladies la base de l'action thérapeutique, on en concluait que notre doctrine négligeant cette première notion, les homœopathes ne méritaient pas le titre de médecins.

On a dit en second lieu, que Hahnemann avait eu le tort de vouloir modifier la pathologie, comme il avait fait de la thérapeutique, et qu'en agissant de la sorte, il avait porté une main sacrilége sur un édifice absolument complet.

Ces deux reproches, vous le voyez, messieurs, sont contradictoires; on ne saurait les concilier. Mais si vous voulez bien le remarquer, ils reposent entièrement sur une équivoque, sur une confusion.

Hahnemann, en effet, a proclamé à la fois un système et une méthode; seulement ces deux parties de son enseignement ne sont pas réunies dans le même ouvrage. La méthode, vous la trouverez dans l'*Organon*, et il n'y a rien là qui doive vous surprendre, le titre même de l'ouvrage l'indique suffisamment; le système a été développé dans le *Traité des maladies chroniques*. C'est précisément pour n'avoir pas fait cette distinction, pour être allé chercher la méthode dans le dernier ouvrage et le système dans le premier, qu'on est arrivé à articuler l'une des deux objections dont je parlais tout à l'heure. Sachons donc prendre les choses où elles sont, et examinons si l'enseignement de Hahnemann est justifié par l'expérience, et s'il peut nous être de quelque utilité dans la pratique.

§ I

Remarquez d'abord, messieurs, qu'en nous proposant de prendre la pathologie telle que la science nous l'offre, pour y appliquer notre matière médicale, et arriver, par la comparaison que suppose la loi des semblables, à déterminer le choix des médicaments, on a soulevé une première difficulté sans la résoudre. La pathologie n'étant pas comprise d'une manière identique dans toutes les écoles, il aurait fallu nous dire, en effet, si les principes de l'illustre Faculté de Montpellier devaient nous diriger, ou s'il fallait accepter les errements de l'École de Paris ; si nous devions, en un mot, pour faire une application utile du principe homœopathique, prendre le point de vue des éléments morbides ou celui de l'organicisme. Faute d'avoir été précis sur ce point, on a posé un problème insoluble, on a soulevé une objection sans valeur.

Les différences qui existent entre les médecins, au point de vue pathologique, viennent, en outre, donner raison à l'homœopathie, en montrant que la science des états morbides ne repose pas sur des assises tellement certaines qu'on ne puisse, sans témérité, essayer d'ajouter à ses enseignements. Or, c'est là précisément que se trouve l'équivoque dont j'ai parlé, équivoque qui repose elle-même sur une confusion : celle de la pathologie descriptive et de la pathologie générale.

Certes, messieurs, quand il s'agit de décrire les maladies et par leurs symptômes et par leurs altérations anatomiques, quand il s'agit de déterminer leur marche, nous trouvons dans les documents que la science a réunis des enseignements nombreux et importants, nous ne devons pas les négliger. Aussi n'avons-nous jamais dit qu'il fallût mettre de côté la pathologie descriptive. Nous l'avons acceptée, au contraire, avec ses richesses, tout en soutenant qu'elle était susceptible de nombreuses adjonctions. Sous ce rapport, Hahnemann n'a rien voulu détruire, il n'a rien négligé de ce que la science lui présentait.

Mais quand il s'agit de la pathologie générale, il n'en est plus de même, et si vous consultez les trois ouvrages qui font loi dans l'école, la *Pathologie* de Chomel, celle de M. Dubois (d'Amiens), et celle de M. Bouchut, vous y verrez que les questions les plus importantes et les plus délicates sont loin d'y recevoir des solutions identiques.

Demandez-leur une définition de la maladie qui soit acceptée de tous, vous n'en trouverez pas. Demandez-leur une classification des maladies à laquelle tous se rattachent, vous n'en trouverez pas davantage. Demandez-leur une méthode, aucun n'en parle.

La pathologie générale se réduit à la description des maladies suivies sur un même tissu ou sur un même appareil ; la pathologie descriptive intervient quand on l'étudie sur un organe. La granu-

lation appartient à la première, l'angine granulée à
la seconde.

Pour mon compte, je ne saurais voir ici une distinction précise; dans les deux cas, on a donné une
description, rien au delà.

Or, la pathologie générale devrait présenter non-
seulement des comparaisons, mais les lois qui en
ressortent, et, en même temps, une méthode qui
permette d'arriver à la connaissance positive des
maladies. Evidemment si la science était arrivée
à ce but, si elle enseignait des lois, des principes
et une méthode, vous n'auriez pas pour l'exposer
des ouvrages de 1,500 pages presque in-4°. Il ne faut
pas tant d'espace pour indiquer les principes suivant lesquels naissent et se guérissent les infirmités
humaines.

Il n'était donc pas aussi téméraire qu'on le disait
de porter sur cette partie de la science un regard
investigateur; aussi Hahnemann a-t-il eu raison d'essayer de compléter cet édifice dans ce qu'il pouvait
avoir de défectueux.

A cet effet, il nous a présenté, comme je le disais,
un système et une méthode; pour être complet il
devait le faire; car, au lit du malade, le médecin se
demande deux choses : d'abord, comment il doit
comprendre la maladie, ensuite par quelle voie il
peut arriver à la connaître, afin de pouvoir la
guérir. Le système répond à la première diffi-

culté, la méthode nous conduit à la solution de la seconde.

En homœopathie, le système repose sur deux points : le dynamisme pathologique et la spécificité.

Certes, messieurs, vous ne serez pas étonnés, après ce que nous avons dit dans la dernière séance relativement à la notion physiologique, si j'ajoute que pour nous les maladies naissent en dehors de l'organe et se développent également en présentant des éléments qui n'appartiennent pas à ce dernier.

L'origine dynamique des maladies, leur existence dynamique, telle est donc la première notion sur laquelle Hahnemann a établi son enseignement.

Il devait en être ainsi; car s'il est vrai, comme je vous l'ai démontré, que chez l'homme vivant nous ayons trois ordres de phénomènes : phénomènes de l'ordre physique, phénomènes de l'ordre psychologique, phénomènes physiologiques, qui ne peuvent être confondus les uns avec les autres ; s'il est vrai qu'une cause spécifique, la force vitale, soit chargée de présider à nos sensations et à nos fonctions, de veiller à la conservation de nos organes, nous ne pouvons comprendre que la santé soit troublée, si la force qui veille à l'accomplissement de tous ces actes n'est pas elle-même altérée dans son action.

C'est là, je le sais, une vérité purement inductive ; il reste à déterminer si l'observation la confirme. Il vous sera facile d'en juger. L'origine dynamique de nos souffrances est démontrée, en effet, par l'existence des *prodromes* dans les *maladies aiguës*, par l'état *constitutionnel* dans les *maladies chroniques*, par la *période d'incubation* dans les *maladies contagieuses*.

Je dis d'abord : par les *prodromes* dans les *maladies aiguës*. N'est-il pas d'observation constante de voir, en pareil cas, survenir une multitude de souffrances avant que le médecin puisse constater une altération d'organe ? La courbature, l'inappétence, la fièvre, un malaise général ne forcent-ils pas le malade à prendre le lit avant que vous puissiez dire si le poumon, l'intestin, le foie ou le cerveau deviendront le siége des localisations ? Cette incertitude vous met souvent dans l'embarras. La maladie n'étant point déclarée, dites-vous, il est impossible d'instituer son traitement rationnel ; vous êtes forcés d'attendre, de perdre un temps précieux ; la diète et quelques tisanes sont les seules ressources que vous vous croyiez en droit de prescrire.

Je vous dirai plus tard comment nous agissons en pareille circonstance, comment ces prodromes eux-mêmes permettent de fixer le choix du médicament homœopathique. En ce moment, je retiens une seule chose, c'est que les symptômes généraux, dans les maladies aiguës, existent avant les lésions de texture, que le trouble de la vitalité précède l'altération des organes, qu'ainsi l'origine dynamique de ces états pathologiques est hors de doute.

Il en est encore ainsi pour les maladies chroniques, dans lesquelles l'état constitutionnel domine constamment les formes organiques. Il me suffira de faire appel à vos souvenirs pour justifier cette proposition. N'est-il pas admis que la constitution scrofuleuse est le fait constant, permanent de la diathèse qui a reçu ce nom, tandis que les manifestations de cette diathèse sont variables ?

Voici un enfant qui vient au monde ; vous ne pouvez découvrir chez lui un symptôme morbide ; mais ses parents sont scrofuleux, et il apporte l'aptitude héréditaire, aptitude que vous reconnaissez à des signes généraux : les tissus sont mous, flasques, la peau est transparente, les yeux d'un bleu limpide, les cheveux sont rares, etc. Tenant compte de tous ces caractères, si nettement indiqués par Bordeu, vous ne pouvez partager la joie commune, car il vous est permis d'affirmer qu'avant quelques mois, le cuir chevelu se couvrira de ces éruptions suintantes, auxquelles on donne le nom de gourmes, que les yeux deviendront le siége d'ophthalmies rebelles, que les ganglions lymphatiques s'engorgeront. Laissez passer ce premier orage, sans opposer à la maladie un traitement spécifique, et le travail de seconde dentition amènera des accidents très-sérieux ; la puberté en produira de plus redoutables encore, et le développement des tubercules sera souvent le dernier terme d'une vie de souffrances, de dégoût et de douleurs.

Ce qui est vrai de la scrofule, l'étant aussi de l'herpétisme et de la syphilis, je suis autorisé à soutenir que, dans toutes les maladies chroniques, l'état général, diathésique est le fait essentiel, primordial, qu'ainsi la nature vitale, dynamique de ces affections, est hors de doute.

Ce principe s'applique aussi aux *maladies contagieuses*, l'existence de la *période d'incubation* en est la preuve.

Cette période, vous ne l'ignorez pas, messieurs, comprend le temps qui s'écoule entre le moment où le pus virulent a été absorbé et celui où la maladie éclate, et ce temps peut être de plusieurs jours, de plusieurs semaines.

Interrogez les malades pour savoir ce qu'ils éprouvèrent pendant cette période ; ils vous diront qu'un malaise général les a tourmentés : ils étaient tristes, anxieux ; ils éprouvaient des courbatures, des tiraillements dans les hanches et dans les jambes.

Puis, un matin, une tache rouge était survenue sur le prépuce, ou une goutte de mucopus avait sailli à l'orifice du méat urinaire, alors les malaises généraux avaient diminué, tandis que l'état organique se développait. Ne faut-il pas conclure de cet ordre de succession des symptômes, que l'infection générale de l'organisme a précédé l'état local, qu'ainsi le trouble de la vitalité a été le point de départ de toutes les souffrances ?

Ce qui le prouve mieux encore, c'est la nécessité de l'absorption. Il ne suffit pas, vous le savez, de déposer du pus virulent à la surface de l'épiderme ou de l'épithélium pour voir apparaître la syphilis ou la vaccine.

A l'égard de la vaccine, pas de doute : on n'applique pas le virus vaccin sur la peau en vue d'obtenir la pustule caractéristique, on le porte, à l'aide de la lancette, jusqu'au centre de nos tissus. Alors l'action protectrice de l'épiderme est rompue ; le virus n'est plus arrêté dans sa marche et l'organisme est envahi. Il l'est si bien, que l'application des ventouses, la cautérisation, l'excision même, n'empêchent pas le développement de l'altération locale.

Le virus chancreux agit d'une manière identique. « Supposez, a dit M. Ricord, qu'une partie des tégu-« ments, bien intacts, et recouverts d'un bon épi-« derme, soit exposée, durant un temps plus ou moins « long, au contact du pus virulent; ce contact sera, « presque à coup sûr, sans résultat, et la contagion ne « se produira pas. C'est grâce à l'immunité des surfa-« ces exemptes de toute altération et pourvues d'une « doublure épidermique résistante, qu'il nous est

« permis de manier chaque jour plusieurs centaines
« de chancres, sans subir nous-mêmes la conta-
« gion[1]. »

Le contraire arrive lorsque les tissus « irrités,
« dénudés consécutivement à l'application de la
« matière virulente, *lui offrent une voie de péné-*
« *tration*[2]. » Tout change alors, l'infection se produit et la maladie se développe. Seulement il se passe
toujours un certain temps entre le moment de cette
infection et celui où l'ulcère caractéristique se forme.
Hahnemann a donc eu raison de dire que celui-ci
ne pouvait prendre naissance avant que l'organisme
fût devenu de toutes parts vénérien[3].

Ici encore, messieurs, l'ordre de développement
des phénomènes vous montre que la maladie appartient à la vitalité avant d'atteindre les tissus ; en un
mot, que son origine est essentiellement dynamique.

S'il en est ainsi, pouvons-nous dire que le
désaccord vital domine pendant toute la durée
de la maladie, comme il arrive à son début? L'observation permet de répondre par l'affirmative ;
car elle nous apprend qu'au point de vue du pronostic, la considération des symptômes généraux
est prédominante. Cela est vrai pour la pneumonie, le rhumatisme, la rougeole, la scarlatine ;

---

[1] Ricord, *Lettres sur les syphilis*, p. 24.
[2] *Id.*, p. 25.
[3] Hahnemann, *Traité des maladies chroniques.*

en d'autres termes, pour toutes les maladies aiguës.
Que la fièvre diminue, et vous pouvez toujours vous
rassurer, même si les symptômes organiques persis-
tent. Qu'importe, chez un pneumonique, que la
toux et les signes de l'auscultation soient les
mêmes, si la peau devient fraîche, le pouls moins
rapide, si le malaise fébrile disparaît? Qu'importe,
chez un rhumatisant, que les articulations restent
engorgées, si l'état général redevient régulier? La
vitalité reprenant son action, l'organe reviendra
bientôt à sa texture primitive.

Il en est tout autrement si l'état local se modifie
sans que la fièvre diminue. Alors vous craignez des
transformations redoutables : pour la scarlatine, la
néphrite; pour le rhumatisme, l'envahissement du
cœur ou du cerveau; dans la pneumonie, la production de tubercules; et l'avenir se charge de justifier vos appréhensions, ce qui n'aurait pas lieu si
l'altération anatomique était la cause du trouble
général, au lieu d'en être l'effet. Les maladies aiguës
présentent donc un élément dynamique prédominant, aussi bien pendant leur durée qu'au moment
de leur début.

Quant aux maladies chroniques, leur nature dynamique est démontrée par les transformations successives qui se présentent. On ne comprendrait pas
pourquoi l'herpétisme, la scrofule, la syphilis peuvent
envahir successivement la peau, les membranes mu-

queuses, le périoste, les os et les viscères, si elles n'appartenaient à l'organisme entier. De pareilles modifications ne se présentent jamais pour une affection locale. Est-ce que dans une fracture, vous ne voyez pas l'état pathologique naître, se développer et guérir sans changer de siége ?

Qu'un grain de poussière pénètre sous les paupières et les irrite, vous vous en inquiéterez peu ; mais que la conjonctive ou la cornée s'enflamme sous l'influence de la diathèse scrofuleuse, et non-seulement vous redouterez la persistance et les effets de cette ophthalmie, mais vous craindrez encore de la voir remplacée par des dermatoses ou des adénites rebelles. Dans le premier cas, la maladie est locale, elle reste bornée à l'organe envahi ; dans le second, la vitalité est atteinte, le mal est général, dynamique ; de là sa puissance et ses dangers.

Cette notion si bien justifiée par l'expérience, conduit à des déductions utiles, que je dois vous indiquer : elle sépare la *maladie* des *symptômes* et de la *lésion;* elle fixe le *rôle de l'anatomie pathologique.*

La *maladie* est le désaccord vital dont les *symptômes* sont l'expression. La *lésion* est l'altération d'un organe par le fait d'une violence extérieure ; elle peut être le point de départ de la maladie, celle-ci prenant naissance du moment où le retentissement général apparaît.

Quant à l'anatomie pathologique, elle nous fait

connaître dans le détail les altérations de texture, rien de plus ; elle nous éclaire sur les effets de la maladie et non sur la maladie elle-même ; elle nous montre une portion du champ qu'il nous faut explorer, sans nous permettre d'en fixer l'étendue. L'état diathésique dominant toujours celui des organes, la valeur de cette science est positive, mais subordonnée. Le rôle du médecin ne peut donc être limité, comme le croyait Laennec, à reconnaître, sur le cadavre, les cas pathologiques à des caractères physiques certains, à les distinguer sur le vivant à des signes indépendants des actions vitales qui les accompagnent. Si nous devons reconnaître ces lésions, il est indispensable de les rattacher à la diathèse qui les engendre, et sans la connaissance de laquelle il nous serait impossible de les traiter.

Tel est, messieurs, le premier principe sur lequel repose l'édifice pathologique élevé par Hahnemann ; le second se résume tout entier dans la notion de *spécificité*.

§ II

Pour apprécier la valeur de la spécificité, en pathologie, il faut se rappeler qu'il fut une époque où les médecins rangeaient en un même groupe, et rapportaient à une même cause, toutes les infir-

mités humaines. Ce n'était plus, sans doute, le *strictum* et le *laxum* des temps antiques ; mais bien encore cependant une dichotomie fondée sur la *sthénie*
et *l'asthénie*, pour Brown : sur *l'irritation* et *l'abirritation* pour Broussais.

La thérapeutique se trouvait simplifiée par cette
donnée même. Pour ne parler que des médecins
français, l'inflammation étant à leurs yeux le fait
dominant de la maladie, les émissions sanguines
devenaient l'agent essentiel de tout traitement :
il s'agissait seulement de saigner plus ou de saigner
moins.

Un jour vint cependant où l'on reconnut l'insuffisance de ces doctrines et le danger de ces moyens.
Bretonneau [1], parlant de la diphthérie et de la dothinentérie, soutint qu'elles échappaient l'une et
l'autre au système généralement adopté, qu'elles
se distinguaient des affections auxquelles les principes reçus paraissaient s'appliquer encore, qu'elles
formaient des *espèces* à part, se distinguant à la fois
par leur cause, leurs symptômes et leur traitement.

Au moment même où Bretonneau s'élevait ainsi
contre des opinions devenues populaires, les syphiliographes, repoussant l'application faite par Des-
ruelles de la doctrine physiologique, en revenaient
à l'enseignement de Hunter, et proclamaient à leur
tour la spécificité de la maladie vénérienne. Plus tard,

____

[1] *Traité de la diphthérie.* Paris, 1826.

M. Ricord, s'avançant encore dans cette voie, soute-
nait que cette maladie elle-même devait être divisée
en trois affections distinctes les unes des autres : la
syphilis chancreuse, la blennorrhagie et les végétations.

Il est évident que, dans la révolution qui s'accom-
plissait, les médecins subissaient, à leur insu peut-
être, l'influence des naturalistes. Ceux-ci avaient
pour point de départ de leurs études l'espèce et sa
fixité, l'espèce reconnaissable à un ensemble de caractères communs qui constituent le type, et qui
offrent ceci de particulier, de se retrouver chez les
descendants, après avoir existé chez les parents. Y avait-il des espèces en pathologie ? Les
auteurs dont j'ai parlé, inclinaient à le croire, et
trouvaient ainsi le moyen d'apporter un ordre
véritable là où ils ne rencontraient que confusion.

Pour y parvenir, ils rapportèrent à une même
espèce les affections qui se rattachent les unes aux
autres par des caractères communs, et qui affectent
dans leurs expressions symptomatiques, leur marche, leurs terminaisons, un type irréductible aux
autres types pathologiques. La rougeole, la variole,
le choléra, la syphilis, sont des exemples qu'il suffit
de citer pour justifier cette définition, chacune de ces
maladies étant apte à se transmettre, par infection
ou par contagion, du sujet malade au sujet sain, et
de se transmettre avec ses caractères, de telle sorte

qu'un rubéoleux donne la rougeole et non la variole
ou le choléra. « Entre le choléra asiatique, la dysen-
« terie et la dothinentérie, — a dit Trousseau, — il
« y a des différences si tranchées, et les symptômes
« qui les accompagnent sont si positifs, que les mé-
« decins les moins expérimentés les distinguent
« l'une de l'autre ; et la possibilité de cette distinc-
« tion implique l'idée de spécificité, car il n'y a de
« distinction possible que s'il y a des caractères spé-
« cifiques [1]... Quoi qu'on fasse, on ne fera jamais
« d'un choléra asiatique, d'une dysenterie, un cho-
« léra nostras... Chacune conservera ses traits
« distincts, ses caractères spécifiques.

« De la constance des effets, — ajoute cet auteur,
« — il est logique de conclure à la constance des
« causes. Et il n'est pas, en effet, plus logique de
« présumer une cause identique pour le choléra et
« la fièvre jaune qu'il ne l'est d'attribuer à l'action
« du même virus la variole et la scarlatine [2]. »

La spécificité pathologique présente donc deux
termes : des caractères constants et la spécificité de la
cause, celle-ci engendrant des états pathologiques
que seule elle peut produire, et qui prennent naissance du moment où elle entre en jeu.

Or, d'après M. Bouchut, d'accord en cela avec

[1] Voy. *Traité de thérapeutique*, par Trousseau et Pidoux, t. II,
p. 532, édit ; et aussi la *Clinique de l'Hôtel-Dieu*.

[2] *Loc. cit.*, p. 533.

Trousseau, la spécific té de la maladie doit conduire à la spécificité du traitement, c'est-à-dire « à la re- « cherche d'une médication spécifique, qui em- « pêche qu'on ne perde un temps précieux à faire « ce que l'auteur du traité de pathologie générale « appelle cette triste médecine des symptômes, tant « glorifiée de nos jours. [1] »

De toutes ces citations nous devons conclure que, dans l'état actuel de la science, la spécificité repose sur trois conditions :

1° Une cause spécifique ;

2° Des caractères spécifiques ;

3° Un traitement spécifique.

On peut le dire, sous ce rapport tous les médecins sont d'accord. Seulement les uns affirment que ces caractères se retrouvent dans un petit nombre d'états morbides, tandis que les autres en font une règle générale ; Hahnemann enseigne que la spécificité doit être une des bases de la pathologie.

Si l'on veut rechercher la cause de ces diver- gences, on la trouve surtout dans la difficulté de satisfaire à la troisième condition.

On ne discute plus au sujet des maladies pour les- quelles la thérapeutique possède des agents spéci- fiques. Qui donc mettrait en doute la spécificité de la syphilis en présence des succès du mercure et de

---

[1] Voy. Bouchut, *Traité de pathologie générale.*

l'iodure de potassium? Qui donc repousserait la spécificité de la fièvre intermittente paludéenne lorsque le sulfate de quinine peut la guérir? Mais pour les autres maladies, c'est différent : on proclame qu'elles cèdent à tous les agents de la médecine rationnelle, et qu'une multitude de causes peuvent les produire.

Vous comprendrez maintenant comment Hahnemann, ayant proclamé la loi des semblables et trouvé ainsi le moyen de découvrir le médicament approprié, non pas à chaque maladie, mais à chaque malade, a dû remonter de la spécificité thérapeutique à la spécificité pathologique.

Du moment où il enseignait que les maladies ne pouvaient guérir sûrement, promptement, avec les agents perturbateurs de la médecine rationnelle, il devait rechercher s'il n'y aurait pas erreur à soutenir qu'il existe une série d'états pathologiques engendrés par une multitude de causes, tandis que d'autres seraient l'effet d'agents pathogéniques distincts, spéciaux, spécifiques, seuls en état de les produire.

Pour apprécier cet enseignement, il faut, messieurs, tenir compte de la distance qui sépare les points de vue auxquels notre école et la vôtre sont placées. Si vous ne voyez dans la maladie qu'une lésion d'organe, vous aurez le droit de rejeter la spécificité étiologique. Vous soutiendrez, et avec raison, que le poumon s'engoue ou s'hépatise sous des influences variées : le froid, l'infection typhoïde, le miasme rubéoleux, etc. Mais si vous reconnaissez, avec Hahnemann, que la maladie consiste, avant toute chose, dans un désaccord dynamique, vous jugerez, en même temps, que celui-ci doit être en rapport avec l'agent capable de le produire. Vous direz alors que si les lésions d'organes naissent par l'effet d'influences diverses, l'inflammation, l'état typhoïde, la rougeole, la variole ont chacune une cause fixe, déterminée, qui leur donne naissance dès quelle frappe sur un organisme vivant, et sans laquelle ces affections ne peuvent exister.

§ III

La considération étiologique deviendra dès lors primordiale, il faudra la prendre pour base des grandes divisions nosologiques; l'homœopathie vous le propose. De là l'enseignement de Hahnemann par rapport aux maladies aiguës. Celles-ci dépendent, selon lui, d'influences morbides qui existent hors de l'homme et se puisent dans le milieu qui l'entoure : les changements de température, les refroidissements, sous quelque forme qu'ils se produisent; les miasmes qui se développent au sein de la terre, ou dans l'organisme humain devenu malade, infectent l'atmosphère et sont absorbés par l'homme sain avec l'air indispensable à sa respiration. Toutes les conditions capables d'amener le développement des miasmes, concourent à engendrer ces maladies; l'encombrement, les inondations, la guerre en particulier [1].

Deux autres ordres d'influences peuvent encore agir sur l'organisme et lui imposer les maladies aiguës, je veux dire les influences psychiques et les causes traumatiques, l'une et l'autre étrangères au sujet ; mais aucune n'est apte à produire.les maladies chroniques.

Pouvons-nous dire, messieurs, que cette division étiologique satisfasse à la seconde condition que nous avons posée, c'est-à-dire qu'à chacune de ces causes répondent des maladies ayant des caractères constants? Il est facile d'en juger.

Et d'abord, il est d'observation que le froid engendre les *maladies inflammatoires aiguës ;* maladies qui ont pour premier privilége de rester limitées au sujet sur lequel le refroidissement a frappé, en un mot d'être individuelles. De plus, elles offrent trois caractères communs : la fièvre continue, la turgescence vitale et l'augmentation de la fibrine du sang. Ces trois caractères , vous les reconnaîtrez chez tous les hommes affectés d'une inflammation franche, qu'il s'agisse d'une bron-

[1] Voy. *Organon,* § 72.

chite, d'une pneumonie, d'un rhumatisme articu-
laire, etc.

Les *maladies miasmatiques* se comportent autrement. Dépendant de causes répandues dans l'atmosphère, elles atteignent soit des individus isolés,
soit un petit nombre de sujets, soit la plus grande
partie de ceux que le miasme entoure ; elles sont
sporadiques, endémiques ou épidémiques.

Trois groupes de symptômes permettent encore
de les distinguer des maladies inflammatoires. La
fièvre, en effet, n'est plus continue, mais bien
rémittente, ou intermittente; la fibrine diminue au
lieu d'augmenter, les globules s'altèrent et le sang
devient diffluent ; la turgescence vitale, à son tour,
est remplacée par la prostration, l'abattement, la
stupeur, auxquels se joint une agitation caractéristique quand les centres nerveux sont atteints.

Par ces traits généraux se trouve reconstituée
cette grande classe des fièvres, indiquée par Pinel,
rejetée par Broussais, et que la science moderne est
obligée d'admettre, non point en raison de leur
essentialité, comme on le voulait autrefois, mais à
cause de leurs caractères spécifiques.

Il y a plus, la spécificité est si précise pour ces
affections et si bien en rapport avec la cause morbide elle-même, qu'à chaque miasme correspond un
état bien déterminé : au miasme paludéen les fièvres
intermittentes, aux miasmes animaux les affections

typhoïdes, depuis la fièvre putride jusqu'au choléra asiatique ; à un miasme spécial, la rougeole ; à un autre, la scarlatine ; à un troisième, la variole, toutes affections que l'on observe chez des hommes isolés, qui se trouvent limitées à certains pays ou que l'on voit frapper des contrées entières et envahir peu à peu les diverses régions du globe ; ce qui est arrivé pour la peste au moyen âge, pour le typhus au commencement de ce siècle, et pour le choléra à une époque plus rapprochée de nous.

A côté de ces affections, et encore à titre de maladies aiguës, se rencontrent tous ces états morbides dus aux impressions morales et en rapport avec chacune d'elles. Ici la fièvre est nulle, le sang n'est point altéré, les phénomènes nerveux dominent.

Viennent enfin les affections traumatiques distinctes par la cause qui les engendre, et dont les caractères se confondent avec ceux du traumatisme : fièvre légère, ou grave, débutant alors par un frisson violent, courbature extrême, abattement, tendance à la suppuration, symptômes auxquels il convient de joindre ceux qui résultent de la blessure, par exemple l'hémorrhagie et ses conséquences.

Toutes ces maladies naissent, se développent et se terminent par la guérison ou par la mort, sans jamais se confondre ; elles sont donc spécifiques.

J'ajoute que toutes les affections capables d'être rangées dans les catégories que je viens de passer en revue présentent un caractère commun : de pouvoir être guéries par les seuls efforts de la force vitale, d'avoir ainsi une durée limitée, leurs causes étant de celles dont s'épuise peu à peu l'effet.

Vous le voyez, messieurs, pour toutes ces diathèses vous trouvez des causes spécifiques engendrant des symptômes spécifiques ; c'est-à-dire les deux premiers caractères indiqués par Trousseau.

J'ajoute que le troisième caractère leur appartient encore. Toutes choses égales d'ailleurs, vous choisirez, en effet, des médicaments qui répondent plus spécialement à chacun de ces groupes : l'*aconit* à l'inflammation ; la *bryone* à l'état typhoïde ; la *pulsatille* à la rougeole ; la *belladone* à la scarlatine ; le *mercure et le thuya* à la variole ; le *quinquina* et l'*arsenic* à la fièvre intermittente paludéenne ; aux affections psychiques l'*ignatia*, et l'*arnica* au traumatisme.

Cette spécificité est-elle aussi précise pour les maladies chroniques que pour les maladies aiguës? Je vous en ferai juges, messieurs, dans notre prochaine séance.

PATHOLOGIE

DOCTRINE DES MALADIES CHRONIQUES

———

Messieurs,

La division des infirmités humaines en deux grandes classes, celle des *maladies aiguës* et celle des *maladies chroniques*, est bien ancienne dans la science.

Dumas (de Montpellier) affirme que Thémison fut l'auteur de cette classification ; Celse, parmi les médecins de l'antiquité, y aurait attaché une grande importance ; Galien la prit pour accordée, soutenant toutefois que ces deux groupes dépendaient l'un de l'autre, les maladies chroniques se présentant comme la dégénérescence naturelle des maladies aiguës ; les arabistes n'allèrent pas plus loin que Galien. La division dont je parle traversa ainsi les siècles sans être ni précisée, ni sérieusement

motivée. Baillou, Sydenham, Hoffmann l'acceptèrent
et se bornèrent à faire application de leurs systèmes
à ces deux grandes catégories pathologiques ; De
Haën, Bordeu, Dumas servent de transition entre
cette époque et les temps modernes, et nous conduisent au moment où Broussais publia le célèbre *Traité
des phlegmasies chroniques*, qui fut, au moment où il
parut, une véritable révolution dans la science
médicale.

Vous ne serez pas surpris, messieurs, que Hahnemann, (il s'inquiétait beaucoup plus de formuler
des idées que de forger des mots nouveaux) ait
accepté cette expression, cherchant seulement à
préciser le sens qui lui appartient.

§ I

Hahnemann fit cette remarque que les affections
à marche lente doivent être réparties en trois classes :
1° les maladies médicinales ; 2° les fausses maladies
chroniques ; 3° celles qui lui paraissaient véritablement mériter ce titre.

Les premières, selon lui, naissent de l'abus des
médicaments héroïques, s'aggravent par la répétition des doses, cèdent au contraire à l'action des
antidotes.

Les secondes dépendent des conditions nuisibles
au milieu desquelles l'homme est appelé à vivre, et

dont l'action continue ne permet pas aux réactions
vitales de se produire. Le premier caractère de ces
maladies est de s'améliorer du moment où le sujet,
modifiant ses habitudes, change de milieu; le second
de n'être pas héréditaires. C'est le fait de l'ouvrier
qui abandonne un atelier insalubre ou une profession
dangéreuse, le fait de l'homme qui sait renoncer à
l'une de ces habitudes nées de la civilisation, mais
cent fois plus redoutables souvent que les causes
nocives elles-mêmes; je veux parler de l'abus du
tabac, des liqueurs dans lesquelles entre l'absinthe,
de l'abus des parfums, en un mot de tous les agents
préparés pour nos plaisirs et bien souvent causes
de nos souffrances.

Mais, à côté des affections qui peuvent diminuer
ou disparaître par une seule modification dans
l'hygiène, se trouve une série de maladies que les
meilleures conditions ne sauraient ni améliorer
ni guérir. Hahnemann leur réserve le nom de
véritables maladies chroniques, et il les déclare
VIRULENTES, c'est-à-dire dues à l'infection de l'organisme par des virus : celui de la syphilis, ayant
pour forme primitive le chancre; celui de la psore,
dont la forme primitive et contagieuse serait la gale,
et celui de la sycose, dont la forme primitive,
également contagieuse, se bornerait à certaines végétations[1].

[1] Toutes ces données pathologiques ont été indiquées par Hahne-

Parler ainsi c'était faire application aux maladies chroniques des deux principes sur lesquels repose l'édifice pathologique de l'homœopathie : le dynamisme d'une part, la spécificité de l'autre. Car, s'il est vrai que les maladies chroniques soient dues à l'infection de l'organisme par un virus, il est évident qu'elles doivent appartenir à la constitution tout entière, qu'elles ne sont pas le propre d'un organe, mais la propriété de l'organisme, de toute la substance, *totius substantiæ*.

D'un autre côté, si cette infection existe, il est certain qu'il faut différencier les maladies chroniques entre elles autant que ces virus se différencient eux-mêmes. On ne doit pas non plus les confondre avec les maladies aiguës pour faire une seule classe de toutes nos souffrances, comme le voulait Broussais, et n'y voir d'autre distinction que celle des tissus, des appareils, des organes, siéges des localisations. En un mot, les maladies aiguës et les maladies chroniques offrent des différences de fond et non pas seulement de forme, différences qui dépendent elles-mêmes de la nature du virus auquel la maladie doit être rapportée. De cette notion du caractère virulent des maladies chroniques ressortent donc nécessairement et leur généralité et leur spécificité.

mann dans l'*Organon* et le *Traité des maladies chroniques*, et précisées par mon père dans son Cours de 1855, dans plusieurs mémoires inédits, enfin dans ses *Commentaires sur l'*Organon.

Tandis que les maladies aiguës naissent sous l'influence de causes puisées par le sujet dans le milieu qui l'entoure, tandis qu'elles ont la faculté de s'éteindre par le seul fait de la réaction vitale, les maladies chroniques au contraire offrent trois caractères tout à fait opposés. Dans leur forme primitive, elles se transmettent de l'homme malade à l'homme sain par voie de contact; plus tard, lorsqu'elles cessent d'être contagieuses, elles deviennent héréditaires. Abandonnées à elles-mêmes, elles ne guérissent jamais, quelles que soient les conditions hygiéniques, même les plus favorables, dans lesquelles le malade se trouve placé; mais si elles ne guérissent pas, elles se transforment, et au milieu de leurs évolutions successives, elles envahissent l'organisme de plus en plus, revêtent des formes toujours plus graves, et arrivent ainsi jusqu'à causer la mort.

Caractère contagieux, puis héréditaire, des maladies chroniques, transformation de ces maladies, leur incurabilité par les forces seules de la vitalité, tels sont les trois caractères qui les séparent des maladies aiguës.

Hahnemann établit son opinion sur un exemple, que personne ne récusera, celui de la syphilis.

Certes, on ne peut nier que celle-ci ne soit une maladie essentiellement contagieuse dans sa forme primitive, le chancre; personne ne niera qu'elle offre des formes diverses et successives qui affectent d'abord la peau, plus tard la peau et les membranes muqueuses, puis le tissu cellulaire et le périoste, même le système osseux et les viscères ; personne ne niera qu'elle soit incurable par elle-même, qu'elle s'aggrave toujours jusqu'à produire la destruction de l'organisme infecté, dans un temps plus ou moins long, suivant la constitution du sujet et aussi suivant les conditions hygiéniques au milieu desquelles celui-ci est obligé de vivre. Personne enfin ne peut mettre en doute qu'il s'agisse ici d'une maladie générale et spécifique, en même temps qu'elle est virulente.

Reste à savoir s'il faut, comme l'admet en général la pathologie, voir dans la syphilis une exception, ou si, au contraire, comme le fait Hahnemann, on peut y trouver un type. L'observation répond sur ce point.

Les maladies chroniques, non vénériennes, sont en effet essentiellement héréditaires ; l'hérédité des scrofules, du rhumatisme, de l'herpétisme ne sont plus des questions douteuses aujourd'hui.

De plus, aucune de ces affections ne se limite à une forme unique. Pour toutes, vous rencontrez des éruptions à la peau, des lésions des membranes muqueuses, des lésions des articulations, du système osseux et des viscères.

Si vous vous attachez seulement à l'enseignement de M. Bazin, vous voyez que pour l'herpétisme, par

exemple, il existe, à l'origine, des éruptions vésiculeuses superficielles, et à la dernière extrémité
une dégénérescence redoutable, le cancer.

Si vous prenez l'affection scrofuleuse, vous trouvez
encore des lésions légères au début, mais devenant
toujours de plus en plus graves, la phthisie pulmonaire étant le dernier terme de cette éclosion.

Vous rencontrez donc, pour ces affections, les
caractères que j'ai indiqués : la transformabilité,
l'incurabilité par les seuls efforts de la force vitale,
la transmission par voie d'hérédité.

Pouvons-nous aussi, comme pour la syphilis, indiquer à chacun de ces groupes une forme primitive
contagieuse ?

Cette question, Hahnemann l'a résolue par l'affirmative, divisant les maladies chroniques non syphilitiques en deux classes : la *psore* ayant pour
forme primitive la *gale*, et la *sycose* ayant pour forme
primitive les *végétations contagieuses*.

Qu'y a-t-il de fondé dans cet enseignement ?

§ II

Vous n'ignorez pas, messieurs, que le moment où
cette théorie des maladies chroniques parut en
France, fut celui où l'existence de l'*acarus scabiei*,
insecte qu'on rencontre chez tous les galeux, venait
d'être mise hors de doute.

Était-il possible, lorsque le microscope démontrait la présence de l'*acarus scabiei* comme cause de l'éruption psorique, de considérer cette dernière comme la forme primitive d'une diathèse destinée à marcher de front avec la syphilis? On se refusait à le croire. On reconnaissait sans doute à cette éruption trois éléments : une vésicule remplie de sérosité, un sillon partant de cette vésicule, et un insecte, l'acare [1], logé à l'extrémité de ce sillon.

---

[1] L'existence de cet insecte fut longtemps contestée et donna lieu à une de ces mystifications auxquelles les corps savants n'échappent pas toujours. Entrevu dès 1634, l'*acarus scabiei* avait été tour à tour nié et affirmé, lorsqu'en 1812 un pharmacien de l'hôpital Saint-Louis annonça qu'il en démontrerait la présence. Une commission de l'Académie de médecine et de l'Institut ayant été nommée, M. Galès ouvrit devant elle quelques *vésicules* psoriques, déposa leur contenu sur le porte-objet du microscope, et chacun put alors y voir l'insecte digne de tant de sollicitude. L'existence de l'acare fut donc admise; seulement on s'étonnait de trouver une similitude complète entre l'insecte présenté par M. Galès et la mite du fromage. Ce qui parut plus merveilleux encore, ce fut de voir Biett, bientôt suivi de Rayer, Asselin, Galeotti, affirmer qu'ayant voulu reprendre les expériences de M. Galès, ils avaient échoué. L'acarus était perdu encore une fois, M. Lugol proposa trois cents francs à qui le retrouverait. On était en 1820. En 1829, M. Raspail assura que de nouvelles recherches l'avaient conduit à ce but si désiré. Une nouvelle commission se réunit, et M. Raspail, aidé de M. Meynier, se mit en devoir de montrer qu'il avait gagné les trois cents francs. Les vésicules furent encore ouvertes, M. Meynier déposa leur sérosité sur le porte-objet et eut le soin d'agiter le liquide avec son doigt. Le microscope permit alors de constater la présence d'un sarcopte en tout semblable à celui de M. Galès.

Ce fut alors que M. Raspail expliqua qu'il n'avait point du tout trouvé l'acare, mais qu'il venait de montrer comment les savants avaient été dupes du premier expérimentateur. M. Meynier avait en effet caché

Longtemps on crut que la sérosité contenue dans la vésicule était l'agent de contagion, et la gale passait pour virulente ; mais des recherches persévérantes conduisirent à un autre résultat, en prouvant que ce liquide pouvait être inoculé à un homme sain sans qu'il parût aucune trace d'éruption. Il en était autrement si l'on transportait un acare sur la peau, car cet insecte ne tardait pas à soulever l'épiderme et à creuser un sillon ; la vésicule paraissait ensuite sur le point où la piqûre avait eu lieu.

En s'appuyant sur ces faits et sur l'étude de l'acare, les micrographes soutinrent, et avec raison, que l'agent de contagion était l'insecte et non la sérosité remplissant les vésicules ; dès lors, la gale fut rangée parmi les maladies parasitaires et enlevée à la catégorie dans laquelle on l'avait placée tout d'abord.

Il y avait là pour l'enseignement homœopathique une grave objection, dont mon père trouva la solu-

sous son ongle un ciron du fromage et l'avait déposé au milieu de la sérosité prise dans les vésicules, tandis qu'il agitait celle-ci avec le doigt. Donc, disait M. Raspail, M. Galès s'est moqué de tout le monde: l'*acarus scabiei* n'existe pas.

Le doute étant ainsi rentré dans l'esprit des savants, la gale redevint une maladie virulente ; mais en 1834 un médecin corse, M. Renucci, assura que l'acare existait réellement, que dans son pays la plus humble paysanne savait l'atteindre et l'enlever. Seulement ce n'était pas au milieu de la vésicule qu'il se trouvait, mais au fond du sillon. Chacun chercha dès lors à l'endroit indiqué, et le sarcopte fut reconnu de tout le monde. Sa présence est aujourd'hui hors de doute. (Voy. sur ce point Monneret et Fleury, *Compendium de médecine pratique*, t. V, p. 267.)

tion dans ce fait que l'acare était un animal porteur d'un venin [1].

Dans une telle hypothèse, en effet, ce venin pouvait infecter l'organisme, et il devenait possible de concilier les découvertes microscopiques avec les révélations de l'observation clinique elle-même. Celle-ci n'avait-elle pas montré que, pour un galeux, tout n'était pas fini avec l'éruption?

Or, messieurs, les naturalistes et les dermatologues se réunissent aujourd'hui pour confirmer cette supposition. Moquin-Tandon, par exemple, établit parfaitement que l'acare est constitué pour être porte-venin : il a des mandibules organisées comme des antennes-pinces, deux crochets pointus et mobiles dans une rainure ; avec ces crochets il pique pour se nourrir et pondre ses œufs, mais non pas pour creuser son sillon [2]. C'est sur le point où il a piqué que naît la vésicule, de même que le chancre se creuse sur le point contaminé par le virus syphilitique.

D'un autre côté, M. Devergie établit que l'acare ne développe pas l'éruption vésiculeuse, caractéristique de la gale, par sa présence seule, et il en donne plusieurs raisons :

1° S'il agissait mécaniquement, si la vésicule était le fait d'une simple irritation locale, l'ani-

---

[1] Voy. *Commentaires sur l'Organon*, p. 375.
[2] *Traité d'histoire naturelle médicale.*

malcule devrait être placé au fond de la vésicule, ce qui n'a pas lieu : il se trouve blotti à l'extrémité du sillon, de sorte que la vésicule existe sur le point où l'animal a piqué et non pas là où il s'est réfugié.

2° Si l'éruption psorique était un effet mécanique, son importance devrait être proportionnée au nombre des acares et des sillons, ce qui n'a pas lieu non plus : des acares peu nombreux et des sillons très-rares pouvant coïncider avec de très-nombreuses vésicules.

3° Dans l'hypothèse que je combats, les éruptions successives ne sauraient se produire qu'en raison de la multiplication des acares ; conclusion opposée au résultat de l'observation.

Du moment donc où l'acare est organisé comme les autres insectes venimeux, où l'éruption psorique, par son mode de développement, son abondance, le siége de ses vésicules, ne peut être expliquée par la seule irritation mécanique due à la présence de l'insecte, nous sommes en droit de voir dans ce dernier l'agent d'une contagion médiate. La véritable cause de la maladie est alors le virus qu'il dépose dans l'organisme, et dont la porte d'entrée est la piqûre faite par les crochets mobiles et pointus qu'on observe chez cet animal.

Alors tout rentre dans la loi commune des affections contagieuses ; le symptôme primitif paraît sur le point inoculé, ainsi arrive-t-il pour la vaccine et pour la syphilis. Il y a donc un virus psorique.

Ce virus peut-il engendrer des symptômes consécutifs? L'observation clinique le prouve sans réplique. Autenrieth en a décrit un grand nombre dans son mémoire sur les maladies consécutives à la répercussion de la gale ; M. Devergie signale les éruptions vésiculeuses semblables à l'eczéma, et des éruptions pustuleuses, furonculeuses même, auxquelles la tradition populaire a donné le nom de dépôts de gale.

Il est remarquable de voir les pathologistes reconnaître comme symptômes indicateurs de la psore les accidents que M. Bazin considère comme étant les premières manifestations de l'herpétisme. On serait ainsi conduit à considérer la gale comme la forme primitive de la diathèse herpétique, ce qui compléterait l'enseignement du médecin de l'hôpital Saint-Louis, et ferait regretter qu'empruntant à l'homœopathie une partie de sa doctrine des maladies chroniques, il ne l'ait pas fait complétement, et qu'il n'ait pas su reconnaître jusqu'à quel point Hahnemann l'avait inspiré[1].

Quoi qu'il en soit, un fait existe au-dessus de

[1] La doctrine des maladies chroniques se présente donc à nous comme une grande vérité ; nous ne pouvons y voir une erreur, comme on l'a si souvent prétendu.

toute contestation : la gale est une maladie qui a tous les caractères des formes primitives des affections virulentes ; nous ne pouvons donc nous résigner à y voir seulement une maladie locale dont les frictions extérieures pourraient triompher en quelques minutes.

Que faut-il penser de la *Sycose?*

Hahnemann lui donne pour origine : « Des ex-« croissances des parties génitales... excroissances « qui, plusieurs jours ou même plusieurs semaines « après l'infection par le coït, surviennent accom-« pagnées généralement, mais non toujours, d'une « sorte d'écoulement gonorrhéique par l'urèthre ; « sont rarement lisses et en forme de verrues, plus « souvent molles, spongieuses, imbibées d'un « liquide fétide, saignant à la moindre cause, et « semblable à des crêtes de coq ou à des choux-« fleurs... — Cette maladie des fics, ajoute Hahne-« mann, a été fort répandue pendant les dernières « guerres, depuis 1809 jusqu'en 1814 ; mais depuis « cette dernière époque, elle est devenue de plus en « plus rare[1]. »

De là plusieurs questions : 1° Existe-t-il des végétations contagieuses? 2° Sommes-nous autorisés à rapprocher les unes des autres les différentes productions épithéliales, depuis la verrue et les condylomes jusqu'aux polypes? 3° Pouvons-nous enfin

---

[1] *Traité des maladies chroniques,* t. I, p. 116, 117.

soutenir que ces différentes productions dépendent d'un état général, et qu'elles ne sont pas le fait d'une altération essentiellement locale des tissus?

Les végétations contagieuses existent. Vous en trouverez des exemples dans les ouvrages des syphiliographes ; témoin le fait de cet ouvrier qui contracta des végétations avec sa maîtresse et les transmit à sa femme légitime. La première ayant été examinée, fut trouvée porteur de végétations semblables à celles qu'elle avait communiquées ; la végétation avait engendré la végétation, comme en pareille circonstance le chancre engendre le chancre. Il y a donc contagion spécifique, ce qui doit établir une forte présomption en faveur de la virulence.

Cependant il n'en est pas toujours ainsi ; souvent le condylome prend naissance sur la place même où existait une ulcération spécifique. M. Diday, voulant remonter jusqu'à la cause de cette transformation, reconnut que sur quarante-deux malades, trente avaient eu des verrues, ce qui le conduisit à dire : la végétation est une verrue, formule qu'il faudrait renverser pour la rendre exacte.

Remarquons-le cependant, sur le chiffre indiqué, douze malades n'avaient point accusé d'antécédents sycosiques, et pour ces douze sujets la transmission directe peut être invoquée. La diathèse dont je parle ayant une forme primitive contagieuse, il reste à

déterminer si elle possède aussi des formes secondaires.

N'oublions pas, d'abord, l'assimilation établie par
M. Diday entre le condylome et la verrue. L'analogie
entre ces différentes productions est telle qu'on les
trouve formées par une agglomération de cellules
épithéliales.

M. Cruveilhier va plus loin; il affirme dans son
traité d'*anatomie pathologique* que les fibrophytes
des membranes tégumentaires, des membranes sé-
reuses et des membranes synoviales, les polypes
vésiculaires, et les productions fibreuses n'offrent
d'autres différences que celles qui résultent de la
nature des tissus. Il ajoute qu'il faut ranger dans
une même catégorie les polypes charnus, les polypes
vésiculo-fibreux, les verrues, les végétations polypi-
formes de la peau, les végétations verruqueuses des
vieillards, les excroissances syphilitiques du prépuce,
des grandes et des petites lèvres, végétations appe-
lées poireaux et choux-fleurs [1].

Ces différentes productions se rapprochent donc
anatomiquement les unes des autres ; on ne peut les
séparer. Si j'ajoute qu'elles sont héréditaires et
qu'elles reparaissent quand on les excise, vous jugerez qu'elles dépendent d'un état général, qu'elles
ne sont pas de simples altérations locales.

Et ici, messieurs, je puis invoquer l'opinion d'un

---

[1] Cruveilhier, *Traité d'anatomie pathologique*, t. V.

homme compétent. M. Robin, voulant définir la ré-
cidive, dit : « C'est une reproduction d'une chose
« déjà née. — Elle n'indique pas, ajoute-t-il, une
« nature spéciale du tissu, *mais de l'état général du*
« *malade.* »

Ce professeur soutient même que « l'ablation
« n'est pas un traitement, mais un moyen de ga-
« gner du temps. Le célèbre histologiste accorde
« ainsi que la reproduction est due à la cause per-
« sistante de la *production, cause qu'on n'enlève pas*
« *par l'ablation du produit*[1]. »

Ce qui veut dire que, pour M. Robin, il y a une
différence à établir entre la cause et le produit, que
par l'excision, vous attaquez ce dernier, en laissant
subsister la première ; Hahnemann n'enseigne pas
autre chose.

Le fait seul de la repullulation des tumeurs végé-
tantes nous autorise à voir en elles l'effet d'un
trouble général, dynamique ; l'existence de la sycose, comme diathèse, est donc tout aussi nettement établie que celle de la psore et de la syphilis.

L'enseignement de Hahnemann se trouve en conséquence confirmé par l'observation et par l'opinion
des hommes les plus autorisés dans la science.

---

[1] Robin, *Programme du cours d'Histologie*, p. 263.

§ III

Maintenant, messieurs, que vous avez apprécié en elle-même la doctrine des maladies chroniques, je voudrais vous en faire juger non-seulement la lettre, mais l'esprit.

S'en tenir à la lettre serait vouloir renfermer à tout jamais l'ensemble des maladies chroniques dans les trois catégories nommées par Hahnemann : *syphilis*, *psore*, *sycose*, sans vouloir chercher au delà. En juger l'esprit, c'est en reconnaître les principes sans se laisser dominer par l'application qui en a été faite. Or, ces principes se résument en ceci : la séparation fondamentale, absolue des maladies aiguës et des maladies chroniques, la virulence et la spécificité de ces dernières. Qu'il y ait alors trois diathèses ou dix, peu importe; multiplier les catégories, quand l'observation nous y force, c'est confirmer le principe, et non pas le détruire. Rattachons les unes aux autres les différentes formes morbides dépendant d'une même cause, au lieu de les considérer comme des maladies distinctes, séparons les formes irréductibles en plusieurs catégories établissons la forme primitive contagieuse à laquelle se rattachent les symptômes ultérieurs et les transformations ultimes, et nous aurons tiré du principe lui-même toutes ses conséquences pratiques.

Ce point admis, il nous restera à distinguer, pour les formes primitives, entre le moment de la *contagion*, celui de l'*infection* et l'*époque* de l'*éclosion des symptômes*.

La *contagion* est immédiate ; l'*infection* se produit pendant la période d'incubation, ce qui donne à cette période une valeur et une signification précises. Je sais bien que tout le monde n'est pas d'accord sur ce point; on a cherché bien d'autres explications tendant toutes à ne pas faire sortir le virus de l'organe contaminé; mais ceci est contraire à toutes les lois de l'absorption. En se laissant guider par l'observation journalière, il faut reconnaître qu'entre le moment du contact et celui où les altérations se présentent, il se passe un certain nombre de jours pendant lesquels le malade accuse des souffrances générales, qu'il ne sait pas préciser; ces souffrances générales diminuent le plus souvent quand les symptômes locaux apparaissent.

Les soins les plus scrupuleux n'empêchant pas le développement de la maladie, il faut admettre que le pus virulent a pénétré dans l'économie au moment même du contact; ce qui, du reste, est tout à fait conforme aux préceptes de la physiologie.

L'*éclosion des symptômes* se produit à la suite de l'incubation, c'est-à-dire quand une fois l'infection est complète. De là vient que si vous détruisez les symptômes primitifs localisés : la gale par des frictions, les végétations par l'excision, le chancre en le cautérisant, vous ne guérissez pas. Vous enlevez la première expression du mal, mais vous ne mettez pas le sujet à l'abri des transformations consécutives. Et pourtant il importe non pas de faire cesser en quelques jours les symptômes primitifs, pour permettre au malade de se livrer à ses affaires, mais de le guérir de manière à pouvoir affirmer qu'aucune évolution ultérieure n'est à craindre.

La théorie de Hahnemann nous conduit encore à préciser le sens de ces deux expressions : l'*hérédité* et la *prédisposition*. Il est généralement admis, mais à tort, que ce sont des causes morbides. L'*hérédité* n'est pas une cause morbide, mais le mode de transmission d'un certain nombre de causes.

La *prédisposition* est la diathèse en puissance. Les influences les plus diverses peuvent la faire passer à un développement actif, mais elles ne sauraient la créer, on se fait donc une grande illusion en rapportant la scrofule au froid, à l'habitation des lieux humides, à l'entassement, au défaut d'air, de lumière, etc.; ces causes, en effet, ne peuvent pas plus la créer qu'elles ne peuvent engendrer la syphilis ou l'herpétisme.

Mais si le sujet est porteur d'une diathèse,

les motifs les plus divers la feront éclater. Vous verrez alors les tumeurs blanches et le cancer se développer à la suite d'une chute ou d'un coup, ce qui n'aurait pas lieu si le sujet ne trouvait dans son état général le germe de pareilles localisations.

Il nous faut donc, en étiologie, distinguer la cause fondamentale, *sine qua non*, de la cause occasionnelle ; la première est fixe, c'est le virus infectant ; la seconde est essentiellement variable.

L'enseignement hahnemannien n'a pas une moindre [influence sur la *nosographie*, puisqu'il nous oblige non-seulement à décrire les formes morbides, mais encore à en déterminer l'ordre de dépendance et de succession.

Vous savez à quel degré de précision les syphiliographes sont arrivés, sous ce rapport, pour la maladie objet exclusif de leurs études ; comment ils ont pu y retrouver un ordre de développement régulier. Ce même travail, Hahnemann l'a ébauché pour la psore et la sycose ; il nous appartient de le continuer. Rappelons-nous seulement, dans ces recherches, qu'une diathèse est un tableau sur lequel on écrit et l'on efface chaque jour, une parenthèse toujours ouverte, qu'il faut bien se garder de fermer.

De là, messieurs, quelques conséquences pour le *diagnostic* et pour le *pronostic* : 1ᶜ le *diagnostic* ne sera complet qu'à une condition, c'est que non-seulement vous considérerez la forme présente de la maladie, mais que vous remonterez aux antécédents, pour savoir par quels accidents a passé le malade avant d'arriver aux symptômes pour lesquels il vous consulte.

S'agit-il d'un sujet qui a reçu la maladie par voie héréditaire, votre diagnostic ne sera pas complet si vous ne remontez jusqu'à la santé des engendreurs, autrement vous ne connaîtrez pas la maladie dans son ensemble.

Pour le *pronostic*, vous aurez encore bien des lumières à recueillir.

Vous ne prendrez pas pour une guérison ce qui n'est qu'un moment de repos entre deux transformations. Vous saurez qu'une dermatose, par exemple, peut disparaître pour quelques mois ou quelques années, si le malade s'observe et s'il a une hygiène bien entendue; mais vous saurez aussi qu'en dehors d'un traitement direct, il n'y aura pas de guérison absolue, que plus tard il surviendra des affections catarrhales, puis des désorganisations. Vous serez conduits de la sorte à prévoir les évolutions ultérieures en tenant compte des symptômes actuels, et en prenant pour base la notion des antécédents.

La *thérapeutique* elle-même est modifiée par Hahnemann.

Je puis à ce sujet vous citer un exemple.

Un de nos confrères, ayant été appelé à traiter une

dame qui souffrait de névralgie, se trouva d'abord embarrassé dans le choix du médicament, le caractère de la maladie n'étant pas nettement accusé. Mais, en examinant la malade, il reconnut un cercle d'herpès circiné sur la main et sur l'avant-bras. L'existence de cet herpès fixa ses incertitudes ; il donna la *sepia*, et la malade guérit rapidement.

Vous voyez comment la connaissance des symptômes qui paraissent accessoires est souvent prédominante, et détermine le choix entre deux substances douteuses.

Or, nous ne sommes pas les seuls à préconiser cette méthode. Si vous lisez le remarquable ouvrage auquel M. Yvaren a donné le titre de *Métamorphoses de la syphilis*, vous reconnaîtrez que, se trouvant en présence de formes morbides qui n'appartenaient pas directement, passez-moi le mot, officiellement à la maladie, il déterminait son diagnostic par ce fait que le malade avait eu un chancre, et qu'il reconnaissait une éruption un peu cuivrée. Il se déterminait alors pour le mercure et son choix était heureux. Il faut donc tenir compte de tous les symptômes présentés par le malade, le plus insignifiant en apparence étant parfois celui qui détermine le choix du médicament.

Enfin, si les maladies chroniques sont virulentes, vous pouvez juger de quelle valeur seront l'hygiène et les moyens indirects de la médecine rationnelle ;

mais aussi quelle sera la limite de leur puissance.

L'hygiène, en mettant le malade dans les meilleures conditions possibles, en l'abritant contre les
causes occasionnelles, pourra éloigner les localisations, retarder la succession des périodes. Mais elle
ne sera pas une barrière invincible et vous rencontrerez des scrofuleux dans les salons aussi bien que
dans les chaumières ; vous trouverez des sujets
herpétiques non-seulement parmi ceux qui né-
gligent les soins de propreté, mais aussi parmi
les gens qui prennent le plus grand soin d'eux-
mêmes.

La maladie défie ces conditions parce qu'elle est
virulente et spécifique ; elle défie encore l'emploi des
moyens rationnels et indirects. Aussi voyez-vous
abandonner de toutes parts cette médication, que
M. Bouchut appelle la triste médecine des symptômes,
pour recourir aux traitements spécifiques : préconiser les alcalins contre l'arthritis, l'iode contre la
scrofule, le soufre contre l'herpétisme, le mercure
contre la syphilis ; et se jeter dans l'emploi, je dirai
même dans l'abus, des eaux minérales. Une pareille pratique donne des résultats incomplets,
par ce qu'elle ne s'élève pas jusqu'à l'individualisation du malade et du médicament ; malgré tout elle
dépasse assez la méthode rationnelle pour lui être
chaque jour préférée.

L'homœopathie est plus heureuse, surtout plus complète ; elle ne reste pas limitée à la spécificité de la cause, mais sait atteindre jusqu'à celle de la forme, variant le choix de ses agents thérapeutiques non-seulement en tenant compte de la diathèse, mais encore des expressions symptomatiques.

La doctrine de Hahnemann conduit à une dernière conséquence sur laquelle mon père s'exprimait ainsi, en 1835 : « Je le dis hautement, parce que c'est ma « conviction, s'il est un point sur lequel la médecine « se rattache à la morale, c'est évidemment celui « qui nous occupe. Je ne sais rien de l'origine des « virus chroniques, et personne dans la science « n'en sait plus que moi ; mais je ne leur connais « que deux origines possibles : ou l'humanité en a « reçu le germe en naissant, ou l'homme en a puisé « la source dans l'ordre naturel qui lui sert de « milieu ambiant. A quelque hypothèse qu'on « s'arrête sur l'origine des virus chroniques, tou-« jours faut-il reconnaître qu'ils sont pour nous « comme le lien de solidarité matérielle ou physio-« logique que la Providence a établi entre les « membres de l'espèce humaine. C'est par ce lien « que les générations se touchent les unes les « autres, physiquement, et qu'elles sont respon-« sables les unes des autres, de même que sous le « rapport moral et politique, les pères répondent du « bonheur de leurs enfants et par l'éducation qu'ils

« leur donnent, et par les institutions qu'ils leur
« lèguent[1]. »

Grande pensée, messieurs, que je livre à vos
méditations ; car elle vous conduit à l'examen d'un
des plus redoutables problèmes que la science ait
soulevés, celui de l'affaiblissement des races ; et elle
vous montre que l'homme puise la cause d'un grand
nombre de ses infirmités, bien plus en lui que dans
le milieu qui l'entoure; bien plus dans la satisfaction
de ses plaisirs que par le fait du labeur de la vie.

Eviter de s'exposer à la contagion, recourir aux
traitements les plus complets, quand on a le malheur
d'être atteint, chercher alors une guérison durable
et non pas un soulagement rapide, se guérir non-
seulement pour soi, mais pour ses descendants, telle
est, messieurs, la conclusion dernière de la doctrine
que j'ai eu l'honneur de vous exposer aujourd'hui.

---

[1] Léon Simon, *Cours de médecine homœopathique*, p. 505.

PATHOLOGIE

BLENNORRHAGIE — MÉTHODE

———

Messieurs,

La *doctrine des maladies chroniques* vous est connue en elle-même et dans ses conséquences ; je voudrais aujourd'hui la suivre dans ses applications, en cherchant si elle peut nous permettre de fixer la valeur de certaines maladies contagieuses, entre autres de la blennorrhagie.

Vous avez pu le remarquer, cette affection ne tient aucune place dans les diathèses dont nous avons parlé ; à peine Hahnemann l'a-t-il signalée comme se liant parfois à la sycose ; en dehors de cette circonstance, il ne la nomme même pas. Évidemment, elle était pour lui un embarras.

Vous trouverez le motif des hésitations du maître dans les doctrines qui régnaient alors en syphiliographie, doctrines formulées par Hunter. Vous savez que le chirurgien anglais ne voyait entre la syphilis et la gonorrhée d'autre différence que celle de la texture des tissus. Pour lui, le virus vénérien produisait le chancre, quand il agissait sur la peau, et l'écoulement caractéristique, lorsqu'il était déposé à la surface d'une muqueuse. Dès 1789, Hahnemann repoussait une telle opinion; mais s'il avait pu dire que la blennorrhagie n'était point un symptôme de syphilis, il n'avait pas déterminé sa véritable place dans le cadre nosologique[1].

Lorsque, plus tard, notre maître précisa davantage ses idées sur les maladies chroniques, la psore absorba son attention, ce qui tenait aux circonstances au milieu desquelles il observait. Je l'ai dit déjà, un observateur est toujours influencé par le milieu dans lequel il se trouve.

Si Broussais, au lieu d'être médecin militaire et d'être placé à la tête d'une armée envahissante, avait pu observer au milieu d'une grande ville, il aurait eu moins souvent l'occasion de constater les effets des refroidissements, et la théorie de l'inflammation n'aurait peut-être pas vu le jour. De même, si Hahnemann n'avait point publié son *Traité des maladies chroniques* après avoir pratiqué la médecine en face des désastres de la guerre, et dans un pays où l'ennemi apportait ses maladies, mais au centre de

---

[1] Hahnemann, *Traité de la maladie vénérienne*, in *Étude de médecine homœopathique*, t. I.

notre civilisation actuelle, il aurait, sans aucun doute, accordé moins d'importance à la psore et à la sycose et beaucoup plus à la blennorrhagie[1].

Que faut-il donc penser de cette dernière affection?

§ I

Vous le savez, messieurs, les siphiliographes ont formulé sur la blennorrhagie les théories les plus contradictoires. Si les partisans de Hunter la considéraient comme virulente et syphilitique, on n'y voit plus aujourd'hui qu'une sorte de catarrhe pouvant relever de causes diverses, et qu'un simple excès vénérien est en état de produire.

Ces divergences d'opinion tiennent à ce qu'on a confondu sous un même titre tous les écoulements du canal de l'urèthre, prétention tout aussi contraire à l'expérience que de vouloir réunir en une même affection toutes les leucorrhées.

Mieux inspirés que nos contemporains, les écrivains du commencement de ce siècle avaient essayé de porter l'analyse au milieu de cette confusion. Hecker reconnaissait quinze espèces de gonorrhées et Swédiaur en admettait sept. Quel que soit le nombre auquel il convient de s'arrêter, il n'en reste

---

[1] *Des maladies vénériennes et de leur traitement homœopathique,* Paris, 1860.

pas moins établi qu'on ne peut faire application des mêmes principes à des états morbides absolument distincts.

Mais, au milieu de ces écoulements, il en est un auquel M. Diday a donné le nom de BLENNORRHAGIE TYPE; ses caractères sont précis :

C'est une maladie contagieuse offrant une période d'incubation et présentant des symptômes consécutifs spéciaux, auxquels M. Cullerier a réservé le nom de *maladies blennorrhagiques*.

Devons-nous voir dans cette affection un état essentiellement local ou une maladie virulente et spécifique? Toute la difficulté est là. Les trois propriétés que je rappelle permettent de la résoudre.

1° La blennorrhagie type est contagieuse, elle apparaît dès qu'il y a eu « application de la matière « morbifique sur une surface sans épiderme...; l'é- « coulement est le même à l'anus, à l'intérieur « de la bouche et du nez, aux yeux et dans les « oreilles[1]. »

Cette matière morbifique est composée de mucus et de pus; son action est d'autant plus redoutable que l'élément pus domine l'élément mucus[2].

2° Ses effets ne sont pas immédiats. C'est seulement de deux à cinq jours après le contact que la maladie apparaît; elle se montre alors avec trois

---

[1] Hunter, *Traité de la maladie vénérienne*, trad. de Richetat, p. 57.
[2] Diday, *Lettres sur la syphilis*.

ordres de symptômes : un écoulement spécial, des douleurs aiguës et une lésion anatomique : la *granulation*.

Si l'on peut examiner la femme avec laquelle une semblable maladie a été contractée, on la trouve atteinte d'un écoulement identique à celui qu'elle a transmis [1].

Il y a évidemment dans cette fixité de caractères, dans la faculté, que possède la blennorrhagie, d'apparaître partout où l'agent infectieux a pu être déposé et absorbé, la preuve de la spécificité, de l'individualité, de cette affection.

3° Si j'ajoute que l'écoulement primitif a des symptômes secondaires dont il est impossible de le séparer : l'arthrite, l'ophthalmie, la cophose, etc.; vous jugerez qu'elle est non-seulement spécifique, mais encore générale, donc *virulente ;* nous serons, par conséquent, en droit de la considérer comme le premier terme d'une diathèse, au même titre que le chancre est le point de départ de la syphilis.

Y aurait-il donc un virus blennorrhagique ?

Les faits précédents l'indiquent et plus d'un auteur l'a reconnu ; toute une école cependant, celle de M. Ricord, le nie de la manière la plus formelle, et allègue trois raisons :

1° Que la blennorrhagie n'est point inoculable ;

---

[1] V. Diday, *Lettres sur la syphilis.*

2° Qu’elle ne donne jamais lieu aux symptômes de la syphilis constitutionnelle ;

3° Qu’il est, dit-on, possible de la contracter par la cohabitation avec une femme saine.

La blennorrhagie n’est point inoculable avec la lancette, il est vrai ; mais elle se développe à la suite de l’application du mucopus sur une membrane absorbante, surtout à la surface d’une muqueuse. Swédiaur s’en est assuré en portant l’agent infectieux, à l’aide d’une sonde, jusqu’au fond du canal de l’urèthre, et les faits si nombreux, hélas! du développement d’ophthalmies terribles à la suite du transport du mucopus sur la conjonctive, les faits de blennorrhagie de la bouche et du rectum prouvent que la gonorrhée produit la gonorrhée, tout comme le chancre engendre le chancre. Il serait étrange vraiment de vouloir imposer à tous les virus un même mode de transmission, et de nier leur existence par cela seul qu’ils ne produisent rien quand on les introduit sous l’épiderme. La non-inoculabilité de la blennorrhagie prouve donc la spécificité de cette affection, elle n’en infirme pas la virulence.

De même pour la seconde objection présentée par M. Ricord. Si les accidents consécutifs de la blennorrhagie diffèrent de ceux de la syphilis, cela marque toute la distance qui sépare les virus du chancre et de la gonorrhée, sans nous autoriser à voir dans la seconde une simple hypersécrétion muqueuse, de même ordre que le coryza.

Nous restons ainsi en présence de la troisième objection. Est-il possible de soutenir sérieusement que la blennorrhagie puisse être contractée avec une femme saine? Vous ne pourrez le croire.

Telle est cependant l'opinion d'un grand nombre de malades. Quelle que soit la source à laquelle ils puisent leur écoulement, ils aiment à croire cette source exempte de toute souillure. Mais le médecin ne peut partager une pareille illusion. Quand il lui est possible d'examiner la femme, il est bien obligé de reconnaître, avec M. Diday, qu'elle était malade, et, avec M. Baumès, qu'elle l'était spécifiquement.

La formule de M. Ricord doit donc être modifiée : après avoir cohabité avec une femme saine, on peut avoir un écoulement, on n'a pas une blennorrhagie.

Je m'explique.

Il est vrai, sans doute, que les écoulements herpétiques, goutteux, scrofuleux, helminthiques, *a dentitione*, etc., se produisent sans contagion ; mais il y a loin de ces suintements uréthraux à une véritable blennorrhagie telle que les syphiliographes la comprennent et l'observent. Ce ne sont pas d'ordinaire des sujets helminthiques ou en travail de première dentition que les spécialistes ont à traiter, mais bien des adultes qui avouent, en général, avoir puisé leur maladie au milieu de rapports illicites. Dans ce cas, affirme M. Diday, la femme avait un écoulement ou ses règles. Si elle avait un écoulement, elle n'était pas saine : la proposition de M. Ricord est ainsi détruite par l'aveu échappé à son élève.

Je vais plus loin et j'ajoute que toutes les leucorrhées n'engendrent pas la blennorrhagie. Ne rencontre-t-on pas chaque jour des femmes atteintes de flueurs blanches assez irritantes pour excorier la vulve et rougir la face interne des cuisses, et qui cependant ne communiquent rien à leur mari ? Ne voit-on pas des femmes porteurs d'ulcérations cancéreuses de la matrice présenter la même innocuité ? Il ne suffit donc pas que la femme ait un écoulement pour que l'homme contracte avec elle une blennorrhagie, il faut que cet écoulement soit lui-même blennorrhagique.

Au reste, si la proposition de M. Ricord était vraie, elle devrait l'être aussi quand on en renverse les termes. Il faudrait non-seulement que l'homme pût contracter une blennorrhagie avec une femme saine, mais encore que la femme vît se produire cette affection à la suite de rapports accomplis avec un homme sain. Qui oserait soutenir une pareille énormité ?

Il arrive sans doute aux médecins d'être souvent consultés pour des écoulements vaginaux survenus tout à coup chez de jeunes mariées, écoulements accompagnés de chaleur et d'ardeur en urinant. La jeune femme ne peut dire d'où vient le mal ; il semble qu'elle porte seulement la peine de quelques excès commis dans les premiers temps du mariage. Mais interrogez le mari, et, s'il est de bonne foi, il conviendra qu'au moment où il eut ses premiers rapports conjugaux, il portait les traces d'une ancienne gonorrhée. Celle-ci était réduite à de bien faibles symptômes ; à peine restait-il une petite goutte matinale, une légère chaleur en urinant ; cet homme se croyait guéri. Malheureusement il était dans l'erreur ; aussi, dès les premiers jours du mariage, son écoulement avait reparu, et un écoulement semblable s'était développé chez la jeune femme.

Voilà, messieurs, la triste histoire qu'il nous faut souvent entendre, les désastres auxquels chaque jour nous avons à remédier. Vous y trouvez la preuve que la blennorrhagie se transmet de l'homme à la femme fatalement, nécessairement ; vous y voyez aussi l'explication de la proposition soutenue par M. Ricord. Les blennorrhagies qui surviennent à la suite de rapports avec une femme bien portante sont, en effet, le plus souvent des récidives. Dans ce cas, il n'y a pas eu contagion ; l'homme a trouvé en lui-même la cause de ses misères ; lui seul est coupable. En dehors de cette condition, il peut cohabiter sans crainte avec une femme bien portante ; les rapports

resteront inoffensifs. Vous le voyez dans les ménages
où les lois de la morale sont observées. Au contraire,
que l'un des époux vienne à faillir, qu'il contracte
une blennorrhagie hors du lit conjugal, et il ne
manquera pas de l'y rapporter. Dans ce cas, le danger sera le même pour la femme et pour le mari.

Ainsi, messieurs, de quelque point de vue que
vous envisagiez la proposition de M. Ricord, vous
arrivez toujours à une conclusion identique : La
blennorrhagie naît à la suite de l'application et de
l'absorption du mucopus; ce pus est donc virulent.

S'il en est ainsi, il faut à cette affection contagieuse des formes consécutives et d'autres héréditaires. Les premières sont nombreuses. Quelques-
unes occupent les organes génitaux eux-mêmes : la
cystite, la prostatite, l'épididymite, la métrite blennorrhagiques sont admises par tous les médecins.
D'autres formes morbides se produisent au loin,
l'arthrite, les ophthalmies secondaires, l'otite blennorrhagique, en sont la preuve.

Quant aux formes héréditaires, on peut les dési-
gner d'un mot : la SCROFULE.

Rien n'est plus commun aujourd'hui que cette
affection, mais rien n'est plus commun aussi que la
blennorrhagie type, et il y a dans cette égale fréquence un fait dont la valeur ne peut vous échapper.

Il est une autre vérité non moins bien établie,

c'est que « la maladie scrofuleuse est une cachexie
« résultant d'une infection miasmatique de l'orga-
« nisme, transmise héréditairement [1]. » Et si vous
interrogez l'expérience, elle vous apprendra que
la scrofule, sous ce rapport, possède une indépendance absolue, de telle sorte qu'on ne peut la confondre ni avec l'herpétisme ni avec la syphilis. Les parents herpétiques engendrent des enfants herpétiques ; les parents syphilitiques engendrent des enfants syphilitiques, les scrofuleux ont des descendants scrofuleux. Telle est la loi.

Seulement, il arrive souvent de rencontrer des
scrofuleux nés de parents dont la santé paraît irré-
prochable. On cherche alors dans les conditions
hygiéniques la cause de la maladie ; on invoque le
froid, l'humidité, le défaut d'air, de lumière, etc.
Vains efforts ! il y a là, sans doute, des circonstances
capables de favoriser le développement de la diathèse, mais absolument incapables de la produire.

Il faut donc chercher ailleurs. Or, messieurs,
si vous essayez de scruter la santé des parents,
voici ce que vous apprendrez : Le père vous dira
qu'au moment de son mariage, il portait, depuis
longues années, un léger suintement uréthral. Cet
écoulement n'avait pas augmenté, il n'avait pas diminué non plus ; en aucun cas, il n'avait repris l'in-

---

[1] Voy. *Mémoire sur les maladies scrofuleuses*, par le docteur Léon
Simon père, p. 12. Paris, 1837.

tensité que je vous signalais tout à l'heure, mais il persistait toujours.

Quant à la mère, elle était parfaitement bien portante avant son mariage. Pendant sa grossesse, quelques flueurs blanches avaient paru ; on ne s'en était point inquiété. L'accouchement ayant eu lieu, cet accident, loin de cesser, avait augmenté ; un examen était devenu nécessaire, et l'existence de plaques granuleuses sur le col utérin, ou dans le vagin lui-même, avait été reconnue.

N'y a-t-il donc aucun lien à établir entre le suintement du père, les granulations de la mère et la scrofule de l'enfant? Vous ne le penserez pas, car l'observation vous donnerait tort.

Un seul fait, que j'emprunte à M. Baumès, établira cette dépendance de la manière la plus complète.

Un monsieur se marie ayant encore les traces évidentes d'un écoulement contracté huit mois auparavant. Il infecte sa jeune femme, jusque-là bien portante. Un premier enfant naît de cette union; c'est une fille. Arrivée à son deuxième mois, elle présente tout à coup un écoulement vaginal épais, jaune verdâtre; puis les muqueuses palpébrales deviennent rouges, s'engorgent, sécrètent des mucosités épaisses qui collent les paupières. La tête se couvre d'une teigne muqueuse abondante; alors les yeux s'améliorent, tandis qu'une otorrhée purulente se déclare.

Au moment du sevrage, tout disparaît, sauf l'écoulement vaginal. Celui-ci ayant cessé plus tard, l'enfant devient sujette à des palpitations, à des accès dē toux croupale ; des éruptions pustuleuses reviennent sur les joues et au cuir chevelu, un suintement épais, abondant, fétide, accompagné de croûtes, s'établit par les narines. A onze ans, tous les symptômes cessent, remplacés par l'écoulement vaginal qui résiste à tous les moyens.

Deux ans après, le même ménage vit naître un garçon bien portant, en apparence du moins ; mais à trois mois, des accidents analogues à ceux de la petite fille se manifestèrent : écoulements purulents par les conduits auditifs, éruptions sur le scrotum, la poitrine et le visage ; rougeur et suintement abondant à l'anus. Ces symptômes cutanés ayant disparu à l'âge de quatorze mois, l'enfant devint somnolent, son caractère fut inégal, il eut de la constipation, des soubresauts dans les tendons, et, à dix-huit mois, ce petit malade succombait avec tous les symptômes d'une hydrocéphale aiguë.

Trois mois plus tard, naissance d'un autre garçon. Au bout de peu de jours écoulement jaunâtre derrière les oreilles ; mort, à l'âge de quelques mois, à la suite de convulsions.

Quatorze mois après, la mère accouche d'une seconde fille qui présente tous les symptômes de sa sœur aînée.

Enfin, les parents songent à se traiter. « Le père,
« dit M. Baumès, avait un suintement épais, puru-
« lent, blanc jaunâtre, avec rétrécissement spasmo-
« dique de l'urèthre ; la mère, un écoulement sem-
« blable avec rougeur, inflammation légère à
« l'entrée du vagin, et *quelques granulations au col*
« *de la matrice*[1]. »

L'un et l'autre ayant été guéris, cette dame eut
encore une petite fille, chez laquelle aucun symptôme
de scrofule n'avait paru à l'âge de trois ans.

Rien de plus concluant, messieurs, que cette observation : vingt-cinq ans de pratique me permettraient
d'en ajouter beaucoup d'autres, mais celle-ci suffit :
ab uno disce omnes.

Il y a donc une diathèse blennorrhagique ayant
pour forme primitive une sécrétion mucopurulente
spécifique et contagieuse ; pour symptômes consécutifs des affections des muqueuses, des tissus syno-
taux et tendineux, même de la peau, et pour dernier
terme la scrofule.

La blennorrhagie doit être ainsi considérée non pas
comme une maladie locale, mais bien comme le résultat de l'infection générale de l'organisme, en un
mot, comme une maladie chronique.

Vous voici maintenant, messieurs, en possession
de ce que j'ai appelé le *système pathologique* de Hah-

---

[1] Voy. Beaumès, *Traité sur les maladies vénériennes*, t. I, p. 318.

nemann; vous pouvez juger ce système non-seulement dans ses principes, mais encore dans ses applications, et dire s'il est vrai que notre maître n'ait rien su faire d'utile pour la pathologie. Quoi de plus large et de plus pratique, en effet, que les notions précédentes ! quoi de plus vrai que ces deux principes : le DYNAMISME et la SPÉCIFICITÉ PATHOLOGIQUES !

L'édifice n'est pas achevé sans doute ; c'est à nous de le continuer, d'en produire les détails et d'en accroître l'étendue.

Nos maîtres n'ont point méconnu cette obligation. Dès 1835, mon père insistait sur la valeur des travaux de Hahnemann en pathologie générale, et les *Commentaires* qu'il écrivit sur l'*Organon*, vingt ans après, lui permirent de les exposer avec tous les développements qu'ils comportent.

On l'a dit avec raison, ces *Commentaires* composent mon héritage[1]. J'ajoute que c'est la partie dont je suis le plus fier et que j'ai le plus à cœur de défendre, parce que j'y trouve de grandes vérités et d'utiles conseils. Vous en jugerez, messieurs, lorsque, vous plaçant au point de vue de l'homœopathie, vous essayerez de mieux apprécier la maladie, pour arriver à la mieux guérir, après avoir fait tous vos efforts pour la bien connaître.

---

[1] *Art médical,* n° de janvier 1868.

§ II

Cette dernière conclusion nous amène à nous occuper de la MÉTHODE.

« *La méthode*, a dit Tennemann, *déterminée par le*
« *but de la science, consiste dans les règles suivant les-*
« *quelles les matériaux doivent être recherchés, recueillis,*
« *travaillés, assemblés en un même tout*[1]. » Vous comprenez par cette seule définition de quelle importance
la méthode doit être pour le médecin.

Cette importance, Hahnemann ne l'avait point
méconnue ; aussi avait-il consacré tout un ouvrage à
ce sujet : l'ORGANON.

Et, ici, je dois vous présenter une remarque préliminaire, pour laquelle je réclame votre attention.
Beaucoup ont lu l'*Organon*, et, si vous tenez compte
du petit nombre de ceux qui l'ont adopté, vous serez
obligés de reconnaître que bien peu l'ont compris.
Une des raisons pour lesquelles l'*Organon* a été
mal apprécié se trouve dans une adjonction faite
par le traducteur au titre allemand. Hahnemann
avait tout simplement appelé son œuvre : *Organon*

[1] Tennemann, *Histoire de la philosophie*, trad. de Victor Cousin.
Paris, 1829, p. 15.

de l'art de guérir, Jourdan mit à la suite : *Exposition de la doctrine médicale homœopathique*. De là une confusion fâcheuse.

Attirés par la couverture du livre, les lecteurs français voulurent, en effet, y trouver ce qui ne pouvait y être, l'*exposition d'une doctrine*. Déçus dans leur espérance, beaucoup déclarèrent que les prétentions élevées par l'homœopathie n'étaient point justifiées, et ils classèrent la réforme hahnemannienne au nombre des rêveries dont l'Allemagne, pensait-on, avait le privilége.

Il en eût été autrement si chacun avait pu consulter l'ouvrage du maître dans la langue même où il l'avait écrit, car on aurait vu de suite que, dans la pensée de l'auteur, il s'agissait surtout d'exposer une *méthode médicale*, ce qu'indiquaient ces deux mots : ORGANON DE L'ART DE GUÉRIR, *Organon der Heilkunst* [1].

Ce titre, ainsi que mon père l'a fait remarquer, s'expliquait alors par les souvenirs qu'il pouvait rappeler. Lorsque Aristote voulut donner à la science humaine une base définitive, il écrivit l'*Organon*, qui comprend les six traités ayant trait à la logique, et lorsque, dix-neuf siècles plus tard, Bacon se pro-

---

[1] L'exposé des autres parties de la doctrine de Hahnemann se trouve dans le *Traité des maladies chroniques*, le *Traité de matière médicale pure* et les opuscules réunis sous le titre d'*Études de médecine homœopathique*.

posa la réédification de la science sur de nouveaux principes, il écrivit le *Novum Organum*, comme préface de l'*Instauratio magna*. De même, Hahnemann, secouant à son tour le joug des systèmes, si souvent contradictoires, qué lui offrait la tradition, publia d'abord l'*Organon*, qu'on doit définir : une *logique médicale*[1].

Or, messieurs, la méthode doit satisfaire à deux conditions : il faut qu'elle indique le but à atteindre et qu'elle dise ensuite comment on peut y parvenir; Hahnemann a rempli l'une et l'autre.

Le but se trouve indiqué par cette question : « *Par* « *quelle voie le médecin arrive-t-il à connaître ce qu'il* « *a besoin de savoir relativement à la maladie, pour* « *pouvoir en entreprendre la cure?* »

Le moyen d'y atteindre, Hahnemann l'a indiqué d'un mot : l'INDIVIDUALISATION, c'est-à-dire la connaissance de l'ensemble des symptômes présentés par le malade.

Certes, messieurs, rien n'est plus simple dans l'énoncé; j'ajoute : rien n'est plus délicat dans la pratique; d'où les précautions multiples dont l'homœopathie nous recommande de nous entourer.

Elle nous conseille d'abord d'écouter le récit du malade, puis le récit de ceux qui le soignent; d'écouter avec patience et sans rien précipiter, ces no-

---

[1] Voy. *Commentaires sur l'*Organon, p. 200.

tions devant être le point de départ des renseignements qu'il faudra recueillir ensuite.

Chose curieuse! les adversaires de l'homœopathie
prétendent que là se bornent nos investigations, et
l'an dernier, M. Lassègue, ayant daigné parler des
homœopathes, dans son Cours de pathologie générale,
assurait que nous n'examinions jamais un malade,
que notre méthode consistait exclusivement à l'é-
couter.

Vraiment, quand il s'agit de critiquer un auteur, il
faudrait au moins le faire en connaissance de cause
et ne pas lui prêter des erreurs qu'il n'a pas com-
mises. M. Lassègue n'a donc rien prouvé dans sa
digression homœopathique, si ce n'est que, connaissant mal notre méthode, il a confondu son point
de départ avec son point d'arrivée.

Ne l'imitons pas, messieurs, et après avoir recueilli les premières notions dont je viens de parler,
suivons Hahnemann dans les conseils qu'il nous
donne.

Ayant écouté le malade et ses assistants, nous
observerons *avec tous nos sens*[1] ce que la maladie a
changé chez le patient : son habitus extérieur, ses
dispositions physiques, même morales, etc. Jusque-là
notre rôle sera, pour ainsi dire, passif, mais il ne
tardera pas à devenir actif.

____

[1] *Organon*, § 83.

Nous sommes arrivés, en effet, au moment d'interroger, et nos questions auront pour but :

1° *De faire préciser davantage ce qui nous aura été incomplétement indiqué :* l'époque de l'apparition des divers groupes de symptômes, afin d'apprécier leur enchaînement, la nature de la sensation éprouvée, les conditions de soulagement ou d'aggravation des douleurs, leur rhythme continu, intermittent, irrégulier ;

2° Notre interrogatoire aura un autre objet : *celui de compléter ce qui aura été omis* par rapport à certaines fonctions pour lesquelles aucun trouble n'a été signalé ; par rapport à l'état général ; enfin eu égard à l'état psychique ;

3°Un troisième ordre de questions aura encore pour but de faire préciser quelques détails qui auront échappé ; de fixer, par exemple, le nombre des évacuations, leur nature, l'appétence pour certains aliments, la répugnance pour d'autres.

Vous pouvez déjà prévoir combien de notions le médecin aura acquises par ces interrogations répétées.

Tout n'est pas fini cependant, car si nous possédons alors toutes les lésions de sensations et de fonctions, nous ne savons rien des altérations organiques. Aussi Hahnemann recommande-t-il de les chercher avec soin. Pour arriver à reconnaître l'état des organes, il veut que nous fassions usage de tous les moyens d'exploration que la science nous offre ;

de tous, depuis le stéthoscope jusqu'au spéculum, depuis le laryngoscope jusqu'à l'ophthalmoscope lui-même.

Ces explorations terminées, vous connaîtrez le présent de la maladie, il faudra rechercher le passé du malade et s'enquérir des antécédents, puis être fixé sur les traitements antérieurs, afin de déterminer les symptômes qui pourraient appartenir aux médicaments employés. Vous comprenez par là l'extrême importance attachée par Hahnemann à connaître le tableau de la maladie avant tout traitement, et ce qu'il a pu devenir après la cessation des agents allopathiques et perturbateurs, afin de ne point faire fausse route en prenant un effet médicinal pour un caractère pathologique.

Ainsi, messieurs, lorsque vous serez au lit du malade, vous aurez à écouter d'abord, à interroger ensuite, à explorer en troisième lieu. Toutes ces notions réunies, vous n'aurez accompli qu'une partie de votre tâche. Après avoir reconnu l'ensemble des caractères de la maladie, vous aurez à en déterminer l'ordre de subordination, ordre sans lequel vous ne pourriez distinguer les symptômes caractéristiques de ceux qui le sont moins.

Alors vous devrez tenir compte de cette distinction, plusieurs fois rappelée, des symptômes généraux ou diathésiques, des symptômes formels et des symptômes individuels.

Vos préoccupations, au reste, devront varier selon que vous serez en présence d'une maladie aiguë ou d'une maladie chronique.

Dans le premier cas, les caractères de l'état fébrile seront dominants, la considération du siége de la maladie viendra ensuite, et il faudra déterminer, non-seulement l'organe malade, mais encore le degré de l'altération dont il est le siége. La connaissance de la constitution, des maladies chroniques antérieures, en un mot, de l'individu malade, arrivera en dernier lieu.

S'agit-il d'une épidémie? il faudra l'individualiser par rapport à celles qui l'ont précédée. Toutes en effet ne réclament pas des médicaments identiques, la maladie cependant restant la même. Je vous en donnerai un exemple.

La pulsatille est le médicament essentiel de la rougeole; or, il arriva que, dans une épidémie survenue à Dresde, il y a plusieurs années, ce médicament échoua. La maladie était grave, beaucoup mouraient. Le docteur Trincks fit alors ce que je vous conseille; il releva avec soin le tableau des symptômes, et le comparant à celui d'épidémies semblables, antérieurement observées, il reconnut des signes différentiels. Ceux-ci indiquaient l'emploi du carbonate de chaux (*calcarea carbonica*). Ce médicament substitué à la pulsatille eut une influence heureuse et rapide chez tous les enfants auxquels on le donna.

Ce qui est vrai de la rougeole l'est encore du choléra. Sans doute, le *camphre*, l'*arsenic*, le *veratrum* et le *cuivre* sont les agents auxquels vous devrez songer tout d'abord ; mais le camphre réussira seulement si le froid domine ; l'arsenic si les selles et les vomissements sont abondants et que la soif soit vive, le veratrum quand la diarrhée domine les vomissements, et le cuivre si les vomissements dépassent la diarrhée. Ce qui revient à dire qu'il faut saisir les traits distinctifs de l'épidémie régnante, et de plus individualiser chaque malade atteint par l'épidémie.

Les maladies psychiques exigent aussi une individualisation complète, qui repose sur l'ensemble des symptômes et sur la nature de l'impression morale. Vous songerez, par exemple, à la jusquiame si la jalousie a été le point de départ des souffrances qui vous seront accusées ; à la fève de Saint-Ignace (*ignatia*) dans le cas où le mal serait venu après un chagrin profond ; à l'aconit et à l'opium, quand il s'agit d'une frayeur.

Pour les lésions traumatiques, il faut tenir compte de la nature de l'agent contondant, de l'étendue de la blessure, de ses résultats locaux, c'est-à-dire de la lésion et de ses effets matériels les plus directs. Seulement le traumatisme étant un état fixe, vous commencerez le traitement par l'arnica.

C'est surtout quand on est aux prises avec une

maladie chronique que l'interrogation doit être minutieuse et l'individualisation absolue. Car ici, ainsi que le fait remarquer Hahnemann, le malade est accoutumé à ses souffrances, et beaucoup sont négligées dans son récit. Il signale sans doute les symptômes les plus incommodes, mais ceux-ci ne sont pas toujours les plus caractéristiques.

Il faudra dans ce cas conduire vos recherches de manière à reconnaître tout d'abord la diathèse. Deux ordres de caractères vous y conduiront : les uns pris dans l'état actuel, les autres empruntés aux antécédents.

Pour l'état actuel, deux circonstances peuvent se présenter : ou les formes morbides accusées par le malade sont nettement tranchées, ou elles sont douteuses. Dans le premier cas, il faut réunir toutes celles qui existent, afin de juger le mal dans son étendue ; dans le second, il est nécessaire de posséder l'ensemble des symptômes, afin de lever les doutes.

Pour les antécédents, il faut déterminer s'il a existé quelque forme contagieuse, expression primitive de l'action du virus, déterminer si cette première explosion a été suivie de quelque forme secondaire caractéristique. La connaissance de l'état du malade avant la contagion aura aussi une extrême valeur, en ce sens qu'elle expliquera l'existence de ces formes hybrides, qu'on appelle des maladies larvées.

S'il arrive qu'aucune forme primitive ne puisse être reconnue, il faudra scruter la santé des ascendants, la transmission héréditaire devenant alors l'origine des symptômes actuels.

En suivant cette marche, vous arriverez à reconnaître l'état diathésique, puis l'étendue et le degré des localisations. Il ne s'agira plus que d'apprécier les caractères individuels. Vous les puiserez dans la considération du sexe, du tempérament, surtout de l'état moral, sur lequel vous devrez vous appesantir, vous méfiant de la négligence de certains malades et des inquiétudes exagérées des autres ; négligence et inquiétudes qui sont par elles-mêmes de véritables symptômes.

Enfin, messieurs, ces renseignements obtenus, il faudra déterminer les causes occasionnelles dont l'effet devra être précisé. Vous y parviendrez en appréciant les habitudes de vos malades, en vous faisant décrire leur genre de vie, leurs occupations. Les excès antérieurs vous éclaireront souvent, en vous faisant comprendre pourquoi une diathèse, un moment comprimée, aura repris une vigueur nouvelle et franchi quelques-unes de ses périodes.

En comparant les observations ainsi recueillies, vous arriverez à décrire et à constituer l'espèce morbide ; vous en tracerez alors la description, vous rappelant, comme je vous l'ai dit, que cette description est une parenthèse toujours ouverte,

un tableau sur lequel on ajoute et on efface chaque
jour.

§ III

Vous connaissez maintenant l'œuvre accomplie par
Hahnemann au sujet de la pathologie ; une objection
importante lui a été faite ; je dois vous la faire connaître.

Quelques médecins ont cru voir entre le système
et la méthode une opposition formelle. Il leur a
semblé qu'en nous recommandant d'arriver jusqu'à
la connaissance du malade, Hahnemann n'avait pas
laissé de place à la maladie, qu'il avait nié l'existence
de cette dernière ; qu'ainsi le principe d'individualisation était exclusif de toute espèce de système.

Une étude plus complète de l'enseignement du
maître permet de juger la valeur de cette asser-
tion ; une réflexion générale la ruine complétement.

Est-ce que les naturalistes ne tiennent pas également compte de l'Espèce et de l'Individu ? La première est leur point de départ, sans doute ; mais ils
n'y demeurent pas absolument attachés. Avec les
espèces se forment les genres, avec les genres les
classes, puis les embranchements, puis les règnes ;
d'un autre côté, dans l'espèce, se place la variété, et
dans la variété l'individu. Dès que celui-ci se présente, on l'étudie d'abord en soi, puis, par rapport à

la variété à laquelle il se rattache, puis par rapport à l'espèce.

Hahnemann n'a point fait autre chose en pathologie. Dès qu'un malade se présente à notre observation, il veut que nous arrivions à le connaître jusque dans ses replis les plus intimes, cette notion étant la seule qui permette de fixer le choix du médicament. Mais vous ne trouverez nulle part, ni dans l'*Organon* ni dans le *Traité des maladies chroniques*, ni dans les nombreux mémoires qui ont été réunis sous le titre d'*Etudes*, qu'il faille s'arrêter à ce premier point ; nulle part Hahnemann n'a proscrit la comparaison des malades entre eux. Il a soutenu seulement que, pour arriver à déterminer les lois générales de la nosologie, il fallait avoir des observations complètes, nettement *individualisées*.

Joignant lui-même l'exemple au précepte, n'est-ce pas en rapprochant les uns des autres les faits semblables qu'il est arrivé à reconnaître les nombreuses analogies qui existent entre les malades atteints par une même cause, et à rapprocher des formes pathologiques dont les auteurs avaient coutume de faire des maladies distinctes ? N'est-ce pas en suivant cette même voie qu'il a séparé les formes qui sont incompatibles en vertu même de leur étiologie ?

Croyez-le, messieurs, dans les sciences d'observation, l'*analyse* n'a jamais exclu la *synthèse ;* ces deux procédés de la méthode se complètent, ils ne s'annihilent pas, et le médecin sera d'autant plus puissant qu'il saura mieux allier l'une à l'autre, qu'il fera une part plus exacte à l'expérience et à la raison. « Le grand expérimentateur, a dit mon père, est « celui qui recueille les données de l'expérience, et, « à l'aide d'une méthode bien assurée et d'une vue « conçue *a priori*, quoique déduite d'expériences « antérieures, sait solliciter la nature, provoquer « ses révélations, et, par tous les moyens possibles, « la contraindre de répondre aux demandes qu'il « lui adresse. Ceci revient à dire que l'expérience « suppose beaucoup d'invention, en d'autres termes, « que tout expérimentateur dont les travaux font « avancer la science est un homme de génie, et qu'il « n'est point de grand praticien qui ne soit en même « temps un grand théoricien[1]. »

Au surplus, messieurs, cette vérité n'est pas proclamée seulement par notre école; la vôtre l'a également reconnue. « Observation, expérience, a écrit « M. Amédée Latour : voilà sans doute les liens indis- « pensables de toute science, de la médecine en « particulier. Mais l'observation éternelle, l'expé- « rience à perpétuité, où conduiraient-elles, sinon à « l'accumulation incohérente de faits, si le jugement « et l'esprit n'interviennent pour en déduire un « corollaire et un enseignement[2]. »

[1] *Leçons de médecine homœopathique*, p. 57.
[2] *De la Foi en médecine*, in *Union médicale*, 25 décembre 1856.

Rien n'est plus vrai, et c'est précisément pour avoir fait la part de l'expérience et du jugement, des sens et de l'esprit, de l'analyse et de la synthèse, qu'Hahnemann a su élever en pathologie un édifice que la critique n'a pu renverser, que des études ultérieures permettront de compléter encore. Par son système, il a montré comment il fallait comprendre la maladie ; par la méthode, il nous a donné le moyen de la connaître ; conditions indispensables pour arriver à la guérir.

Cet enseignement, toutefois, serait incomplet si l'homœopathie ne vous disait encore comment vous devez procéder pour découvrir les propriétés des médicaments. Sur ce point, elle a innové plus encore que sur tous les autres ; j'aurai à vous le démontrer dans notre prochaine conférence.

MATIÈRE MÉDICALE

———

Messieurs,

Hahnemann nous enseigne que, pour procéder à un traitement heureux, il faut posséder trois notions essentielles : connaître la maladie, découvrir les propriétés du médicament et déterminer le rapport qui unit ces deux termes.

Ce rapport, vous savez quel il est ; la *loi des semblables* l'exprime de la manière la plus complète. Vous savez aussi comment on arrive à connaître une maladie de manière à pouvoir la guérir ; il ne me reste donc plus qu'à vous indiquer comment on parvient à constater les propriétés des agents thérapeutiques, comment il est possible d'arriver à constituer la MATIÈRE MÉDICALE.

De toutes les parties de la science traditionnelle, celle-ci est, à coup sûr, la plus défectueuse ; vous me l'accorderez sans peine. Si Bichat l'a déclarée «un in-« cohérent assemblage d'opinions elles-mêmes in-

« cohérentes ,» M. Claude Bernard assure qu'elle n'a pu recevoir jusqu'ici une véritable constitution scientifique. Ses progrès sont donc nuls. Pour elle, les siècles se succèdent, les théories se transforment, les noms changent, et les connaissances exactes restent à l'état d'exception.

Si vous voulez, en remontant dans l'histoire, trouver le motif de cette infériorité, vous la rencontrerez dans la dépendance où les pathologistes ont tenu la pharmacodynamie, et il vous faudra le répéter, à votre tour, après l'auteur de l'*Anatomie générale :* « Il n'y a point eu, en matière médicale, « de systèmes généraux; mais cette science a été « tour à tour influencée par ceux qui ont dominé en « médecine... »

« ... On créa des désobstruants, quand la théorie « de l'obstruction était en vogue. Les incisifs na- « quirent quand celle de l'épaississement des hu- « meurs lui fut associée. Les expressions de dé- « layants, d'atténuants, et les idées qu'on leur atta- « cha, furent mises en avant à la même époque. « Quand il fallut envelopper les âcres, on créa les « invisquants, les incrassants, etc. Ceux qui ne « virent que relâchement ou tension des fibres dans « les maladies, que *laxum* et *strictum,* comme ils le « disaient, employaient les astringents et les relâ- « chants. Les rafraîchissants et les échauffants « furent mis en usage, surtout par ceux qui eurent

« spécialement égard, dans les maladies, à l'excès
« ou au défaut du calorique, etc. [1]. »

La méthode était fausse, les résultats furent désastreux. Avec les systèmes, les noms changèrent,
rien de plus. « Désobstruant pour l'un, relâchant
« pour l'autre, rafraîchissant pour un autre, le
« même médicament fut tour à tour employé dans
« des vues toutes différentes et même opposées [2]. »

Tel fut le chaos en face duquel Hahnemann se
trouva placé, lorsqu'il entreprit de réformer la médecine. Pour en sortir, il proposa deux choses : une
définition nouvelle et précise du médicament, une
méthode pour arriver à découvrir les propriétés
physiologiques des agents de guérison. Mieux inspiré
que ses prédécesseurs, il voulut offrir à la matière
médicale une constitution indépendante, et proposa
de lui donner pour base l'EXPÉRIMENTATION PURE.

Dans quelle mesure notre maître a-t-il réalisé
sa pensée? Je tiens, messieurs, à vous le dire aujour-
d'hui.

§ I

Une science se juge toujours par son but, ses procédés et ses résultats. En *matière médicale*, le but

---

[1] Bichat, *Anatomie générale; Considérations générales*, p. 9 et 10.
[2] *Ibidem*.

ressort de la définition du sujet, je veux dire du médicament. Celle que propose Hahnemann est des plus précises : « *Quæ mere corpus nutriunt, ali-* « *menta; quæ vero sanum hominis statum (vel parva* « *quantitate ingesta) in ægrotum, ideoque et ægro-* « *tum in sanum mutare valent, medicamenta appel-* « *lantur* [1]. »

Dans ce passage, trois caractères sont attribués à l'agent thérapeutique :

1° Il peut rendre malade : *sanum in ægrotum mutare;*

2° Il produit cette perturbation, même quand il est donné à petite dose : *vel parva quantitate ingesta;*

3° Enfin, il a puissance de rendre la santé ; *ideoque et ægrotum in sanum.*

En y réfléchissant, vous jugerez, messieurs, que ces caractères distinguent le médicament de l'aliment, des causes nosogéniques et des agents généraux, mais qu'elle le rapproche des poisons.

L'aliment nourrit : *quæ mere corpus nutriunt alimenta.* Cela veut dire qu'il est assimilable, capable d'entrer, pour un temps plus ou moins long, dans la composition de l'organisme, de ses solides ou de ses liquides, de participer à tous ses actes, en un mot, de vivre.

---

[1] Hahnemann, *de Viribus medicamentorum positivis*, édit. Quin, introd., p. 3.

Le médicament ne possède pas ce privilége; la vie ne devient jamais son partage.

Les *causes nosogéniques* rendent malade, mais ne guérissent pas. Elles amènent des perturbations dans la marche naturelle de certains états pathologiques, paraissent les dominer un moment, mais n'en triomphent jamais; ce qu'Hippocrate avait reconnu dans cet aphorisme célèbre : « *Duobus laboribus si-* « *mul obortis, et non in eodem loco, vehementior* « *obscurat alterum.* »

Les *agents hygiéniques* surexcitent ou affaiblissent; ils n'ont pas la double prérogative de perturber et de guérir; ils soutiennent le malade dans la lutte, mais ils n'ont rien de direct pour la faire cesser.

Il en est ainsi de l'air, de l'eau, du calorique, etc.; l'influence du climat, les résultats de l'hydrothérapie en sont la preuve. Avez-vous jamais vu une guérison réelle se produire sous de pareilles influences?

Sans doute, les conditions hygiéniques ont une grande valeur pour un malade. C'est beaucoup pour un phthisique d'être placé au milieu d'une atmosphère calme, de rencontrer une température constante et douce. Malgré tout, en choisissant un pareil milieu, on recule la mort; on ne guérit pas.

Ce qui est vrai de l'air, l'est aussi de l'eau; ce qui est vrai du climat, l'est encore de l'hydrothérapie.

Avec elle les maladies aiguës se déplacent, et souvent s'aggravent, les maladies chroniques sont modifiées ; mais le bien ressenti est passager. Suspendez le traitement, et tous les accidents reparaîtront, non-seulement avec leur intensité première, mais plus terribles encore.

Le médicament se distingue donc de la manière la plus complète, la plus pratique, des puissances avec lesquelles on l'avait longtemps confondu ; par d'autres caractères il se rapproche des poisons.

D'après la définition de Flandin, il faut entendre par ce mot : TOUTE SUBSTANCE INASSIMILABLE, LAQUELLE, ÉTANT ABSORBÉE, CAUSE LA MALADIE OU LA MORT [1]. Déjà Plenck avait affirmé que son caractère essentiel était de produire au moins une maladie grave : *morbum gravem*, et Orfila ajoute que cette maladie peut ruiner la santé à tout jamais. Toute la différence entre la maladie artificielle, causée par un médicament, et les effets du poison, se trouve dans l'intensité relative de l'une et de l'autre, et cette intensité dépend elle-même, en partie, de la dose employée.

La définition donnée par Hahnemann étant ainsi justifiée, nous sommes conduits à une conclusion directe, laquelle fixe le but que doit atteindre la pharmacodynamie. Du moment, en effet, où la puissance du médicament est à la fois pathogénétique et

---

[1] *Traité des poisons*, t. I, p. 193.

curative, il faut que nous puissions apprécier cette double prérogative, sous peine de n'avoir que des notions incomplètes, par conséquent insuffisantes.

Il est donc utile de rechercher les propriétés physiologiques des médicaments, à l'aide de l'*expérimentation pure*, leurs vertus curatives par l'*observation clinique*, et de fixer la valeur relative des deux sources auxquelles nous devons puiser.

§ II

EXPÉRIMENTATION PURE. — L'idée d'étudier les propriétés des médicaments sur l'homme sain n'est pas nouvelle. Haller l'avait indiquée ; Vicat, Bulliard essayèrent de la mettre en pratique : le premier pour es plantes médicinales de la Suisse, le second pour celles de la France. Mathiole avait étudié les effets physiologiques de l'aconit, et les travaux de Stœrck sont trop connus pour être oubliés.

Cette méthode, toutefois, ne parut pas donner de résultats utiles. Les médecins n'ayant point reconnu la loi qui exprime le rapport des effets physiologiques d'un médicament à sa puissance thérapeutique, l'action sur l'homme sain fut étudiée d'abord au point de vue de la toxicologie. Aussi trouverezvous, sous ce rapport, des notions bien plus nombreuses dans les Œuvres de Flandin, d'Orfila et de Devergie, que dans la *Matière médicale* de MM. Trousseau et Pidoux.

Dans ces dernières années, on voulut cependant sortir de cette voie; ce fut pour aboutir à ce que j'appellerai la période physiologique, inaugurée par Magendie, suivie avec plus de dévouement que de bonheur par M. Claude Bernard. Ici, l'étude est exclusivement poursuivie sur les animaux, et elle reste incomplète, car on ne peut légitimement conclure de l'animal à l'homme.

Hahnemann a ouvert une phase différente et plus pratique, en se posant pour but de reconnaître les éléments des maladies artificielles, c'est-à-dire leurs symptômes, et en les recherchant sur l'homme, auquel ces notions peuvent être utiles : enfin, en formulant la loi qui sert de lien entre les effets connus des médicaments et les symptômes qu'ils guérissent.

Pour procéder avec ordre dans de pareilles recherches, notre maître a posé quatre conditions essentielles :

1° Choisir son sujet ;

2° Savoir administrer la substance mise à l'étude;

3° Tracer le régime convenable pendant l'expérimentation ;

4° Enfin recueillir les effets obtenus et en dresser un exact tableau.

A. CHOISIR LE SUJET est une œuvre délicate ; car bien peu peuvent se vanter d'avoir une santé assez complète pour remplir la condition première posée par Hahnemann : celle d'être à l'état sain.

Il faut donc au moins chercher cette santé relative que beaucoup d'hommes possèdent, et, pour ne pas être dupe, s'enquérir avec soin des maladies qui ont pu exister autrefois ; en un mot, scruter avec patience les antécédents.

On tiendra compte ensuite du tempérament, de la constitution, des habitudes, des dispositions morales et des aptitudes intellectuelles.

J'ajoute que les médicaments doivent être expérimentés sur des hommes et sur des femmes.

B. MODE D'ADMINISTRATION. — La première condition à remplir est de se servir de substances exemptes de toute falsification. Les minéraux doivent être chimiquement purs. Il importe surtout de bien employer, dans l'expérimentation physiologique, la substance même qui est destinée à servir à l'usage thérapeutique, précaution essentielle pour les plantes surtout, une variété ne pouvant, en aucun cas, remplacer la variété la plus voisine.

La seconde condition sur l'exécution de laquelle il faut veiller, est le choix de la DOSE. En termes généraux, celle-ci doit varier en raison de l'activité propre à chaque substance, en raison aussi de la susceptibilité du sujet. — Les médicaments héroïques seront administrés à faible dose, et on donnera des quantités d'autant plus fortes que l'agent étudié possédera une plus faible virtualité.

Un précepte essentiel pourra toujours ici guider l'expérimentateur : il ne devra jamais oublier que, s'il lui est permis de chercher à développer des maladies médicinales artificielles, celles-ci ont une limite ; qu'il ne peut, en aucun cas, mettre en danger la vie de celui qui se prête à une semblable étude.

Cette raison, au reste, n'est pas la seule qui nous oblige à employer de faibles doses. Lorsqu'on veut, en effet, arriver à reconnaître l'étendue d'action d'un médicament, il faut éviter de produire des effets perturbateurs, ceux-ci masquant les autres symptômes et les empêchant de se développer.

Ici, surtout, il importe de ne pas oublier que beaucoup de médicaments possèdent une action désorganisatrice sur les tissus avec lesquels on les met en contact, puissance désorganisatrice à laquelle est due le plus souvent la mort qu'ils peuvent produire. Cette action locale doit être évitée ; car, pour nous, il ne s'agit pas d'empoisonner nos malades, mais de les guérir.

Nous voulons aussi pouvoir suivre la maladie médicinale dans tout son développement, afin de la comparer à la maladie naturelle. De même que celle-ci ne nous est pas connue dans son entier, alors que nous en avons seulement apprécié les symptômes les plus violents et les altérations les plus profondes, de même la maladie médicinale ne peut se révéler suffisamment par les orages terribles qu'enregistre la toxicologie.

On serait donc mal inspiré en donnant l'*acide sulfurique* concentré, pour avoir la pathogénésie de cet agent ; car si on reconnaissait par ce moyen qu'il corrode les tissus et les carbonise, on n'apprendrait rien sur sa puissance véritablement pathogénique.

La raison qui doit dominer le choix de la dose est celle-ci : pour qu'il y ait maladie médicinale, il faut qu'il existe un désaccord dynamique ; pour être comparable à la maladie naturelle, il faut que ce désaccord dynamique soit produit le premier. En un mot, nous devons administrer le médicament mis en expérience, de manière qu'il agisse comme les causes morbifiques elles-mêmes, c'est-à-dire qu'il produise tout d'abord un état général qui pourra se localiser ensuite. Il faut pour cela qu'il soit facilement absorbé.

Autre considération : plus la dose du médicament est modérée, plus les effets primitifs sont saillants ; quand cette dose est trop forte, ces effets sont confus. Enfin, l'action chimique, toxique et perturbatrice empêche le développement de la puissance dynamique ; les symptômes produits sont alors d'autant moins nombreux qu'ils se trouvent être plus violents.

La FORME, sous laquelle le médicament doit être employé, a encore une extrême valeur. Pour les *plantes indigènes*, recommande Hahnemann, il faut exprimer le jus de la plante fraîche, le mêler à de l'alcool, filtrer et donner cette teinture par gouttes.

Les *plantes exotiques* doivent être préparées autrement. Comme elles sont toujours desséchées quand elles nous arrivent, on les pulvérise, et on traite cette poudre par l'alcool, pour obtenir une teinture dont il faut donner quelques gouttes à la fois. Les doses ordinairement employées sont de 10 à 20 gouttes chaque jour.

Si *la plante est sèche et peu active*, Hahnemann la fait hacher, pour préparer ensuite une infusion. Celle-ci doit être bue de suite, afin d'éviter la fermentation.

Les gommes et les sels sont dissous dans l'eau ou l'alcool ; les substances animales sont également traitées par l'un de ces deux véhicules.

Vous voyez par ces détails, messieurs, ce que vaut cette imputation, lancée contre Hahnemann, d'avoir toujours fait ses expériences pharmacodynamiques avec la 30ᵉ dilution et avec des globules. Il recommande, il est vrai, de recourir parfois à ces derniers pour les sujets très-impressionnables ; mais le plus souvent il donne des substances à doses trèspondérables et sous les formes que je viens de rappeler.

La Société d'expérimentation pure établie à Vienne n'a pas agi autrement. Elle a toujours débuté dans ses études par la teinture mère ; plus tard seulement, après avoir recueilli les effets produits par ces doses, elle a étudié les basses dilutions et donné parfois des globules [1].

Aux règles précédentes il faut ajouter encore quelques préceptes ; ils se réduisent aux suivants :

1° Débuter toujours par une dose faible ; si l'on emploie une atténuation, administrer les globules en nombre croissant ;

2° Tâcher d'apprécier assez exactement l'impressionnabilité du sujet pour donner du premier coup une dose suffisante ;

3° S'arrêter aussitôt que des symptômes évidents paraissent, afin de permettre le développement de la maladie médicinale, en marquant l'ordre de succession de ses caractères ;

4° Varier les conditions au milieu desquelles vit le sujet, de manière à reconnaître celles qui aggravent les souffrances et celles qui les soulagent.

C. Le régime, auquel doit se soumettre le sujet qui accepte l'expérience, est des plus simples ; il consiste à user des aliments les plus naturels, à éviter

---

[1] Voy. *OEsterreiche Zeitschrift.*

les épices, les liqueurs, le café, toutes les substances, en un mot, qui ne sont pas seulement des aliments, mais encore des excitants ou des substances médicinales.

On doit aussi éviter les travaux fatigants du corps ou de l'esprit, les veilles, le travail exagéré, surtout le plaisir, quand il va jusqu'à la débauche, et ne se livrer à aucune passion désordonnée.

Il est très-important encore que le sujet ne soit pas, par sa profession ou ses habitudes, exposé à des influences nuisibles ou délétères.

Une dernière condition doit être remplie : il faut, en effet, que le sujet, pendant son expérience, soit entouré d'assez de calme pour être attentif, s'observer avec rigueur, et qu'il puisse exprimer ses douleurs en termes précis [1].

---

[1] On peut juger, par les détails précédents, cet essai burlesque dont s'est rendu coupable un professeur, homme d'esprit et, parait-il, joyeux convive. Ayant rencontré dans le monde un médecin qui avait la faiblesse de croire à l'action des doses infinitésimales, le professeur se fit donner un flacon d'aconit et avala plus de cent globules quelques moments avant de se mettre à table, cela à la grande frayeur des dames qui faisaient partie de la société, et qui admiraient, sans doute, le courage du médecin et la puissance de ses convictions négatives.

L'heure du festin ayant sonné, le professeur, qui continuait à jouir d'une santé parfaite, dit l'histoire, put satisfaire un *appétit allopathique* (sic).

J'aurais été surpris, je l'avoue, qu'il en fût autrement ; car ici tous les préceptes avaient été méconnus. Ce n'est pas au moment où coulent à pleins bords les vins de Falerne ou d'Ostie, qu'on est apte à juger la nature d'une question scientifique, qu'on peut apprécier

D. Recueillir les résultats fournis par l'expérience est la partie la plus délicate de la tâche de l'observateur : il lui faut dans ce but déployer une attention scrupuleuse. D'après la recommandation de Hahnemann, le sujet doit écrire tous les symptômes qu'il ressent, et les placer dans l'ordre même où ils se manifestent, insister sur la nature des sensations éprouvées, sur les conditions capables de les aggraver ou de les diminuer, fixer la durée de chaque symptôme, indiquer au bout de combien de temps, après l'administration du médicament, il s'est produit.

Le médecin interroge ensuite, pour faire préciser ce qui serait trop vague ; mais il lui faut user d'une extrême circonspection, afin de ne pas susciter des réponses qui manqueraient d'exactitude. Cette partie de l'étude étant difficile, notre maître exprime le vœu que le médecin soit toujours au nombre des expérimentateurs, seul moyen, pour lui, de juger les renseignements qui lui seront donnés, et de les apprécier en les comparant aux symptômes que lui-même aura éprouvés.

---

l'effet d'un médicament ; jamais l'expérimentation pure n'a été tentée *inter pocula*. La science s'accorde mal avec le culte des dieux qu'adorait Epicure et que chantait Horace.

Il n'est donc pas étonnant que le professeur dont je parle soit arrivé à un résultat négatif. Ce qui me surprend, c'est qu'on ait voulu faire argument d'une tentative ridicule, qu'il aurait mieux valu laisser dans l'ombre.

Telles sont, messieurs, les règles posées par Hahnemann, à l'expérimentation pure ; voici maintenant les résultats auxquels on est parvenu en les observant.

Les procès-verbaux recueillis de cette manière, présentent des symptômes précis dans leur expression, jouissant par conséquent d'une certitude absolue, d'autant mieux qu'ils appartiennent au médicament d'une manière tellement exacte que celui-ci ne manque jamais de les produire.

A côté d'eux se rencontrent d'autres effets moins nettement accusés et plus rarement obtenus ; ceux-ci, Hahnemann les met entre parenthèse.

Puis viennent les effets secondaires, résultats de la réaction de la force vitale contre l'action pathogénique, réaction exprimée par des symptômes d'un caractère opposé aux premiers, et apparaissant chronologiquement après eux ; la constipation, par exemple, après la diarrhée ; l'insomnie succédant à la somnolence.

L'expérience a prouvé que ces symptômes de réaction étaient d'autant moins nombreux, que la dose employée avait été plus faible.

Il y a enfin les effets alternants et les symptômes individuels ; ces derniers plus en rapport avec la constitution du sujet et appartenant d'une manière moins précise au médicament.

Si vous parcourez les pathogénésies ainsi décrites, vous serez frappés d'un premier fait : la prédominance des lésions de sensations et de fonctions sur les altérations organiques. Ce résultat n'a rien qui doive vous surprendre. Du moment où l'on administre les médicaments de manière à en obtenir l'effet dynamique, les symptômes généraux doivent l'emporter sur tous les autres, et cela surtout lorsqu'on évite de pousser l'expérience jusqu'au développement de localisations organiques dangereuses. Je ne veux pas dire, toutefois, que vous ne rencontrerez jamais de lésions matérielles parmi les symptômes pathogénétiques ; elles sont, au contraire, nombreuses ; mais étant superficielles, elles représentent le début des lésions de texture, et non leur entier développement.

Il y a donc ici une lacune ; nous avons plusieurs moyens de la combler.

D'abord, l'*expérimentation sur les animaux ;* non plus cette expérimentation violente, passez-moi le mot, brutale des toxicologistes, mais une expérimentation analogue à celle que je vous décrivais tout à l'heure pour l'homme, poussée jusqu'à ses dernières limites, même jusqu'à la mort.

Deux de nos confrères ont fait appel à ce mode d'exploration. L'un d'eux, M. le docteur Molin, étudiant sur des lapins l'action de l'émétique, a constaté que ce médicament produisait les lésions pulmonaires de la pneumonie, maladie contre laquelle vous l'employez si souvent[1]. Plus tard, le docteur Curie étudiant la bryone, vit cet agent amener chez les cabiais des fausses membranes analogues à celles du croup[2].

Depuis Magendie et M. Claude Bernard, l'étude sur les animaux vivants est trop à l'ordre du jour pour que vous puissiez en méconnaître l'utilité dans le sens que j'indique, c'est-à-dire comme complément.

La TOXICOLOGIE a aussi sa valeur, non pas que vous puissiez trouver beaucoup d'indications utiles dans les empoisonnements, dont la mort est le terme ordinaire. Mais tous les sujets empoisonnés ne succombent pas, et, chez ceux qui survivent, vous voyez se développer une véritable maladie médicinale, dont les phases peuvent être régulièrement observées, et dont les symptômes, très-précis, doivent prendre place à côté de ceux de l'expérimentation pure.

Enfin, messieurs, il est encore une source à laquelle vous devez puiser, je veux dire l'étude des maladies artificielles qui naissent si souvent par l'abus des médicaments héroïques. Ici, je le sais, l'observation est plus difficile : ces médicaments ayant été donnés à des malades, une partie des effets observés peuvent appartenir à la maladie elle-même. Il faudra, par conséquent, multiplier vos études et en

---

[1] *Des spécifiques en médecine,* par le Dr Molin, thèse inaugurale, 1847.

[2] *Bulletin de la Soc. méd. homœop. de France,* Discussion sur la diphthérie.

comparer les résultats. Mais s'il vous arrive de voir une même substance produire un symptôme identique chez des sujets atteints de maladies diverses, (comme il advient de la dilatation de la pupille avec la belladone, ou du ptyalisme avec le mercure), vous serez en droit de considérer ce symptôme comme appartenant à l'agent employé.

Alors, si l'expérience pure vous a fait reconnaître le même caractère, vous pourrez en toute certitude lui donner place dans la pathogénésie.

Vous le voyez donc, messieurs, rechercher les effets physiologiques des médicaments est une œuvre délicate à tous égards. Vous savez maintenant comment elle a été conduite par Hahnemann et par ses disciples les plus immédiats; vous pouvez juger des objections qu'on lui a faites.

On a dit d'abord qu'elle avait permis de reconnaître, non pas des maladies médicinales à marche fixe, comparables, par conséquent, aux maladies naturelles, mais seulement des groupes de symptômes.

Cette remarque est parfaitement juste; et le résultat pouvait être prévu.

Vous m'accorderez certainement qu'il y a bien peu de maladies qui cèdent à un seul médicament. et, comme en vertu de la loi des semblables, celui-ci doit produire seulement ce qu'il guérit, vous ne serez pas étonnés de ne retrouver parmi ses effets physiologiques que les symptômes dont il a puissance de triompher. Vous y reconnaîtrez, par conséquent, des fractions de maladies, non des maladies entières, donc des groupes de symptômes.'

En second lieu, il n'y a pas de médicament qui s'adresse à un seul état pathologique, et il est nécessaire que chacun ait puissance de faire naître les symptômes de tous les états auxquels il convient. Vous ne serez donc pas surpris de constater des troubles nombreux qui paraîtront, au premier abord, ne présenter aucun lien.

Vous jugerez par là de la prudence avec laquelle Hahnemann institua ses premiers essais, ne voulant rien préjuger quant à leur résultat, et se bornant à observer ; cette prudence fit toute sa force. S'il eût agi autrement, s'il avait voulu retrouver, dans ses essais d'expérimentation pure, des maladies et non des symptômes, le résultat eût été de le décourager entièrement, la loi des semblables n'eût pas été justifiée, et cette idée de l'étude de la puissance pathogénétique des médicaments serait restée stérile entre ses mains, comme elle l'avait été autrefois pour ceux qui l'avaient entrevue, en particulier pour Haller.

Interrogée comme je vous l'ai dit, cette étude a conduit au contraire à des résultats énormes, qui ont étonné par leur multiplicité même.

D'où une seconde objection. Les symptômes re-

cueillis étant très-nombreux, on les a déclarés ima-
ginaires, et ils ont été classés au rang des productions les plus hypochondriaques [1].

Et cependant, messieurs, la loi des semblables
nous apprend que, du moment où un médicament
peut convenir au traitement de maladies diverses,
il doit en produire les symptômes. Or, si vous interrogez les auteurs un peu accrédités, vous verrez
que l'arsenic, par exemple, s'adresse aux maladies
suivantes : les fièvres intermittentes, les névralgies,
le rhumatisme chronique, en particulier le rhumatisme noueux, les affections nerveuses, entre autres
l'épilepsie, la congestion cérébrale, l'apoplexie, la
chorée, l'angine de poitrine ; un certain nombre
de névroses du cœur et de l'estomac, l'asthme, la
phthisie, les cancers et les ulcères cancéreux, les
maladies chroniques des voies digestives, les dermatoses, surtout celles à formes sèches, l'eczéma,
l'impétigo, le prurigo, l'acné, les maladies de l'uté-
rus : la métrite, la leucorrhée, la métrorrhagie ;
enfin les vers intestinaux [2].

Certes, messieurs, la liste est longue, mais elle
n'est pas complète. Il faudrait y ajouter toutes les affections que l'on envoie aux eaux minérales dont
l'arsenic fait la base ; et si nous devions parler de

---

[1] Bazin, *Maladies artificielles de la peau.*
[2] Trousseau et Pidoux, *Traité de mat. méd.*, art. *Arsenic.*

la pratique homœopathique, il faudrait joindre le choléra, la fièvre typhoïde, les affections gangréneuses, l'anthrax, etc., etc., etc.

Prenez une à une chacune de ces affections, décomposez-la dans ses éléments symptomatologiques, prenez ensuite la liste de tous ces caractères, croyez-vous que cette liste sera courte, plus courte que celle des effets physiologiques du médicament? Évidemment non ; et dans cette corrélation, je trouve une preuve nouvelle de l'exactitude des observations de Hahnemann.

On a dit encore que nos pathogénésies étaient fausses, parce qu'elles renfermaient des symptômes ridicules.

Mais, je vous le demande, de pareils symptômes ne se rencontrent-ils pas dans les maladies? Je donne en ce moment des soins à un jeune enfant atteint d'une pharyngite et d'un laryngite granulées, auxquelles se joignent de légers accès d'asthme ; cet enfant, on ne peut lui toucher les oreilles sans déterminer une violente quinte de toux et amener de la suffocation. N'est-ce pas là un symptôme baroque? Et cependant, s'il existe chez un malade, il doit être produit par un médicament.

Et puis, messieurs, est-ce que les médicaments pris à haute dose ne donnent jamais de ces effets étranges? Sans vous parler ici des hallucinations que causent le haschich et l'opium, ne trouvez-vous pas dans un ouvrage sérieux à tous les titres [1] le fait d'un militaire qui s'était empoisonné en mangeant des baies de belladone, et qui, prenant l'extrémité de son doigt pour une pipe, voulait absolument l'allumer avec un charbon ardent? La méprise est étrange, ridicule, terrible si vous voulez ; mais le symptôme existe, il faut l'enregistrer.

Et cependant, messieurs, si vous comparez nos pathogénésies avec les courts articles dans lesquels MM. Trousseau et Pidoux ont résumé ce qu'ils appellent l'*effet physiologique* des médicaments, vous trouverez de telles différences qu'il faut en chercher la cause.

Il ne sera pas difficile de vous la signaler. Placés à des points de vue opposés, nous ne procédons pas d'une manière identique ; les résultats doivent donc différer.

Vous étudiez le plus souvent sur des animaux, et toujours à haute dose. Par ce moyen, vous ne pouvez obtenir de lésions de sensation ; les symptômes du moral vous échappent de la manière la plus complète. La quantité de médicament vous conduit à des effets perturbateurs, toxiques, par conséquent matériels et peu nombreux. Si vous obtenez des altérations anatomiques, elles dépendent bien plus de l'action chimique du médicament que des modifications physiologiques ; quant aux lésions de fonc-

---

[1] *La Bibliothèque de thérapeutique*, par Bayle, t. II, p. 345.

tions, elles sont trop violentes pour être nombreuses : *vehementior obscurat alterum.*

Tels que vous les obtenez, ces résultats vous suffisent ; que feriez-vous des autres, lorsque la loi des semblables, le principe de la nature dynamique des maladies et celui d'individualisation ne vous servent pas de guides ?

Ne pouvant établir un lien entre l'action physiologique et la puissance curative d'une même substance, les effets produits sur l'homme sain sont un hors-d'œuvre plus curieux qu'utile.

Vous leur demandez sans doute de fixer le caractère général des agents thérapeutiques; de vous dire s'il faut les classer parmi les altérants, les reconstituants, les évacuants ou les névrosthéniques ; mais vous n'allez pas plus loin. Guidés par la loi des contraires, la signification des symptômes vous échappe, vous invoquez exclusivement le signe abstrait auquel se rapporte la classification. Vous dites alors avec M. Pidoux : « D'après les effets altérants, fluidiques du mercure..., on peut pressentir son action antiphlogistique, non son action antisyphilitique. »

Et cependant, messieurs, si cette *action fluidifique* du mercure devait seule vous servir de guide, croyez-vous qu'elle ne vous égarerait pas souvent, même dans le traitement des phlegmasies?

D'un autre côté, si elle ne justifie pas la puissance antisyphilitique de ce métal, il n'en est pas de même du pouvoir ulcératif. Or ce n'est pas parce qu'il rend le sang plus liquide et parce qu'il produit la salivation, que le mercure guérit la syphilis, mais parce qu'il a puissance de faire naître sur l'homme sain des symptômes semblables à ceux de cette diathèse, depuis l'ulcération primitive, jusqu'aux dermatoses et aux affections du périoste et des os.

Si vous voulez encore utiliser les effets physiologiques des médicaments, d'après la loi des contraires, vous aboutissez à la médecine des symptômes. Vous purgez vos malades avec les substances qui purgent les hommes en santé, vous essayez de les endormir avec celles qui produisent un sommeil artificiel. Mais avec de pareils moyens vous palliez, vous ne guérissez pas ; aussi êtes-vous guidés dans le choix des médicaments, bien plus par l'observation clinique que par les effets pathogénétiques eux-mêmes.

OBSERVATION CLINIQUE. — L'*observation clinique* a aussi pour nous une grande importance [1], et en étudiant les ouvrages des homœopathes, vous verrez qu'aucun de nous ne l'a négligée, que personne n'a repoussé ses enseignements, bien que dernièrement encore on ait soutenu le contraire.

Malgré cela nous ne demandons pas au procédé

---

[1] Voy. sur ce sujet les *Commentaires sur l'Organon*, p. 465.

ab usu in morbis, nos plus précieuses inspirations ; l'expérience pure le domine et nous garantit contre l'empirisme ; nous la conservons comme une des plus précieuses découvertes dont la médecine ait à s'enorguillir, car elle fait d'un art conjectural une science positive.

Nous interrogeons, cependant, l'observation clinique et nous lui reconnaissons trois prérogatives : la première, de compléter la matière médicale ; la seconde, de la contrôler ; la troisième, de fixer les symptômes caractéristiques de chaque médicament.

Elle complète la matière médicale. Un médicament possédant un plus grand nombre d'effets pathogénétiques que la maladie n'a de symptômes, il survient presque toujours, dans le cours d'un traitement, des souffrances accessoires dues à l'agent employé. Pourvu que ces souffrances se représentent successivement chez des malades divers, vous pouvez les considérer comme appartenant aux effets pathogénétiques ; je vous l'ai dit déjà.

Il y a plus : du moment où vous acceptez la loi des semblables comme base de la thérapeutique, vous êtes en droit de conclure, dans une certaine mesure, de la puissance curative d'un médicament à son pouvoir pathogénétique. Dès lors, du moment où le *soufre*, par exemple, modifie l'hépatisation pulmonaire, vous pouvez présumer qu'il aura le pouvoir de la faire naître. Telle est l'origine des indications cliniques que vous trouverez notées dans l'histoire d'un grand nombre de nos médicaments.

Non-seulement l'observation clinique complète l'expérimentation pure: elle la contrôle. Supposez, en effet, qu'une pathogénésie ayant été prise pour guide dans le choix d'un médicament, le fait ayant été sérieusement individualisé, le résultat de l'application soit nul, vous devrez douter du choix de votre médicament, ou de l'exactitude du tableau pathogénétique. Un second, un troisième essai infructueux vous permettrait de conclure que ce tableau est absolument inexact.

S'il arrive, au contraire, que le médicament donné au malade le modifie heureusement, votre choix aura été heureux et votre pathogénésie sera confirmée.

L'observation clinique se présente donc comme un contrôle sévère de l'expérimentation pure; sous ce rapport, sa valeur n'a jamais été niée[1].

Enfin, messieurs, nous demandons à l'observation des malades un troisième ordre de connaissances: la notion des symptômes caractéristiques. Sans doute, une étude directe de la matière médicale peut vous les indiquer, comme vous le verrez dans un instant; mais le résultat thérapeutique les met en lumière.

---

[1] Voy. sur ce sujet, Imbert-Gourbeyre, *Lectures publiques sur l'ho mœopathie*, p. 77.

Supposez qu'un même caractère se retrouve chez plusieurs sujets auxquels un même médicament aura réussi, et vous devrez le considérer comme étant indicateur de cette substance.

Seulement, messieurs, vous n'arriverez pas à ce résultat avec des observations recueillies du point de vue de la médecine organique ; il faudra, au contraire, des faits nettement et scrupuleusement individualisés ; sans cela, les indications seraient trompeuses, faute d'être assez précises[1].

En suivant la voie que j'indique, en comparant les données de la matière médicale avec les résultats cliniques, Hahnemann a fixé, dans ses pathogénésies, les symptômes déterminants pour le choix de chaque substance. L'immense travail auquel s'est livré le docteur Ruckert[2], n'a pas eu d'autre résultat. Vous trouverez en effet dans ce recueil clinique des observations habilement groupées, comparées entre elles d'abord, et ensuite avec les effets physiologiques de chaque substance, et, comme conclusion, la distinction des symptômes communs et des symptômes déterminants.

Vous rencontrerez enfin un dernier exemple des résultats obtenus par une pareille comparaison, dans les savantes monographies publiées par le docteur

---

[1] *Commentaires sur* l'Organon, p. 465.
[2] *Klinische Erfahrungen.*

Desterne, dans le journal *l'Hahnemannisme*, et qui ont eu jusqu'ici pour sujet le carbonate de chaux, la camomille, enfin la silice[1].

Parcourez ces travaux, messieurs, et vous verrez que les médecins homœopathes ne repoussent pas follement l'observation clinique, ils lui donnent seulement sa véritable place. Pour eux, cette voie est utile, mais subordonnée à l'expérimentation pure. Suivie à l'exclusion de toutes les autres, la première conduit à l'empirisme, ce tombeau de toutes les découvertes utiles ; unie à l'expérimentation physiologique, elle aboutit à la science, à la certitude thérapeutique.

§ III

Mais il ne suffit pas de vous dire comment on a obtenu ces monographies, dont l'ensemble constitue la *matière médicale pure*, je dois vous indiquer maintenant comment il convient de les étudier, d'abord pour les comprendre, ensuite pour les utiliser.

Et tout d'abord, messieurs, il faut que vous sachiez quel ordre elles présentent. Cet ordre est tout ana-

[1] Voy. *l'Hahnemannisme*, années 1868 et 1869.—Voy. aussi la *Systématisation pratique de la matière médicale*, par le Dr A. Teste ; cet ouvrage repose aussi sur la comparaison des effets physiologiques et des résultats cliniques.

tomique. Hahnemann a rangé les symptômes d'après les organes et les appareils auxquels ils se rapportent. Vous avez ainsi les symptômes de la tête, des organes des sens, de l'appareil digestif, de l'appareil reproducteur, de l'appareil respiratoire, enfin ceux des organes de la locomotion. Ajoutez les symptômes de la peau et les symptômes généraux *incertæ sedis*, et vous aurez la nomenclature généralement adoptée.

Lorsque vous serez désireux d'apprécier cet immense travail, il faudra vous adresser, en premier lieu, aux sources elles-mêmes, aux monographies originales, et ne pas vous contenter de ces résumés qu'on nomme des *Manuels*. Avec eux, on se souvient, on n'apprend pas [1].

Lisant donc les pathogénésies, vous jugerez l'action générale du médicament, vous verrez quels appareils il atteint de préférence, et aussi quels appareils il semble ménager.

Ce résultat obtenu par un premier examen, il faudra pénétrer plus avant dans cette étude ; séparer, pour chaque groupe de symptômes, les lésions de sensations, les lésions de fonctions et les altérations matérielles. Distinguez ensuite les symptômes qui

---

[1] Je ne veux pas dire que les *Manuels* ne rendent aucun service, le succès de celui dû à notre savant confrère le Dr Jahr me démentirait. J'entends seulement qu'ils ne peuvent être compris si l'on n'a pas sérieusement étudié les pathogénésies elles-mêmes.

paraissent plus profonds, plus complets, de ceux, au contraire, qui sont plus superficiels et moins bien caractérisés.

Notez enfin les conditions d'aggravation et de soulagement de chaque douleur, voyez si ces conditions sont les mêmes pour tous les appareils, pour toutes les fonctions, ou s'ils présentent quelque variabilité.

La comparaison des douleurs, étudiées sur des appareils divers, vous fera reconnaître celles qui sont constantes et celles qui paraissent plus exceptionnelles ; puis, le moment d'apparition de chaque symptômes, en fixant l'ordre chronologique, vous permettra de déterminer les phases du développement de la maladie médicinale.

Le médicament ayant été examiné appareil par appareil, il faudra en étudier les effets sur chaque tissu ; rapprocher, par conséquent, les symptômes produits sur l'enveloppe cutanée, depuis le cuir chevelu jusqu'à l'extrémité des orteils ; ensuite ceux qui appartiennent aux membranes muqueuses, d'abord à cette partie que l'œil peut apercevoir : conjonctive, membrane muqueuse de la bouche, du pharynx, des organes génitaux ; ensuite sur les organes que ces mêmes membranes tapissent et qu'on ne peut directement explorer : l'estomac et les intestins, le larynx et les bronches.

Pour ces derniers, il faudra vous laisser conduire

par la considération des symptômes : les douleurs,
les troubles fonctionnels, les sécrétions et les excrétions.

Je ne vous le dissimule pas, messieurs, cette étude,
ainsi conduite, vous offrira plus d'une difficulté; elle
vous forcera, ainsi que l'enseignait mon père, à
transformer le symptôme en signe, détermination
délicate, mais pleine d'intérêt.

Lorsque vous aurez ainsi tourmenté l'étude de
votre médicament, vous ne serez arrivés qu'à une
notion partielle; vous le connaîtrez, si je puis dire,
au point de vue physiologique, il faudra en poursuivre l'examen au point de vue thérapeutique.

Ici, les notions pathologiques dont nous avons
parlé devront intervenir.

Il vous faudra distinguer entre les symptômes diathésiques, les symptômes formels et les symptômes
individuels.

Vous trouverez les premiers parmi les symptômes
généraux, et aussi dans cette comparaison des effets
physiologiques suivis de tissu en tissu ; vous reconnaîtrez les seconds dans les lésions d'appareils et
d'organes, et dans les troubles fonctionnels de ces
derniers.

Les caractères individuels se présenteront à vous
sous la forme de ces symptômes baroques, étranges,
qui paraissent appartenir bien plus au sujet qu'au
médicament, au malade qu'à la maladie.

On a dit bien souvent que l'étude de la matière médicale était rebutante, confuse, inextricable ; cette critique est vraie quand on se borne à la lire sans la méditer.

Suivez la méthode que je viens de vous décrire, n'abandonnez pas l'étude d'une substance avant de l'avoir envisagée à tous les points de vue que je vous ai indiqués, et votre opinion sera tout opposée à celle que je combats. Chaque symptôme se présentera à vous avec une valeur intrinsèque et une valeur relative ; il prendra une signification précise, et le moindre d'entre eux vous paraîtra précieux, parce qu'il aura sa valeur et son intérêt.

Je n'ajouterai plus qu'un conseil :

Pariset raconte comment Pinel, désireux de modérer les velléités réformatrices d'un jeune médecin, obligea son élève, à lire chaque matin, quelques pages d'Hippocrate, de Montaigne et de Plutarque. Ce médecin, si fougueux au début de ses études, revint à des idées plus prudentes et plus saines : il se nommait Chaptal.

Quand vous voudrez, messieurs, apporter à votre tour une attention sérieuse à l'étude de l'homœopathie, je vous dirai : Lisez Hippocrate, pour ne pas tomber dans la pathologie organicienne ; étudiez Sydenham et les admirables descriptions qu'il nous a laissées ; mais aussi lisez chaque jour quelques pages de l'*Organon* et de la *Matière médicale pure*. La lecture de l'*Organon* vous rendra plus familiers avec la méthode ; celle des pathogénésies vous fera mieux apprécier les moyens, la pratique satisfera votre esprit, et le succès couronnera vos efforts.

Si tous les contempteurs de l'homœopathie, à quelque nuance qu'ils appartiennent, avaient suivi cette voie, ils auraient été plus heureux au lit du malade. Comprenant mieux la pensée du maître, ils l'auraient moins critiquée.

THÉRAPEUTIQUE. — CONCLUSION.

Messieurs,

J'ai reçu ce matin une lettre dont je dois, tout d'abord, vous donner connaissance, et pour laquelle une réponse m'est demandée.

Cette lettre est ainsi conçue :

« Monsieur,

« S'il est vrai que les globules homœopathiques « soient capables de produire une perturbation « chez l'homme en état de santé, comment peut-on « avaler un flacon de ces globules si actifs, puis « manger de bon appétit, digérer et se bien por- « ter[1]?

« Si l'action dynamique des médicaments est « indépendante du poids de la substance médica-

[1] Parce que ces globules n'ont pas d'action toxique, ce qui ne prouve rien contre leur puissance curative, un médicament ne guérissant pas d'autant mieux qu'il empoisonne plus vite.

« menteuse, que signifient vos doses, les dilutions,
« le nombre des globules administrés [1] ?

« Si la succussion développe l'effet dynamique
« des médicaments, comment peut-on modérer
« l'effet des potions, qui se trouve exalté à chaque
« secousse lorsqu'on veut en prendre [2] ?

« Si les médicaments homœopathiques ont réel-
« lement l'effet spécifique que vous avez annoncé,
« l'*aconit*, la *bryone*, le *soufre* et le *phosphore*, admi-
« nistrés homœopathiquement à des hommes bien
« portants, doivent donner l'engouement, l'hépa-
« tisation rouge [3], l'hépatisation grise, le râle cré-
« pitant, le souffle tubaire, la fièvre, etc., etc.

« En dehors de ces assertions que vous n'avez
« pas pu prouver, et qui paraissent bien difficiles à
« admettre, si ce n'est comme articles de foi : *credo*
« *quia absurdum!* en dehors de ces assertions, dis-
« je, vous nous avez appris que, dans l'homœopa-
« thie, il n'y avait absolument rien de nouveau ou

[1] Elle signifie que si la puissance thérapeutique n'est pas en raison directe de la *masse* du médicament, cela n'a jamais voulu dire qu'il ne fallût pas tenir compte de la dose.

[2] J'ai montré dans la troisième conférence comment, dans une dilution, le médicament s'incorporait au véhicule inerte, et comment cette incorporation était la limite de l'atténuation. Tant que la proportion entre l'agent actif et le véhicule restera la même, le nombre des secousses pourra varier sans augmenter la division moléculaire, par conséquent, sans changer la dilution.

[3] Il suffit de lire les *Pathogénésies* de ces substances pour y retrouver les symptômes des maladies que ces médicaments guérissent.

« d'utile. Aussi je viens vous prier de vouloir bien
« faire connaître, dans votre prochaine et dernière
« conférence, *si vous consentiriez à abandonner, au*
« *profit des pauvres, une somme de* 1,000 *francs,*
« dans le cas où il serait encore constaté, soit par
« une société médicale, soit par une société scien-
« tifique compétente, que les prétendus médica-
« ments homœopathiques ne produisent absolu-
« ment aucun effet physiologique appréciable.

« Signé : Docteur Rémont. »

« *P. S.* Ne pas accepter cette proposition, ce serait
« reconnaître vous-même publiquement que la pra-
« tique de l'homœopathie est un pur charlatanisme.»

Il y a dans cette lettre, messieurs, un mot que je
regrette d'y rencontrer ; ce mot est le dernier ; l'homœopathie pourrait être une *erreur* sans devenir,
pour cela, un *charlatanisme.*

De plus, la proposition précédente aurait dû avoir
un complément. En présence de l'expérience qui
m'est proposée, il ne suffit pas, en effet, de dire ce
que je pourrais perdre en cas d'insuccès ; il faut
préciser également ce que je pourrais gagner en cas
de réussite ; l'auteur de la lettre est muet sur ce
point.

Il a eu raison, sans doute, car nous sommes ici
à la Sorbonne et non pas sur le turf, et la santé
des hommes ne saurait être l'objet de paris au

même titre que l'agilité des chevaux. Malgré cela, le premier terme de la proposition étant donné, le second devenait un corollaire indispensable, je devais au moins le signaler.

Je n'essayerai pas, vous le comprenez, de justifier mon enseignement de l'anathème lancé contre lui. Si le résultat de ces conférences est seulement d'avoir montré qu'il n'y a dans l'homœopathie *rien de nouveau ou d'utile*, il faut que je me sois bien mal expliqué. Dans ce cas, je ne pourrais comprendre l'attention que vous m'avez prêtée, l'assiduité avec laquelle vous êtes venus. On ne se dérange pas d'ordinaire pour une cause dont toute la pensée se résume dans ce mot : *credo quia absurdum*.

En tout cas, messieurs, je dois le reconnaître, je n'ai pas su me faire comprendre de l'auteur de la lettre ; sa proposition en est la preuve. Que veut-il ? Prouver que les *prétendus médicaments homœopathiqnes ne produisent absolument aucun effet physiologique appréciable*.

Mais un médicament est homœopathique par son choix et non par sa dose ; il mérite ce titre parce qu'il répond à la loi des semblables. Vingt gouttes de teinture mère d'arnica, dans le pansement d'une blessure, sont homœopathiques, aussi bien que le soufre à la trentième dilution pour le traitement d'une dermatose.

Mon adversaire a donc mal posé sa question ; avant

toute chose, il me permettra de traduire sa pensée. Si je ne me trompe, voici comment il aurait dû la formuler : un médicament, dilué ou trituré suivant les procédés de la pharmacopée homœopathique, peut-il avoir des effets physiologiques appréciables? Et ici encore il y aurait une lacune, car il faudrait savoir de quelle dilution on entend parler.

Toutefois, le problème étant ainsi précisé, je n'aurais qu'à renvoyer mon auditeur à notre dernière conférence; elle sera bientôt imprimée, et je pourrai la mettre à sa disposition.

Il y verra que j'ai établi une distinction importante, sous le rapport de la dose, entre la puissance pathogénétique d'un médicament et son action curative. J'ai soutenu, avec tous les médecins homœopathes, qu'il fallait, pour obtenir la première, des doses plus fortes, plus massives que pour la seconde.

Si l'auteur de la lettre veut se livrer à des essais d'expérimentation pure, en suivant les règles que j'ai tracées, en observant les précautions de régime indiquées, il obtiendra un résultat positif sans compromettre la moindre parcelle de son patrimoine. Il comprendra en même temps pourquoi un flacon de globules d'aconit, avalé avant de se mettre à table, n'empêche pas de *manger de bon appétit, de digérer et de se bien porter.*

La réponse aux autres réflexions ayant été faite

par avance dans la conférence sur les doses infinitésimales, je n'insisterai pas davantage sur cette polémique, et j'y mettrai fin, en formulant à mon tour
une proposition.

Si mon adversaire est assez influent pour obtenir
du directeur général de l'Assistance publique qu'un
service hospitalier soit confié à l'homœopathie, je
me fais fort de prouver, à la fois, la puissance curative et la puissance pathogénétique des médicaments homœopathiques dilués ou triturés ; la première par les résultats auxquels nous arriverons,
la seconde par les symptômes accessoires que ces
médicaments produisent presque toujours chez les
malades auxquels on les donne. Et dans le cas où,
pour arriver à la concession de cet hôpital, il faudrait
un sacrifice pécuniaire supérieur à celui qui m'a
été proposé, soyez sûrs, messieurs, qu'aucun disciple de Hahnemann ne reculerait devant son accomplissement.

Mais revenons à nos travaux.

Nous avons terminé dans notre dernière séance
tout ce que je voulais vous dire relativement à la
matière médicale, et vous êtes maintenant en possession des notions indispensables pour instituer
un traitement homœopathique. Vous savez comment
il faut comprendre la maladie, et par quelle voie
vous arriverez à la connaître ; vous savez aussi comment il convient de procéder pour découvrir les

propriétés positives des médicaments, c'est-à-dire leurs effets physiologiques, et la loi des semblables vous indique. le lien qui existe entre le médicament et la maladie.

Et cependant, messieurs, si vous vouliez procéder de suite à l'application, quelques difficultés vous arrêteraient encore ; comme je ne puis supposer qu'après m'avoir prêté une attention aussi soutenue et aussi bienveillante, il ne se trouvera pas parmi vous quelques personnes désireuses de juger l'homœopathie par ses résultats, je veux ajouter ici quelques conseils. Ils auront trait au *choix du médicament*, au *mode d'administration* et au *régime*.

§ 1

1° LE CHOIX DU MÉDICAMENT. — Tel est, messieurs, le but essentiel de la thérapeutique hahnemannienne, le dernier terme de nos études. Pour l'atteindre, il faut déterminer l'agent dont les effets pathogénétiques se rapprochent d'une manière exacte des symptômes accusés par le malade.

Ce choix, dit-on, est difficile ; je l'accorde, et je vous en dirai bientôt les raisons ; mais j'affirme que si le tableau des souffrances causées par la maladie a été tracé en observant les précautions que j'ai décrites, que si la matière médicale pure est suffisamment connue du praticien, ce choix sera relativement facile et rapide.

Que faudra-t-il faire, en effet? Comparer l'ensemble des symptômes présentés par le malade et celui des effets pathogénétiques, pour reconnaître la similitude qui doit exister entre eux. Du moment où ces deux tableaux auront été tracés comme je l'ai dit, leur comparaison sera facile, cela ne peut faire aucun doute.

Or, messieurs, c'est précisément pour s'être placé en pathologie et en pharmacodynamie à des points de vue différents, que l'homœopathicité d'un médicament a paru si difficile à déterminer, la pathologie, telle qu'on l'ensigne de nos jours, étant essentiellement organicienne, tandis que la matière médicale pure est, par-dessus tout, dynamique.

De là cette nécessité proclamée par Hahnemann et enseignée par ses élèves, de ne pas s'en tenir aux errements de l'école, et de se montrer aussi hardi pour atteindre l'édifice pathologique que pour transformer la pharmacodynamie.

Cela ne veut pas dire que nous considérions comme des erreurs et que nous rejetions absolument les notions, remarquables à tant de titres, que nos prédécesseurs et nos contemporains ont réunies. Non; nous soutenons seulement qu'elles sont incomplètes, en ce sens que, en nous éclairant sur les lésions organiques, analysées jusque dans leurs replis les plus intimes, suivies jusqu'à la cellule organique, elles laissent dans une ombre trop épaisse les symptômes généraux, seuls capables de nous faire reconnaître la diathèse, et les symptômes individuels qui nous permettent d'apprécier le malade et de choisir le médicament. Il y a ainsi pour nous utilité d'un double diagnostic : celui que l'on peut appeler *pathologique*, et celui auquel mon père donnait l'épithète de *thérapeutique ;* le premier formulé d'après la méthode du naturaliste, le second ayant pour objet d'éclairer le praticien[1].

Ce dernier diagnostic repose tout entier sur l'individualisation ; voilà la condition première à remplir ; vous savez par quelle voie vous pouvez y atteindre.

La seconde condition est de connaître la *matière médicale*, de l'étudier chaque jour, car l'esprit oublie facilement les détails qu'elle renferme. Cette étude, je dois la supposer accomplie, permettez-moi seulement de vous la signaler comme une condition essentielle de succès.

Les deux difficultés dont je viens de parler étant levées : le tableau de la maladie étant convenablement tracé, la matière médicale étant suffisamment connue, vous rencontrerez encore plus d'un embar-

---

[1] *Commentaires sur l'Organon,* p. 506.

ras ; je dois vous les signaler et vous donner le moyen d'en sortir.

Ou bien le malade vous aura indiqué une multitude de symptômes, ou bien il ne vous en présentera qu'un très-petit nombre. Dans le premier cas, tout semble confus, comme le récit qu'il vous a fallu entendre. Les réponses faites à vos questions ont péché par un vague dont vous n'avez pu triompher, le malade se sera plaint d'une multitude de douleurs dont il ne sait point indiquer le caractère, et parmi lesquelles la plus aiguë lui semble naturellement être la plus grave.

Le seul moyen de sortir d'une pareille difficulté est d'écrire tous ces détails et de les étudier, en établissant la classification dont nous avons parlé plusieurs fois, c'est-à-dire en séparant les symptômes généraux ou diathésiques, des symptômes formels et des symptômes individuels. Vous chercherez ensuite, parmi les médicaments, ceux qui peuvent engendrer les premiers, puis ceux qui produisent les seconds, ce qui vous conduira à une élimination importante. Enfin, la considération des signes individuels, au nombre desquels vous devez placer les symptômes étranges, baroques, ainsi que les appelait Hahnemann, servira parfois à fixer vos hésitations entre trois ou quatre substances différentes.

Si le nombre des symptômes indiqués par le malade est trop restreint, vous aurez à faire deux hypothèses : ou ce manque de renseignements tient à une négligence, ou il dépend de ce que la maladie, touchant à la guérison, ne s'exprime plus que par un petit nombre de désordres.

Dans la première hypothèse, c'est au médecin de varier ses questions de manière à obtenir les renseignements qui lui manquent, principalement quand il s'agit d'une maladie chronique, pour laquelle il peut supposer que l'habitude de la douleur a engendré l'oubli.

Mais s'il avait affaire à une maladie aiguë, cet oubli lui-même deviendrait un symptôme indicateur de l'état cérébral ; l'*opium* se trouverait par cela seul indiqué.

S'il arrive que la maladie n'ait plus qu'un petit nombre de symptômes, il y a plus d'embarras pour choisir le médicament. C'est le fait, par exemple, de la blennorrhagie arrivée à cet état indolent qu'on appelle si improprement la goutte militaire, car elle se rencontre tout aussi bien dans les salons que dans les camps.

Le malade alors n'accuse plus, en effet. les lésions de sensation et de fonction si pénibles dans la première période ; il urine sans douleur, à peine accuse-t-il une légère sensation de chaleur sur quelque point du canal de l'urèthre ; l'écoulement lui-même est presque nul ; une goutte blanchâtre paraît le matin ; pendant le reste du jour quelques filaments muqueux et transparents sont seuls appréciables. L'état général est excellent et le malade se livre sans restriction à ses affaires et à ses plaisirs.

Si vous voulez chercher alors le médicament convenable, vous hésiterez entre un grand nombre; le *sulfur*, le *natrum muriaticum*, la *staphysagria*, la *calcarea*, le *mezereum*, etc.

Dans ce cas, messieurs, il faut savoir pourquoi ce suintement persiste; plusieurs causes peuvent être invoquées, il faut choisir entre toutes.

La persistance tiendra souvent à ce que le traitement employé n'a point été spécifique; alors la maladie, modifiée seulement dans son symptôme local, existe dans son état dynamique, ce qui arrive aux malades traités, au début, par les injections. Vous ferez bien alors de ne point tenir compte des changements opérés et de donner le médicament qui eût été convenable à l'origine. En agissant ainsi, il vous arrivera souvent de voir les premiers symptômes reparaître, parce qu'ils avaient été seulement masqués, et il vous sera facile de choisir le médicament convenable.

Ceci arrive fréquemment encore pour les maladies chroniques non vénériennes; aussi Hahnemann recommande-t-il de débuter par le médicament répondant à la diathèse plus qu'à la forme morbide, c'est-à-dire le *soufre* L'effet de cet agent étant de mettre la maladie dans un état d'expansion complet, il devient facile de recueillir ensuite un nouveau tableau de symptômes d'après lequel le médicament approprié sera choisi.

Mais revenons à notre premier exemple. Il arrive souvent que le suintement uréthral est entretenu par un rétrécissement. On doit, dans cette circonstance, recourir à la chirurgie.

Ou bien encore, la persistance de la sécrétion dépend de quelque autre diathèse chronique, qui est venue se localiser sur la membrane muqueuse de l'urèthre par l'influence de l'état aigu. Vous le saurez en cherchant si votre malade n'a point présenté antérieurement des signes d'herpétisme, d'arthritis ou de scrofule, même de syphilis constitutionnelle. S'il en a été atteint, vous chercherez le médicament en raison des formes qui auront existé, la même substance ne pouvant convenir à un sujet affecté d'eczéma ou à celui qui aurait eu un psoriasis.

Enfin, messieurs, vous pourriez rencontrer encore une autre difficulté ; c'est-à-dire être aux prises avec une maladie qui serait arrivée à une période avancée de désorganisation sans présenter de troubles marqués du côté de la sensibilité, sans paraître atteindre les autres fonctions.

C'est le fait de certaines femmes qui se présenteront à vous avec des tumeurs squirrheuses du sein et dont la santé semble être parfaite sous les autres rapports ; le fait encore de ces malades porteurs de polypes, et qui n'accusent rien autre chose que la végétation.

La matière médicale pure ne vous peut présenter aucune de ces lésions, et la clinique, en vous apprenant qu'elles ont été parfois modifiées par certains médicaments, ne vous met pas à même de choisir entre ces derniers.

Dans ce cas, soyez bien convaincus que si la malade prétend ne souffrir d'aucun autre point, c'est qu'elle est absorbée par la lésion qui cause ses terreurs. Interrogez donc avec soin, demandez ce qu'est le sommeil, tâchez de bien apprécier l'état moral, cherchez s'il ne se présenterait pas, le soir, quelques symptômes fébriles ; analysez les produits excréteurs ; sachez si les règles n'ont point été modifiées.

En agissant ainsi, vous ne tarderez pas, croyez-le bien, à relever un nombre de symptômes suffisant pour fixer le choix du médicament approprié.

J'ai supposé jusqu'ici que la difficulté venait de l'insuffisance des notions relatives à la maladie, mais elle peut dépendre aussi des imperfections de la *matière médicale*.

Il peut se faire, en effet, que le médicament capable de triompher du mal soit encore peu connu dans ses effets pathogénétiques. Vous ne pourrez alors satisfaire entièrement à la loi de similitude, c'est-à-dire faire une exacte comparaison entre les

caractères de la maladie et les effets pathogénétiques du médicament. Dans ce cas, le choix de ce
dernier ne sera justifié qu'à une condition, c'est qu'il
y aura, parmi les symptômes artificiels, les signes
saillants de la maladie, surtout un de ces caractères
baroques, si souvent décisifs, pour fixer nos incertitudes. Autrement, si vous ne rencontrez que des
symptômes vagues, le choix sera douteux, et l'efficacité du médicament ne pourra être certaine.

On devra le donner néanmoins, s'il n'en est pas de
mieux indiqué, mais seulement pendant peu de
temps. Aussitôt que des symptômes nouveaux auront
surgi, on les prendra pour guide et on cherchera
une nouvelle substance.

Enfin, messieurs, il arrivera, même avec les médicaments les mieux étudiés, que les lésions organiques seront mal représentées dans les pathogénésies.
Vous prendrez alors pour point de départ les symptômes généraux, les lésions de fonctions et de sensibilité. Si vous voulez tenir compte des altérations
de texture, vous devrez vous rappeler qu'elles ne
peuvent être produites sur l'homme sain qu'à l'état
rudimentaire. C'est donc avec la lésion prise à son
origine que vous arriverez à établir une similitude
suffisante pour justifier l'emploi du médicament.

Telle est, messieurs, la méthode hahnemannienne.
Elle est minutieuse, j'en conviens ; mais son application est possible. Veuillez remarquer par quelle

heureuse application elle utilise ces deux procédés de toute bonne méthode : l'analyse et la synthèse ; l'analyse conduisant à l'établissement du tableau exact de la maladie ; la synthèse permettant de reconnaître l'ordre de subordination des symptômes et fixant leur valeur relative.

J'ajoute que cette méthode est nouvelle et complète ; nouvelle en ce sens qu'elle ne tient pas compte seulement des signes appelés pathognomoniques, mais bien de toutes les manifestations morbides ; nouvelle, parce qu'elle ne permet pas au médecin de se laisser absorber par un groupe de symptômes, et qu'elle le tient ainsi éloigné de deux écueils : l'anatomie pathologique, et la considération exclusive des lésions de sensibilité et de motilité.

Elle est nouvelle aussi, parce qu'elle est tout expérimentale, ne laissant aucune place à la recherche de la nature des causes et des symptômes, et faisant ainsi de la médecine l'art de guérir, et non plus l'art de discuter.

De plus, cette méthode est complète, car elle nous permet d'embrasser la maladie dans son présent et dans son passé, dans ses causes efficientes et dans ses causes secondaires, ce qui nous met à même de pouvoir la traiter avec fruit.

2° MODE D'ADMINISTRATION DU MÉDICAMENT. — Il soulève trois questions : le choix de la dilution, celui de la dose et la répétition de cette dernière.

A. Choix de la dilution. — Je ne vous le cacherai pas, cette question est une de celles qui ont donné lieu aux plus vives controverses dans l'école homœopathique : les uns voulant s'en tenir aux atténuations les plus basses, d'autres s'élevant bien au delà du terme indiqué par Hahnemann.

Le plus grand nombre a pris une position mixte, et affirme que toutes les atténuations nous appartiennent, que toutes doivent être utiles. J'adopte, pour ma part, cette opinion ; elle est conforme à celle de Hahnemann ; ses premiers disciples l'ont acceptée et défendue, la raison et la pratique se réunissent pour la justifier.

Elle soulève toutefois une difficulté importante ; il ne suffit pas, en effet, d'enseigner qu'il faut choisir au milieu de toutes les puissances : il est utile de dire comment on parvient à le faire.

Trois conditions vous aideront dans cette détermination : l'intensité de la maladie, l'impressionnabilité du malade et le degré de solubilité et d'activité propre au médicament.

Plus la maladie sera intense, plus sa marche sera rapide, plus la quantité de médicament devra être considérable, plus basse sera la dilution. Aussi trouverez-vous, en compulsant nos annales cliniques, que les maladies aiguës ont été traitées avec des atténuations moins élevées que les maladies chroniques et les maladies suraiguës. Le choléra, par exemple, a été combattu avec la troisième, la sixième dilution, et même avec la teinture mère de camphre.

L'impressionnabilité du malade a encore ici une grande influence. Or elle est difficile à préjuger. Vous trouverez des sujets que la trentième dilution éprouve et qui supportent beaucoup mieux les basses atténuations ; cette impressionnabilité, l'expérience seule vous permettra de la prévoir.

Restent l'activité et la solubilité naturelles au médicament : ici nous pouvons poser quelques préceptes. Il y a d'abord deux circonstances opposées qui conduisent à s'adresser à de hautes dilutions : 1° quand la substance est par elle-même douée d'un grand pouvoir perturbateur, qu'il faut écarter ; 2° quand le médicament a une activité trop faible, et que la préparation homœopathique doit développer ses propriétés en divisant ses molécules.

En dehors de ces conditions, plus un médicament est soluble et moins il est nécessaire de s'élever dans l'échelle des dynamisations.

Ceci revient à dire que la dilution d'un médicament doit être *individualisée*. En présence de cette difficulté, je vous recommanderai de débuter le plus souvent par une dilution élevée, quitte à descendre à une atténuation plus basse, si l'effet vous paraissait incomplet.

B. Dose. — La dose varie comme la dilution ; elle doit être d'autant plus massive que la maladie est plus superficielle, plus intense ; d'autant moins que l'état morbide est plus profond et plus chronique.

La dose du médicament doit, en un mot, être individualisée comme la dilution ; à cette condition seule vous parviendrez à obtenir un résultat heureux.

Je ferai la même remarque pour la *répétition des doses*.

En résumé, lorsque vous aurez à traiter une maladie aiguë, faites dissoudre dans 100 grammes d'eau 5 à 6 globules de la douzième ou de la dix-huitième dilution, et donnez toutes les trois heures une cuillerée de ce mélange ; si la maladie est suraiguë, ne craignez pas de descendre jusqu'à la sixième ou la troisième ; une ou deux gouttes dans la même quantité de véhicule seront nécessaires.

Dans les maladies chroniques, employez de hautes puissances, la trentième surtout ; faites dissoudre encore 5 à 8 globules dans 150 grammes d'eau, et donnez une cuillerée le matin et une le soir.

Ne faites jamais prendre le médicament pendant le travail de la digestion ; une heure avant le repas et trois heures après, telle est la limite ordinaire. Si le malade observe la diète, qu'il se contente de recourir aux tisanes, laissez-le boire une demi-heure avant le médicament et un quart d'heure après.

C. Régime. — Il est des plus simples ; quelques mots suffiront à vous l'indiquer.

Dans les maladies aiguës, vous n'aurez rien à changer aux habitudes de tous les médecins : la diète tant que la fièvre dure, une alimentation devenant peu à peu plus réparatrice à mesure que la convalescence se dessinera ; tels sont les deux préceptes qui le résument.

Vous aurez plus de difficultés avec les maladies chroniques, et cependant la loi est bien simple : ne rien permettre qui puisse nuire au malade, rien qui puisse entraver l'action du médicament. Le régime est individuel comme la maladie. Défiez-vous donc de ces règles générales, de cette diététique uniforme que vous trouverez indiquée par quelques auteurs ; elle est inutile et souvent rebutante.

Hahnemann l'avait reconnu ; aussi donne-t-il ce conseil : « .... Afin de rendre la cure possible et « praticable, le médecin homœopathiste doit accom- « moder le régime et le genre de vie aux circon- « stances. En agissant ainsi, il atteint au but du « traitement d'une manière bien plus certaine, et, « par conséquent, beaucoup plus complète, que s'il « s'en tenait obstinément à toute la rigueur des « préceptes qui sont inappliqués dans une multi- « tude de cas[1]. »

Tenez donc un compte sérieux des exigences au milieu desquelles vit le malade ; n'imposez pas au

---

[1] *Doctrine et traitement des maladies chroniques*, t. I, p. 184.

manœuvre un régime aussi rigoureux qu'à l'homme
de cabinet : « Il n'est pas nécessaire d'imposer des
« restrictions trop sévères aux personnes des classes
« inférieures, principalement quand elles peuvent
« continuer à se livrer aux occupations qui mettent
« leur corps en mouvement. Le pauvre peut guérir
« en mangeant du sel et du pain ; chez lui, l'usage
« modéré des pommes de terre, du bouillon, du fro-
« mage frais, ne met point obstacle à la guérison,
« pourvu qu'il soit plus avare d'oignons et de poivre
« pour relever le goût de ses maigres aliments [1]. »

Mais soyez inflexibles pour éviter toutes les substances qui pourraient agir comme antidotes du
médicament que vous prescrirez.

Ici souvent les difficultés sont grandes ; l'habitude
est un tyran devant lequel il faut s'incliner parfois ;
et cependant, si le malade veut guérir, il faut qu'il
sache la modérer d'abord et l'abandonner un jour.
Ne l'oubliez pas : « .... Les hommes de toutes les
« classes qui veulent se débarrasser d'une maladie
« chronique doivent s'astreindre à quelques priva-
« tions [2]. »

[1] *Doctrine et traitement des maladies chroniques*, t. I, p. 151.
Ibid.

§ II

Les détails dans lesquels je viens d'entrer complètent, messieurs, le cercle que je voulais parcourir ; ma tâche est donc terminée, pour cette année, du moins.

Mon désir, en venant dans cette enceinte, était de vous faire apprécier l'œuvre de Hahnemann, de vous mettre à même de juger l'homœopathie, et, dans ce but, de vous exposer ses principes et sa méthode, de justifier la puissance de ses moyens.

Pour vous prouver qu'elle est digne de vos méditations ultérieures, digne de prendre place dans *l'enseignement supérieur de l'Université de France*, il ne me reste plus qu'un soin à remplir, celui de fixer, d'une manière précise, sa véritable portée.

Je puis le faire d'un mot. En recueillant vos souvenirs, vous ne pourrez méconnaître, en effet, que l'homœopathie soit une doctrine et non pas un système, et que cette doctrine complète, une, essentiellement expérimentale, ne satisfasse à toutes les exigences de la pratique.

L'homœopathie est une doctrine et non pas un système, parce que le système renferme une seule chose : la *théorie*, tandis qu'une doctrine comprend les faits que l'observation révèle, la méthode à l'aide de laquelle ces faits sont recueillis, comparés, jugés, et les lois que l'esprit peut en déduire. Hahnemann ayant réuni dans son œuvre ces trois éléments, le caractère que j'indique ne peut lui être contesté.

L'homœopathie, sans doute, emprunte à la théorie; elle a son côté systématique. Nous avons cherché la théorie des doses infinitésimales, et je vous ai fait fait connaître le *système pathologique* de Hahnemann. Mais, partout, vous avez vu la doctrine gouverner et dominer le système et la théorie, accepter parfois leur secours ou le repousser, en demandant à l'observation ses révélations les plus précises. Pour elle, le système est « un hôte qu'elle accueille avec bien-« veillance, auquel elle offre un abri, jusqu'au « jour où, devenu trop exigeant, elle se sépare de lui « sans crainte comme sans regret [1]. »

Cette doctrine, vous l'avez pu voir, proclame quatre vérités primordiales : le *dynamisme vital*, la *nature dynamique des maladies*, *l'action dynamique des médicaments*, la *loi des semblables*, et, comme conséquences directes et absolues de ces principes, *l'action des doses infinitésimales* et *l'expérimentation pure*. Vous trouvez donc dans l'œuvre hahnemannienne un principe physiologique, un principe pathologique, un principe pharmacodynamique et une loi théra-

---

[1] Léon Simon père, *Leçon de clôture du cours de* 1846, In *Journal de la médecine homœopathique*, publié par la Société Hahnemannienne de Paris, t. I, p. 418.

peutique. Le praticien ne peut rechercher rien au delà. « De quelque façon qu'on ait tourmenté « les problèmes que la médecine agite depuis « l'origine des temps, jamais on n'a pu ajouter un « élément nouveau à ceux qui ont été reconnus, « jamais on n'a pu en retrancher aucun. Dans « tous les siècles et dans toutes les écoles on a « admis que le médecin devait connaître d'abord « l'homme, sujet de ses méditations et de ses actes ; « qu'il devait posséder une notion exacte et com « plète des maladies qui incombent à notre espèce ; « connaître avec une égale précision les vertus des « médicaments instruments de la guérison ; qu'enfin « il devait savoir appliquer utilement les vertus des « médicaments au traitement de la maladie [1].... » Ces questions résolues, nous sommes en possession de tous les éléments nécessaires pour guérir ; la doctrine qui les résume est donc complète.

Non-seulement l'homœopathie satisfait, comme vous l'avez pu voir, à cette condition, mais les solutions qu'elle présente offrent un caractère essentiel : elles sont intimement, logiquement liées les unes aux autres, ce qui constitue l'unité de la doctrine, unité tellement exacte que, si vous prenez pour point de départ la notion physiologique, toutes les autres se présentent comme des corollaires obligés.

---

[1] Léon Simon père, *loc. cit.*, t. I, p. 421.

La vie, avons-nous dit, est une force; cette force préside à nos sensations, à nos fonctions; sans elle l'organisme ne peut se conserver. Le jeu régulier de cette force est ce que nous appelons la santé; son trouble, son désaccord, survenu sous l'influence d'autres forces : voilà la maladie.

Un lien direct existe donc entre la manière de concevoir l'homme à l'état physiologique et à l'état pathologique, entre l'existence de la force vitale et le principe de la nature dynamique des maladies.

Cette conclusion admise, une autre se présente; le dynamisme pathologique nous conduit au dynamisme médicamenteux, c'est-à-dire à la nécessité de chercher et d'obtenir l'action dynamique des agents de guérison. Le mode de préparation et d'administration de ces derniers n'a pas d'autre but. La dilution et la trituration étant jusqu'ici le meilleur moyen de développer leur puissance curative aux dépens de leur constitution matérielle, de leur action physique et chimique, l'emploi des doses infinitésimales devient une nécessité.

La force vitale se présente avec deux propriétés essentielles : l'*action* et la *réaction;* ces propriétés se retrouvent au milieu de toutes les impressions qu'elle reçoit, et il nous faut en tenir un compte sérieux en thérapeutique, de telle manière que pour avoir une *réaction contraire à la maladie,* l'*action* doit être *semblable* à l'état morbide. Le principe *similia simi-*

libus curantur se rattache ainsi expressément à la notion physiologique.

La force vitale est une; si ce caractère nous explique l'harmonie physiologique, il entraîne comme conséquence l'unité morbide et l'unité thérapeutique. Nous devons alors embrasser la maladie dans son ensemble pour la connaître et pour la traiter, et non pas la scinder en éléments divers qu'il faudrait poursuivre avec des médications différentes.

La force vitale est spécifique, à tel point qu'elle ne peut être confondue avec aucune autre, pas plus avec les forces physiques et chimiques qu'avec le principe pensant. Elle est spécifique aussi dans la manière dont elle reçoit les impressions du dehors et dont elle y répond. Autre est l'effet des agents généraux, autre l'effet des causes morbides, autre l'action des médicaments, d'où la nécessité d'étudier séparément ces groupes de phénomènes et de donner une constitution indépendante à chacune des sciences qui les représentent : l'hygiène, la pathologie et la pharmacodynamie.

Chacune des causes morbides, chaque médicament déployant à son tour une activité spéciale, force vous est, messieurs, de remonter de la spécificité physiologique à la spécificité pathologique et thérapeutique.

Enfin, la force vitale est individuelle. A côté des traits généraux que présentent les êtres organisés, chacun de nous a son type physiologique, comme il a

son caractère, c'est-à-dire encore son type intellec-
tuel et moral. Or, cette individualité se retrouve
dans toutes nos maladies ; nous devons la tenir en
considération sérieuse lorsqu'il s'agit de les traiter.

Ce n'est donc pas seulement la maladie qu'il vous
faudra connaître, mais l'individu malade ; ce n'est
pas la médication qu'il est nécessaire de déterminer,
mais le médicament.

Et ici, vous trouvez le lien entre la doctrine et
la méthode. La méthode vous oblige à chercher les
caractères de la maladie et non pas à en pénétrer
la nature ; elle vous enseigne, en même temps, que
vous devez réunir tous les signes que présente le
malade, comme aussi tous les effets que le médicament a puissance de faire naître sur l'homme sain.
L'individualisation est le seul moyen d'arriver à ce
but ; aussi la retrouvez-vous en pathologie, en pharmacodynamie et en thérapeutique ; j'ajoute en physiologie.

Ce procédé, croyez-le bien, est le seul qui puisse
vous conduire à constituer la science médicale, le
seul qui vous fasse éviter les écueils contre lesquels
il semble qu'elle aille se briser.

Réunissez tous les faits physiologiques, séparez-
les des phénomènes physiques et chimiques dont
l'organisme est le théâtre, comparez ensuite tous
ces phénomènes dus à l'action de la force vitale, et
vous trouverez les lois de cette dernière, vous consti-

tuerez *la science de l'homme*, et vous échapperez à la domination des sciences accessoires. Vous n'aurez plus alors la physique biologique ni la chimie biologique, et la pratique médicale ne courra plus le risque de venir sombrer au milieu des souvenirs de l'iatro-mécanique ou de l'iatro-chimie.

De même, réunissez tous les symptômes par lesquels s'exprime chaque diathèse, cherchez leur ordre de succession et de subordination, et vous trouverez les lois de la maladie comme vous aurez établi celles de la santé.

Réunissez encore tous les effets physiologiques des médicaments, et, par des observations rigoureusement individualisées, comparez l'action sur l'homme sain et sur l'homme malade, c'est-à-dire les données de l'expérimentation pure et celles de l'observation clinique, et vous parviendrez à trouver les lois secondaires des actions thérapeutiques, tout comme Hahnemann a découvert la loi essentielle et primordiale qui les exprime : *Similia similibus curantur*.

Vous le voyez, messieurs, le champ est vaste ; mais veuillez bien le reconnaître : de tous les systèmes qui se sont succédé, de toutes les doctrines que les siècles ont vues éclore et mourir, l'homœopathie seule a su en tracer les limites et en fixer l'étendue. Elle seule vous met à même de reconnaître la voie qu'il faut suivre pour donner à la médecine cette constitution qui lui manque, pour en faire une science qui vous permette de rattacher les uns aux autres tous les phénomènes de la santé, de la maladie et de la guérison.

L'homœopathie est donc une doctrine médicale et non pas une théorie ou un système ; cette doctrine est complète, ses principes s'enchaînent de la façon la plus rigoureuse; elle est *une*, donc elle est *vraie*.

§ III

J'ajoute, messieurs, que cette unité fait toute sa puissance, mais qu'elle explique aussi, dans une certaine mesure, l'opposition qu'elle a rencontrée.

C'est, en effet, pour avoir méconnu ce caractère que tant de critiques sont restées sans résultat. On a cru triompher de Hahnemann en raillant sa posologie ; mais l'homœopathie étant une doctrine, on ne pouvait la juger d'après les doses qu'elle emploie. Le choix de cette dose, reposant à la fois sur une donnée expérimentale et sur un principe, les infiniment petits ont continué à guérir malgré l'opposition qui leur était faite.

On a pensé aussi détruire la pathologie hahnemannienne et ruiner la doctrine des maladies chroniques en repoussant la théorie de la psore. Cette fois encore, il s'agissait d'une conséquence ; le principe n'ayant pas été détruit, la critique n'a point eu de

portée. Pour annuler, sous ce rapport, l'enseignement de l'homœopathie, il eût été nécessaire de
démontrer que les infirmités humaines ne sont ni
dynamiques, ni spécifiques ; qui donc aujourd'hui
voudrait entreprendre une pareille œuvre?

La matière médicale n'a pas trouvé grâce devant
nos adversaires. Oublieux des conseils donnés par
Haller, ils ont méconnu l'utilité de l'expérimentation
pure; n'ayant rien pour la remplacer, ils se sont jetés dans des essais physiologiques dont ils n'ont su
tirer aucun profit, et la *Matière médicale* de Hahnemann est restée comme un monument qui défie
les siècles, parce qu'il repose sur une expérimentation attentive et rigoureuse.

Quant à la loi des semblables, il a fallu la détour-
ner de son véritable sens, la fausser jusque dans ses
applications les plus élémentaires pour la repousser.
Est-il surprenant qu'elle ait survécu à des critiques
aussi mal conduites qu'elles avaient été mal conçues?

Lorsqu'on voudra triompher de l'homœopathie,
il faudra, messieurs, s'élever plus haut; l'attaquer
dans son unité, montrer que ses principes n'ont pas
l'enchaînement rigoureux que je soutiens, prouver
surtout qu'en repoussant les uns pour accepter les
autres, on n'aboutit pas au chaos.

Parler des erreurs de Hahnemann, décréter que
celles-ci existent en physiologie et en pathologie, est
chose facile, assurément; mais cela ne suffit pas, il

faut le démontrer, et jusqu'ici personne ne l'a fait.

L'unité de l'homœopathie justifie donc sa puissance au milieu de la lutte; elle explique également cette dernière, sans toutefois la justifier.

Si Hahnemann se fût borné à proclamer une théorie nouvelle, croyez bien qu'il n'eût pas soulevé une pareille tempête. Il aurait eu ses partisans et ses antagonistes; mais comme, en définitive, on eût continué à saigner, à purger, à révulser, tout se serait borné à des discussions stériles, l'homœopathie aurait pris place au foyer de la science; un rang lui eût été assigné dans l'histoire des variations médicales.

Au lieu de cela, Hahnemann, non-seulement veut modifier les systèmes, il prétend que ceux-ci doivent être abandonnés; il ne se borne pas à changer les noms des médicaments, il recherche les lois de la thérapeutique; il veut faire de la médecine une science expérimentale ayant la guérison pour objet exclusif, et on le repousse. Ne faut-il pas, avec lui, changer son point de vue en physiologie, en pathologie, en pharmacodynamie et en thérapeutique? Qui donc consentirait à le faire? Qui donc voudrait entreprendre de nouvelles et persévérantes études?

Animé de cette crainte, on n'examine pas, on condamne, et chacun cherche à oublier l'entreprise téméraire qui, un moment, a fait trembler.

Mais le temps change les hommes et modifie les

idées. Au milieu de la torpeur universelle, l'homœopathie s'est maintenue et a multiplié ses guérisons.
Dans tous les hôpitaux où elle a passé, elle a laissé
le souvenir de sa puissance et celui de ses bienfaits.
Ses défenseurs ont vu leur nombre s'accroître; et
aujourd'hui un médecin, dont tous nous admirons le
talent et honorons le caractère, ouvre *un pourvoi* contre la condamnation qui autrefois nous a frappés [1].

Ce pourvoi, je suis venu le soutenir dans la mesure de mes forces; et vous reconnaîtrez, messieurs,
que jamais moment ne fut plus opportun pour entreprendre une semblable tâche.

La disposition générale des esprits, le mouvement
auquel obéit la médecine, justifiaient de tous points
cette tentative.

N'était-il pas juste que l'homœopathie élevât la
voix au milieu de cet enseignement, où règne par-
dessus tout la libre pensée? pouvions-nous rester
indifférents en présence de ce tourbillon, au milieu
duquel se débattent les littérateurs et les savants?
Lorsque l'impartialité du ministre ouvrait l'arène à
toutes les théories, à toutes les doctrines, pouvions-
nous refuser d'y descendre?

Nous le pouvions d'autant moins que, en médecine, l'anarchie est à son comble. Jetez les yeux sur
l'enseignement, et vous le verrez représenté par

---

[1] Le Dr Marchal (de Calvi), dans *la Tribune médicale.*

des hommes d'un talent incontestable et d'un dévouement sans bornes ; mais vous ne trouverez pas
une école.

Au milieu d'intéressantes recherches, les faits
s'accumulent; aucun lien ne les unit. Et ceux d'entre vos maîtres qui essayent de les systématiser
aboutissent à des conclusions conformes à celles qui
furent proclamées par Hahnemann, il y a plus d'un
demi-siècle.

Voulez-vous descendre jusque dans les détails
de la pratique, celle-ci vous apparaîtra avec des
modifications étranges, bien dignes de vous étonner.

Qu'avez-vous fait de la saignée, si fort en honneur quand l'homœopathie parut en France? Vous
l'avez si bien abandonnée, que, dans les hôpitaux, des élèves près d'atteindre au doctorat ne l'ont
pas pratiquée deux fois dans le cours de leurs études.

Nous vous avons rappelé les vertus de l'arnica,
cette panacée des chutes, ainsi que l'appelait Murray ; nous avons dit la valeur de ce médicament
dans le traitement des lésions traumatiques et des
congestions cérébrales, et vous l'avez adopté. Nous
vous avons parlé de la puissance de l'aconit dans le
traitement des fièvres inflammatoires; et le prince
de la chirurgie moderne, dépassant les limites que
nous avions posées, et auxquelles il faudra revenir,
a fait de cet agent l'arme la plus puissante pour
combattre la fièvre de suppuration.

L'homœopathie a soutenu l'importance de la belladone, de la noix vomique, de la bryone, etc., à un moment où les émissions sanguines paraissaient devoir tout remplacer, et aujourd'hui vous possédez non-seulement la belladone, mais l'atropine; non-seulement la noix vomique, mais la strychnine. Les principes immédiats des végétaux se substituent chaque jour davantage aux formules composées dont il était fait autrefois un usage exclusif.

Ainsi la thérapeutique se modifie, et elle le fait dans le sens que nous avons indiqué. L'analogie même devient si complète, qu'elle se retrouve jusque dans la forme sous laquelle le médicament est administré. Si nous avons le *globule*, vous possédez le *granule;* il n'y a pas loin de l'un à l'autre.

Vous le voyez donc, messieurs, la science et la pratique marchent vers l'homœopathie L'étude sérieuse de cette doctrine devient ainsi pour tous une véritable obligation. Si j'ai pu vous en convaincre, j'aurai atteint mon but; car un jugement équitable nous sera désormais assuré.

Il me reste, messieurs, un devoir à remplir; je dois vous remercier de votre assiduité à ces longues conférences, de votre bienveillance, de votre impartialité; je le fais de grand cœur. Non pas que je veuille rapporter ce succès à mes faibles efforts; il faut remonter plus haut pour en trouver la raison.

L'importance de la réforme médicale accomplie

par Hahnemann, votre amour de la vérité, votre
désir de juger une cause proscrite : tels sont les véritables motifs de votre présence et de votre attention.

Parmi les travaux des premiers représentants de
l'homœopathie, une part me revient par droit d'héritage, et vous ne serez pas surpris que je l'aie
prise pour guide, que j'aie voulu m'en faire le fidèle
interprète. N'était-ce pas pour moi la certitude de
marcher dans le droit chemin, le moyen de rendre
à une mémoire qui m'est chère le véritable hom-
mage que mon père eût ambitionné, celui de voir défendre des vérités au triomphe desquelles il consacra
jusqu'à son dernier jour, jusqu'à sa dernière heure?

L'an prochain, je l'espère, je pourrai vous convoquer de nouveau; et alors, sans abandonner les
questions générales, nous aborderons plus complétement les difficultés de la pratique.

J'aurais, je l'avoue, une ambition plus grande,
celle de pouvoir vous appeler au lit du malade, et de
vous faire juger l'homœopathie par les guérisons
qu'elle obtient.

Je le voudrais, messieurs, car ce serait le seul moyen
de justifier mes convictions, de faire abandonner
des épithètes d'un autre âge, qu'on regrette de trouver encore sous la plume de quelques adversaires.

Je le voudrais surtout pour les malades sur lesquels se réunissent ces deux grandes épreuves de la

vie humaine : la misère et la souffrance. Quand ils sont aux prises avec les maladies chroniques, nos dispensaires leur sont ouverts ; mais le jour où il leur faut s'aliter, l'hôpital est le seul asile qu'ils rencontrent, et l'homœopathie n'y compte aucun représentant. Faire cesser cet ostracisme serait donc respecter la liberté humaine dans ce qu'elle a de plus juste, dans le droit, pour celui qui souffre, de faire appel aux ressources dans lesquelles il a mis sa confiance.

Cette fondation, je la réclame aussi pour l'honneur de mon pays. Londres, Vienne, Saint-Louis d'Amérique, ont des hôpitaux où l'homœopathie est exclusivement employée, et Paris n'a pas le sien ! Situation étrange, que rien ne justifie.

Sous ce rapport, messieurs, ayons confiance. La Providence n'a jamais abandonné une vérité ; mais elle a voulu que la lutte fût ici-bas son partage. S'il en a été ainsi pour la doctrine de Hahnemann, c'est que l'avenir lui appartient.

FIN

TABLE DES MATIÈRES

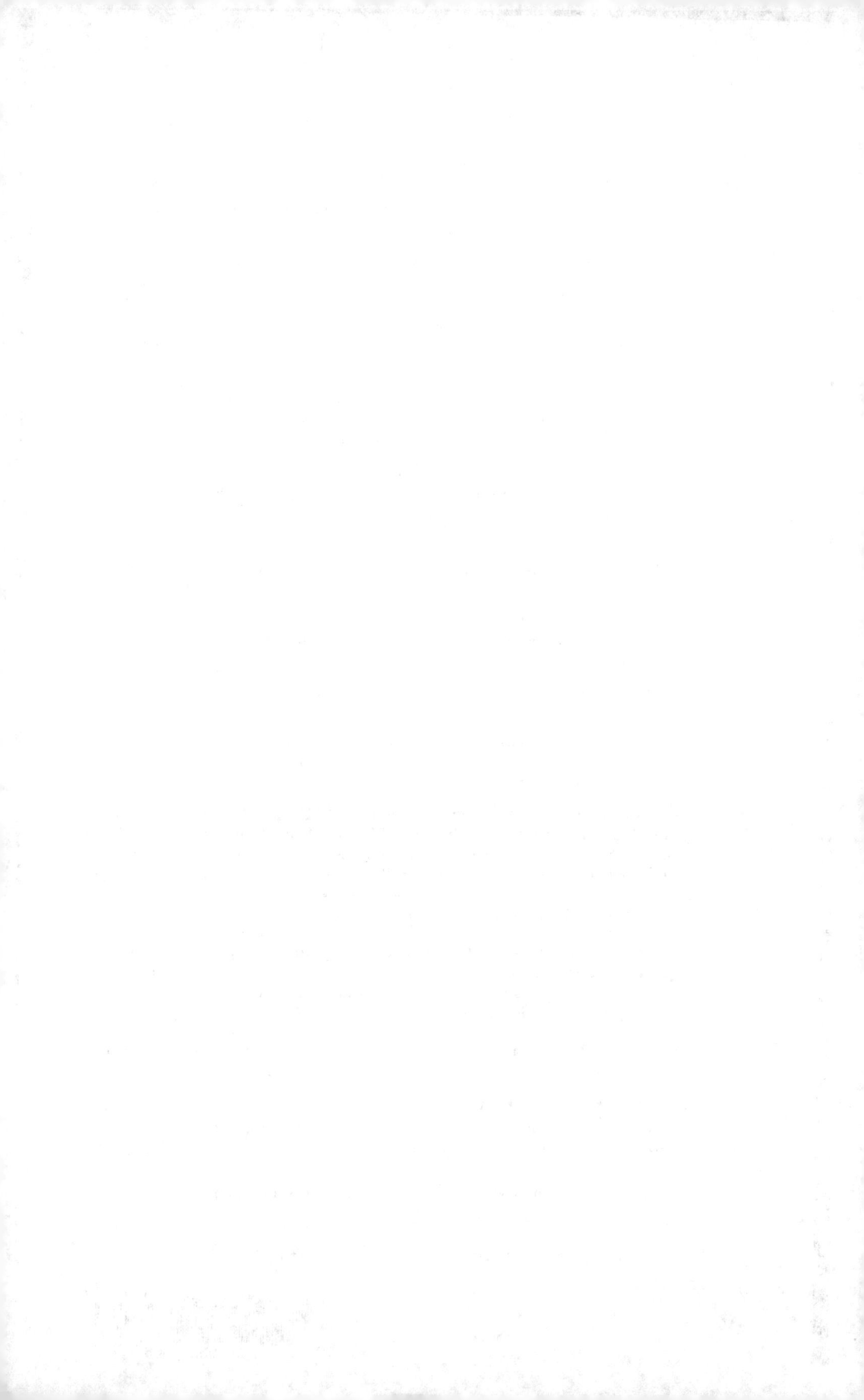